郑氏三杰中医学术经验丛书

郑家本医集

主　审：郑邦本　郑家本

主　编：陈代斌　罗红柳　郑　丽

编　委：(以姓氏笔画为序)

王家陟　刘克元　尧传翔　向　静

李　玲　李应兰　杨　帆　陈晓霞

郑　东　郑祥本　曾凌文

U0334794

中国中医药出版社
·北京·

图书在版编目（CIP）数据

郑家本医集 / 陈代斌，罗红柳，郑丽主编 .—北京：中国中医药出版社，2018.8

（郑氏三杰中医学术经验丛书）

ISBN 978 - 7 - 5132 - 4650 - 7

Ⅰ．①郑… Ⅱ．①陈… ②罗… ③郑… Ⅲ．①中医临—经验—中国—现代 Ⅳ．① R249.7

中国版本图书馆 CIP 数据核字（2017）第 308313 号

中国中医药出版社出版

北京市朝阳区北三环东路 28 号易亨大厦 16 层

邮政编码 100013

传真 010-64405750

廊坊市三友印务装订有限公司印刷

各地新华书店经销

开本 710×1000 1/16 印张 18 彩插 1 字数 331 千字

2018 年 8 月第 1 版 2018 年 8 月第 1 次印刷

书号 ISBN 978 - 7 - 5132 - 4650 - 7

定价 75.00 元

网址 www.cptcm.com

社 长 热 线 010-64405720

购 书 热 线 010-89535836

维 权 打 假 010-64405753

微信服务号 zgzyycbs

微商城网址 https://kdt.im/LIdUGr

官方微博 http://e.weibo.com/cptcm

天猫旗舰店网址 https://zgzyycbs.tmall.com

如有印装质量问题请与本社出版部联系（010-64405510）

郑氏三杰中医学术经验丛书
编审委员会

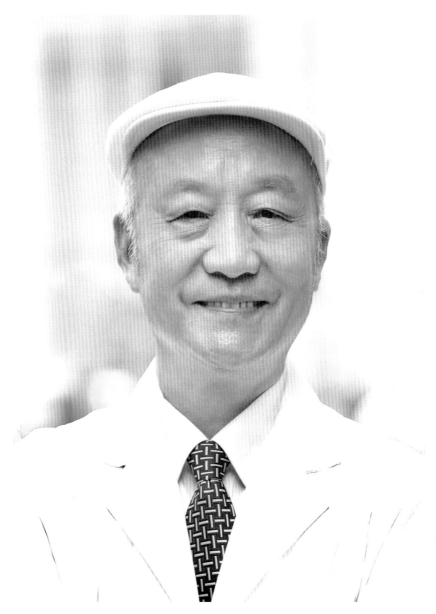

郑家本先生

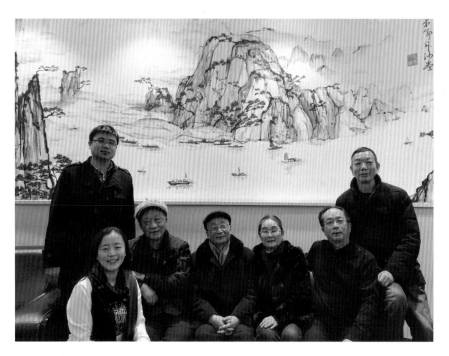

婺门郑氏温病流派第三、四代主要传承人 2018 年元旦合影

照片说明：前排郑丽，后排蒋飞、郑家本、郑邦本、郑建本、郑祥本、王光富。摄影：郑波

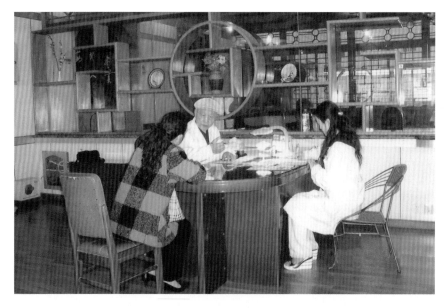

郑家本先生临床指导传承人郑丽诊病

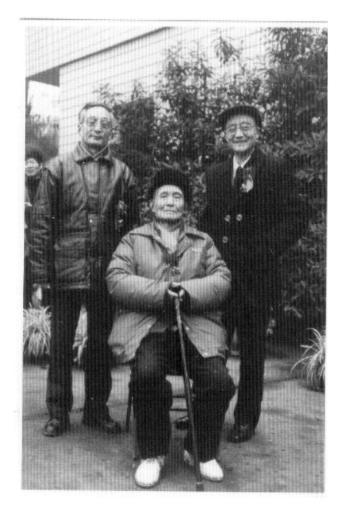

"郑氏三杰"合影

照片说明：1994年2月1日上午9时许，"郑氏三杰"在"国务院政府特殊津贴领证会"（在原四川万县市委中型会议室召开）后，于会场外接受媒体记者采访时拍摄此照。左边为郑邦本，中间为郑惠伯，右边为郑家本。

1994年2月15日《健康报》刊载新华社讯，题目是《川东名医"郑氏三杰"同获政府特殊津贴》。此外，1994年2月15日《中国医药报》、1994年2月18日《四川日报》、1994年2月28日《中国中医药报》和四川人民广播电台等多家媒体也均有报道。

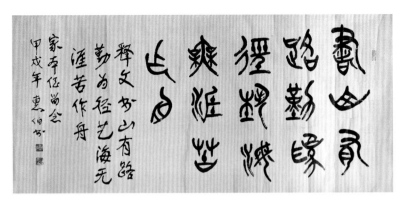

书山有路

释文：书山有路勤为径艺海无涯苦作舟

家本仁弟留念 甲戌年 惠伯书

郑惠伯为家本先生题词（一）

爕门郑氏歧黄世家代有传人
家本特嘉继承创新博採精華
衷中参西精益求精救死扶伤
不求利名献身杏林德藝雙馨

家本仁弟留念 庚辰仲夏伯父惠伯书行年八十有六

郑惠伯为家本先生题词（二）

序 一

　　1994年2月28日，《中国中医药报》头版刊登了《"郑氏三杰"同登领奖台》，一下子就吸引了我的眼球，这郑氏三人是谁？仔细一看，喜出望外，原来是我多年的老友郑惠伯、郑邦本、郑家本叔侄三人同时获批享受国务院政府特殊津贴，实在难得，传为佳话。

　　一晃眼，20多年过去了，一条新的喜讯传来，《郑氏三杰中医学术经验丛书》即将出版。2017年元旦前夕，《郑家本医集》送审稿展现在我眼前，于是连夜拜读，获益良多。

　　全书分为学术渊源及学术思想、医理心悟、临证一得、经验方药、医案实录、尊师敬贤、薪火传承、诊余漫笔八大板块，内容丰富，有真才实学，有真知灼见，有真情实感。细细品味本书，悟出家本先生在临床上有3个特色：

　　一是家本先生不仅主张辨证关键在脏腑，而且特别强调辨证与辨病结合，既要突出中医辨证特色，又要适当参照西医辨病的优点，衷中参西，切合实际，有利于提高临床疗效。

　　二是家本先生不尚空谈，重在实践，以大量篇幅、毫无保留地介绍自己的临床医德、医案实录、经验方药，有传承，有创新。这对于从事中医临床的同道，特别是对年轻一代的中医，有很好的参考借鉴价值。

　　三是家本先生勤奋好学，德艺双馨。特别是几十年如一日，始终坚守临床第一线，以治病救人为最大快乐，可亲可敬，可点可赞！

马有度
2017年元旦于重庆医科大学

序 二

"岐黄风华清韵远，五代业医济人多。"

郑氏中医世家悬壶始于清道光年间，郑氏一脉青囊相传，名医辈出，名驰川渝。祖师爷钦安先生为清末蜀中名医，著名伤寒学家，著有《医理真传》《医法圆通》《伤寒恒论》三书，传世当今，受到历代扶阳学派临床医家的推崇和传承。

第二代传人仲宾先生，因参加同盟会从事革命活动，为避清政府追捕而移居夔州（今重庆奉节县），针对当时温病瘟疫流行的状况，积数十年的临床实践经验而奠定了"夔门郑氏温病流派"的基础，民国初期被知县侯昌镇誉为"儒医"，并刻字赠大匾，以资表彰。

第三代传人惠伯先生，以辨治温病急症而著称，为享受国务院政府特殊津贴专家、全国著名中医，于1956年创建万县专区人民医院（今重庆三峡中心医院）中医科，为我院中医药事业的开拓者和奠基人。

第四代传人邦本先生和家本先生，擅长中医疑难病症的辨证论治，均为享受国务院政府特殊津贴专家和重庆市名中医。邦本先生年近八旬，长期坚持临床医疗和师承带徒工作，为把我院建成全国综合性医院中医药工作示范单位做出了重要贡献。第四代传人中还有建本女士、祥本先生和光富先生，均系享有很高声誉的优秀中医专家。

第五代传人郑丽女士，就职于四川省中西医结合医院，累承家学，妙手祛疾，深受好评。郑氏医学既注重家门一脉传承，也广泛带徒授业，在第五代传人中已有一批从师承中脱颖而出的外姓后起之秀，他们辛勤工作在临床、教学和科研第一线，成为继承和发扬郑氏中医学术经验的生力军。

郑氏家学渊源，成就斐然，影响深远，发人深思，值得悉心学习探讨。郑氏医家经过数代人的不懈努力，创建了"夔门郑氏温病流派"。《川派中医药源流与发展》一书，已将"夔门郑氏温病流派"列为温病学在四川地区的两大著名学派之一。"夔门郑氏温病流派"充分诠释了中医药文化的底蕴及家学渊源对于中医药临床高端人才培养的重大意义，已成为祖传家学成功之典范。

20世纪90年代初，惠伯先生与其侄邦本先生、家本先生因医术精湛、德艺双馨，为三峡库区中医药事业贡献颇多，被誉为"郑氏三杰"，新华社曾发专稿《川东名医"郑氏三杰"同获国务院政府特殊津贴》。"郑氏三杰"在继承"夔门郑氏温病流派"基础上，又各自在内科、妇科、儿科等方面有所创新运用，这些宝贵的学术经验历经数十年的实践、归纳、总结、提炼，方编就《郑氏三杰中医学术经验丛书》，充分印证和体现郑氏家学之精髓。

《郑氏三杰中医学术经验丛书》分为《郑惠伯医集》《郑邦本医集》《郑家本医集》，将陆续出版。每集内容包括"学术渊源及学术思想""医理心悟""经验方药""医案实录"等，均有独到见解，极切实用。

本为家学秘传，而竟公开出版，此乃心系苍生、关爱生命、济世活人之举，以期弘扬国粹、传承学术、奉献社会、服务民众，体现了郑氏家风的博大胸怀，可谓仁心仁道也，故乐而为之序。

重庆三峡中心医院院长　张先祥

2017 年元旦

前 言

　　长江三峡风光秀丽，人文底蕴深厚。在这片钟灵毓秀的土地上，曾涌现出一大批术有专攻、学养深厚的名医大家。诸如医文俱佳、著述等身的万县籍的全国名医王文选；开县桑孝知、巫溪周大清皆以中医正骨术而名扬川鄂陕，且都术传十余代；出身御医之家的巫山冉雪峰更是享有"南冉北张"之誉，堪为业界妇孺皆知的中医大咖。吾友郑家本先生出生诗城，成长夔门，服务巴蜀，是"夔门郑氏温病流派"第四代传人的杰出代表之一，是口碑极高的巴蜀名医。

　　中医药学术发展史证明，历代名医的学术思想和临床经验是中医药学术的重要组成部分，它能凸显中医药的特色和优势。"要扎实推进中医药继承工作，实施中医药传承工程，全面系统继承历代各家学术理论、流派及学说，全面系统继承当代名老中医药专家学术思想和临床经验，总结中医优势病种临床基本诊疗规律。"这是我国《中医药法》《中医药发展战略规划纲要》对中医药事业发展所提出的任务和要求。

　　家本先生师出名门，学有成就。吾与他相识已30余年，深知他勤学善思，勇于质疑释惑，几十年躬行于临床一线，收获了不少成功案例，也提炼总结出了许多可师可法的效验药方。他的经验专辑计有"学术渊源及学术思想""医理心悟""临证一得""经验方药""医案实录""尊师敬贤""薪火传承""诊余漫笔" 8个篇目，辑有"心悟"文论13篇，经验药方12首，医案107则，内容涵盖内外妇儿诸科，尤以治妇科病见长。该专辑是他习医执教六十余年的心血凝聚，是理论与实践相结合的升华之物，其精辟之论、金石之言对年轻中医很有启迪，也印证了"名医是在临床上磨炼出来的，名将是在战场上搏杀出来的"不朽论断。"合抱之木，生于毫末；九层之台，起于垒土；千里之行，始于足下。"读者若能取是书善学善用之，必定会青出于蓝而胜于蓝，冰生于水而寒于水的。吾文笔荒疏，在是书即将付梓之际，仅抒浅见于篇首，聊表祝贺之微忱。

　　话已至此，还有几句不得不说。一是本书在策划过程中，得到了重庆三峡医药高等专科学校领导的重视和支持；二是家本先生先后工作过的重庆奉节县中医院（原奉节县城关联合诊所、城关镇医院）、重庆三峡卫校（原奉节卫校）、四川省中西医结合医院（原四川省中医研究院附院）、成都中医名医馆、成都杏林春堂国医馆、北京同仁堂等单位提供大量信息和资料；三是在资料搜集整理、文稿审核的过程中，得到了家本先生的无私奉献和悉心指导；四是在书稿审读、修改过程中，家本先生的众多至亲挚友（邓宜恩、陈信远、王青轩、吴应南、周述永、周明英、胡庆灏、刘建平、陈小云、朱怀燕、成书明、陈济生、邹冶虎、黄美俊、冉广培、阳云明、彭蜀光、常太和、程光庆、欧小平、韩璐、武雯、姚川、赵宏斌、周亚晶、田朕瑶、景洪娇、杨学兰、廖梦平、黎忠伟、吴运全、敬海霞、敬晓琳、吴俊、李琼芬、舒心、邓伟、曾勇、陈冬、唐凤梅、闫红、闫永新、王剑雄、罗定乔、罗定超、罗聪等）为其付出了辛勤的劳动；五是在出版选题立项过程中，得到了中国中医药出版社的关注和支持。在此，特向关心支持本书出版的单位和友人致以深深的谢意！

　　本书是按照由邦本先生拟定并在第一次编审工作会上通过的《郑氏三杰中医学术经验丛书》编写大纲的要求进行整理完成的。限于整理者的学识和水平，书中不当或错讹肯定难以幸免，敬请读者朋友不吝赐教，以便再版时修订完善。

陈代斌

丁酉岁仲秋于江城万州乌龙池

目 录

郑家本小传

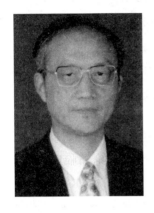

郑家本，男，汉族，生于 1941 年，重庆市奉节县人，主任中医师、重庆市名中医、享受国务院政府特殊津贴专家。他历任重庆市人大代表，万县市人大代表，奉节县政协第五至十届委员、常委，成都中医学院副教授（1989～1993 年兼职）、成都中医学院奉节（奉节、巫山、巫溪）函授站副站长，重庆市中医药学会顾问，奉节县科技顾问团顾问，奉节县医学会副会长，奉节县中医院技术顾问，奉节县卫生学校（现重庆三峡卫校）副校长等职。现任重庆市中医药学会顾问，北京（四川）同仁堂名医馆主任中医师。其小传已载入《奉节县志》（1995 年版）。

郑家本先生出身于中医世家，其曾祖父郑钦安（郑仲宾之义父）、祖父郑仲宾、伯父郑惠伯均系全国名中医。其父郑敏侯是夔州名中药师。20 世纪 30年代郑氏家族开办"泰和祥"中医药馆，由郑仲宾、郑惠伯坐堂应诊，诊务繁忙，其父郑敏侯率众店员炮制配方，门庭若市。时任知县侯昌镇赠"儒医"大匾，以资表彰。1956 年公私合营时"泰和祥"停业。他受其家庭熏陶，耳濡目染，幼承庭训，12 岁始读药诀、方歌，其后随郑惠伯习读《黄帝内经》《伤寒论》《金匮要略》《温病条辨》《本草纲目》等医著，16 岁随堂跟师学习，1961～1965 年又师从川东名医冉玉璋老师（郑仲宾之弟子），深得郑惠伯、冉玉璋真传，后以各科全优成绩结业于成都中医学院经典理论提高班，24 岁时悬壶济世至今。

郑家本先生从事中医临床、教学、科研工作 60 余年，对中医经典理论颇有心得，见解独特，尤对温病、痰瘀学说造诣较深。他不仅治疗常见病、多发病疗效显著，而且治疗疑难危重症疗效亦佳。他擅治内、妇科疾病，对急腹症、血证、痛证、温病亦得心应手，如泌尿系统、消化系统结石，肝胆与脾胃疾病，小儿肺炎、疳疾等疗效显著；特别是治疗妇科的月经诸疾、各种炎症、功能失调性子宫出血、子宫肌瘤、附件囊肿、乳腺增生、卵巢早衰、围绝经期综合征、不孕症、妊娠及产后疾病等，疗效甚佳。

郑家本先生主张在临床实践中双重诊断，即针对同一患者，用中、西医两种诊断方法同时完成诊断。医者首先明确患者属西医何种疾病，这既能掌握病情及归转、风险与预后，亦能与西医交流时有共同语言，还有利于选择运用已经验证行之有效、被公认的针对西医"病"的有效方药，如青蒿素治疟疾、丹参滴丸治疗冠心病心绞痛……与此同时，再按中医辨证论治诊治。如此，中医师按双重诊断，定能事半功倍，提高诊疗效果。为推广此主张，他积极参与《基层医生手册》《中西医诊疗方法丛书》等著作的编写工作，并为其撰写百余种疾病的中医辨证论治文稿，共计40余万字，所撰内容受到主编、主审的好评，同时也受到读者欢迎，为基层医生诊疗水平的提高做出了贡献。

郑家本先生善于总结，勤于笔耕，先后发表学术论文40余篇，其中12篇获国家、省级"优秀学术论文"奖。如他根据中医传统理论和临床经验，探索崩漏多由阴虚火旺所致，提出"虚火致崩"学说，自拟"滋水清火止崩汤"治疗功能性子宫出血568例，治愈率91.54%，总有效率94.71%。他据此于1986年撰写《虚火崩漏初探》一文，在中日青年中医学术交流会上进行交流，受到中外学者的关注与好评；该文还同时收入《中日青年中医论文选》一书中，在国内外公开发行。他所创立的"虚火致崩"学说，得到了全国著名中医妇科专家、权威人士的肯定和赞同，此学说已载入新版全国中医妇科学教材。又如他在研究大量古今文献的基础上，自创"昆海排石汤"，将海藻与甘草这两味"反药"同用于一方中（其比例为5∶1），经动物和其自身试验后，用于临床，大大增加了排石效果。他据此撰写了《昆海排石汤治疗泌尿系结石30例》，发表于《陕西中医》1984年第1期。之后又经过15年的实践和探索，他对"昆海排石汤"进一步改进创新，共治疗泌尿系统结石1586例，总有效率达87.89%。此法具有排石快、痛苦小、花钱少的优点，深受患者的赞许。再如他自拟"乳痈汤"治疗急性乳腺炎186例，痊愈率89.2%，显效率8.1%，好转率1.6%，无效率1.1%，并据此在《实用中医药杂志》1992年第3期发表《自拟乳痈汤治疗急性乳腺炎186例》，此文后被多家杂志、图书转载，受到同道们关注。他还与马有度教授合著《医中百误歌浅说》专著，由人民卫生出版社出版发行，已多次再版，同时专门发行繁体字版，以满足海外读者需求。此外，他还参与编撰《川派中医药源流与发展》《方药妙用》等多部学术著作。

郑家本先生遵循"博采众方"的教诲，对方剂学研究颇深，无论是经方、时方、验方、复方、大方、单方、合方，都精心研读，并经临床反复验证。多年来，他已精选和自创出一批行之有效的方剂，这也是其治病临床疗效好的重要原因。他还探索出某些方剂的特殊功能，如临床发现温胆汤治疗失眠与多寐、便秘和腹泻、寡言和多语、纳呆与多食、低血压症与高血压病等临床症状截然相反的病证，均获令人满意之疗效，故撰写《温胆汤双相调节作用临床应用》发表于《陕西中医》1991年第7期。又如他总结出具有专方治专病作用的活络效灵丹，对三叉神经痛、心绞痛、痛经等以疼痛为主的内、外、伤、妇科病症，均有良好的疗效，故撰写《活络效灵丹治疗痛证经验》发表在《实用中医药杂志》2001年第3期。再如他探索出四妙勇安汤具有一方治多病的作用，仅本方用于治疗妇科盆腔炎、子宫内膜炎、老年性阴道炎、幼儿外阴炎、前庭大腺炎、宫颈炎等即屡见奇功。他在此基础之上，发扬科学的态度和求实创新的精神，又独创特效验方数十首，如"慢性盆腔炎汤""胆蛔汤一号""胆蛔汤二号""化癥汤""排石汤""强肝汤""止咳方"……其中有5首载入《中国当代中医名人志》。与此同时，他对中药亦潜心研究，如总结出大黄重剂救命于顷刻，小剂长期使用于疑难重症，轻剂久服延年益寿的临床经验，并撰写出《大黄救人　屡建奇功》一文发表在《长江医话》上。其学生郑祥本、陈晓霞撰写的《郑家本治疗小儿高热运用大黄的经验》在《安徽中医临床杂志》上发表。此外，他还探索创新出虎杖、鱼腥草、威灵仙等药物新的疗效。

郑家本先生在精于临床的同时，还深入研究中医经典著作及现代科学理论。他曾撰写《试论〈内经〉的朴素唯物论和辩证法思想》一文，用唯物辩证法思想全面研究《黄帝内经》的唯物论和辩证法内核。该文1991年在全国内经学术会议上进行交流，获优秀论文奖。他还撰写《从控制论看中医辨证的科学性》，作为参加全国方法论高级研修班的结业论文，从新的科学方法论——控制论的角度剖析中医之精髓"辨证论治"，全面论述其科学性。他对"医圣"张仲景的《伤寒论》《金匮要略》有较深入的研究，所撰《〈伤寒论〉急下症初探》被《实用中医临床新探》一书收录；《〈金匮要略〉虚劳篇脉象分析》在中日仲景学术研讨会上交流，并发表于《浙江中医学院学报》及《巴蜀中医文论》，全国著名中医学者张锡君老先生评介此文"不失为一篇研习经典的好文章"。所有这些，无不体现了他求真务实、探索新知、严谨治学的态度。

郑家本先生全面继承了夔门郑氏温病流派宝贵的临床经验并有所创新。他运用郑氏温病流派的经验指导临床多学科，成果颇丰。如采用郑氏的温病辨证及治法，不仅诊治多种急性感染性疾病，而且对临床其他学科，如内科杂病、外科、妇科、儿科、皮肤科等非温病的有关病证的诊断、治疗，亦有很大的指导意义，特别是对急危重症的诊治具有极大的实用价值。他拓展创新地运用温病学术思想指导治疗非温病但与之病机相同的各科多种疾病，并总结成《郑家本运用温病学术思想指导妇科急症治验》《郑家本运用温病学术思想指导治疗儿科病的经验》《郑家本运用温病学术思想指导治疗皮肤科病经验》《郑家本运用温病学术思想指导治疗外科病经验》等学术论文，先后在《中国中医急症》《世界中医药》等杂志发表。从各科临床验案可体现出夔门郑氏温病流派的临床疗效非常显著。

郑家本先生在繁重的诊务之余，先后培养中医人才二百余人。1989～1993 年他兼任成都中医学院（1995 年更名为成都中医药大学）兼职副教授，主讲《金匮要略》《内科学》，还主持成都中医学院奉节函授站（奉节、巫山、巫溪）的教学工作，5 年时间培养出国家承认学历的中医大专毕业生 30 名。1996 年经万县市组织部、人事局批准，他收陈晓霞、郑祥本主治医师为"学徒"，带教 3 年，两人均以优异成绩结业，获"跨世纪科技人才"称号，师徒均受嘉奖。他的学生已有数十人取得中级职称，还有 10 人取得高级职称，现均为医疗单位骨干力量，其中一名已被命名"重庆市名中医"称号。2005 年 7 月，他在四川省中医研究院附院为美国巴斯迪尔医科大学 6 名教师（中医博士）做题为《辨证论治功能失调性子宫出血的心得与体会》的学术讲座并当面答疑，此次国际学术交流得到广泛的好评与赞扬。

郑家本先生在 60 余年的从医生涯中，共诊治患者 50 余万人次，救治危重疑难患者数万人。因为他医术精、疗效佳、态度好，深受广大患者的爱戴。由于他为中医药事业做出了突出贡献，国家及有关部门先后多次给予其表彰和奖励：1956 年被奉节县委、县政府授予"青年建设社会主义积极分子"称号；1978 年获万县行署"科学大会奖"；1979 年被万县地委、行署授予"优秀教师"称号；1982 年被奉节县政府授予"先进工作者"称号；1983 年被四川省卫生厅授予"先进工作者"称号；1986 年获四川省人才基金会"自学成才"二等奖；1987 年被中共万县地委授予"优秀共产党员"称号；1988 年获国家卫生部"全国卫生文明建设先进工作者"称号，同年被中共四川省委授予"优秀共产党员"称号；1989 年获成都中医学院"优秀工作者"称号；1991 年获全国人才基金会"全国自学成才"荣誉证书，同年获万县市、奉节县两级"有突出贡献的中青年拔尖人才"称号；1993 年获批享受国务院政府特殊津贴；1997 年《产后急症验案》获四川省中医药学会优秀论文奖；1998

年被中共万州区委授予"优秀知识分子"称号；2000 年获重庆市政府命名的"重庆市名中医"称号；2001 年被重庆市人大常委会授予"优秀市人民代表"称号；2002 年被重庆市中医药学会授予"学会工作先进个人"称号；2004 年被重庆市中医药学会授予"建言献策、民主监督先进个人"称号。

第一篇

学术渊源及学术思想

🔓 篇首语

　　在我国历史长河中，曾涌现出许多著名的中医药学大家，因为他们的努力和创造，才有力地推动了中医药学的发展。搜集整理和研究名老中医成功的经验，既是历史赋予我辈的责任，同时也是为新一代名中医的成长提供可资借鉴的方法。

　　纵观古今名医成功之经验，无不具备"习医先立志，入门有名师，勤奋加努力，博览有积累，学高贵实践"之五大要素。家本先生师出名门，川东夔门郑氏从清末开始，经过近四代业医者不断摸索，传承升华，现已逐渐形成了学有渊源、承继有力、疗效显著的"夔门郑氏温病流派"（已正式被《川派中医药源流与发展》一书收录）。家本先生是郑氏第四代传人中的杰出代表之一，也是长江三峡地区土生土长的当代名医之一。正如古语所云"医不三世，不服其药"，说的就是世医相传，家学渊源是造就名医得天独厚的条件。但家本先生却从来不敢自傲而止步不前，几十年来丝毫没有懈怠和满足，迄今仍致力于中医药研究和临床一线。他的治医治学精神值得后学们学习，其临证辨治施药方法也值得后学们借鉴。

　　家本先生出身于世代名医的家庭，曾祖父郑钦安（郑仲宾之义父）为清末著名伤寒学家，著有《医理真传》《医法圆通》《伤寒恒论》三书传世，擅长温补，有"火神"之盛誉。祖父郑仲宾，师承曾祖，京师大学堂毕业，精研岐黄，擅长温病、血证、急重证，为一代德医双馨的"儒医"，国家级名中医李重人、向蛰苏、郑惠伯等均出其门下。伯父郑惠伯，乃首批全国老中医药专家学术经验继承指导老师，享受国务院政府特殊津贴。父亲郑敏侯，精通中药性能，尤擅鉴别、炮制技术，经营祖业"泰和祥"中医药馆数十年，精选道地药材，依古炮制，研制膏丹丸散，在当地享有盛名。家本先生从小就常见伯父坐堂诊病，父亲率众多店员配方，患者络绎不绝，门庭若市；也常见呻吟不休者、病容满面者、步履维艰者、车船送来者，经父辈精心诊治康复后前来道谢的情景，使年幼的家本先生逐渐对中医药产生好奇、崇敬之感，并决心继承祖传医技，立志潜心领悟岐黄，恒心继承发扬，以期救死扶伤。

读书崇尚领悟　经典指点思路

家本先生 12 岁开始读《药性赋》《汤头歌诀》《濒湖脉学》等中医入门书籍，14 岁随伯父学文习医，16 岁开始跟随伯父临床学习，20 岁再拜川东名医冉玉璋（其伯父同窗学友）为师，跟师多年，聆听明训，随其佐诊，虚心求教，勤奋好学，深得两位老师真传，受益终身。他除了读《黄帝内经》《伤寒论》《金匮要略》《温热论》《温病条辨》等中医著作外，还兼收并蓄，虚心学习西医，以扩充医学知识和视野。几十年来，他从未因诊务繁忙而中断过学习，现虽已是古稀之人，仍手不释卷，博览群书，每至夜深。

中医学博大精深，源远流长，家本先生潜心研读古典医籍、各家学说，勤求古训，形成运用古代中医经典理论来认识和防治疾病的辨证论治思维方法及用药原则，并获得"简、便、廉、验"的临床疗效。家本先生认为，只有熟读经典、勤于思考、潜心领悟，才能正确认识中医的健康观、疾病观、治疗观，把握中医学术的特质，逐渐形成系统的学术观点和临证思路，积累丰富的临床经验，提高临床疗效，才能让中医传统理论的精髓发扬光大。家本先生还强调，书不在读了多少部，而在于读后能"领悟"出多少精髓。他还经常告诫年轻一代，水有源，树有根，中医药的根源于《黄帝内经》《伤寒论》《金匮要略》《温热论》《温病条辨》等经典著作，先贤们无不精通岐黄经典，以此激励后辈不断"学""悟"。

家本先生推崇我国现存最早的中医学经典著作《黄帝内经》。他在讲学时，一直强调，该书建立了阴阳五行学说、藏象学说、经络学说、病因病机学说、病证学说、诊法学说、养生学说、论治学说、运气学说等，是中医学理论的基础，有效地指导了历代临床实践，为后世中医模式的雏形，至今仍被视为"医家之宗"。《黄帝内经》总结了中国古代的医学成就，吸收了古代哲学思想精华，分析、研究了医学科学最基本的生命规律，创建了中医学的理论体系。《黄帝内经》运用古代哲学联系性、整体性思想，将人的生命放在其生存的环境中进行观察，确立了人与自然及社会的联系，形成了"天人相应"的整体观。《黄帝内经》首先认为人是一个有机联系的整体，中医学理论核心是藏象学说，藏象学说又以五脏为核心。《黄帝内经》运用五行学说，将人体组成了以五脏为中心，内与五腑、五体、五官、五窍、五志、五脉等相联，外与五方、五季、五气、五色、五谷、五味等相关的五大系统等一系列基本思路。家本先生在学习中取其朴素唯物论和辩证法精华，在诊断及创制方药方面，均秉承《黄帝内经》之旨。比如在对春温的认识上，家本先生引《素问·阴阳应象大论》"冬伤于寒，春必病温"，认为患者冬令收藏未固，冬寒内伏，郁久化热，入春新寒外加，故而引发成为春温。又如在对暑是否必兼湿的认识上，根据《素问·热论》"凡病伤寒而成温者，先夏至日者为病温，后夏至日者为病暑"，再引《素问·五运行大论》"其在天为热，在地为火，其性为暑"，他认为暑与火为夏天的主气，暑温病是感受火热之气变化而成的，从严格意义上讲，暑温是没有湿气的。家本先生研读《黄帝内经》，根据感悟所得撰《试论〈内经〉的朴素唯物论和辩证法思想》《读〈内经〉解疑难 探索虚火崩漏》《读内经 谈养生》等论文先后发表，并在临床中运用其理论指导实践，创新发扬中医。他在20世纪80年代初根据《黄帝内经》中的"阴虚阳搏，谓之崩"的经文，感悟探索出崩漏多由"阴虚火旺"所致，创立"虚火致崩"学说，自拟"滋水清火止崩汤"：由生地黄、山茱萸、山药、女贞子、旱莲草、牡丹皮、黄柏、白芍、地锦草、茜草等组成，以达滋肾水、清虚火、调冲任，"澄源""复旧"的效果。他用该方治疗功能性子宫出血568例，痊愈率91.54%，总有效率94.71%；所撰写《虚火崩漏初探》论文，在"中日青年中医学术交流会"上交流，受到中日学者的关注与好评，同时载入《中日青年中医论文选》文集，在国内外公开发行。家本先生创立的"虚火致崩"学说，同时得到了全国著名中医妇科专家、权威人士的赞同。此学说已载入新版全国中医妇科学教材。

《伤寒论》成书于东汉，传承两千多年，是我国第一部理法方药完备、理论联系临床的巨著，奠定了中医辨证论治的基础，其经方的使用价值很大，被后世推崇为"方书之祖"。张仲景继承《黄帝内经》关于六经的理论，结合外感病的临床实践，创立了伤寒六经辨证方法，揭示了疾病的辨治规律，同时客观反映中医学天人相应、脏腑经络、生克制化、阴阳表里、寒热虚实等辨证论治的独特科学认知体系。六经辨证所涵盖的辨证论治精华，强调了对于临床上用一般性辨证论治思维解决不了的疑难疾病，必用复杂性辨证论治思维才能处理。家本先生认为，学习《伤寒论》就是要领会其辨证论治精髓，掌握其具体的理法方药，学会知常达变，才能在临床上熟练运用辨证思维处理临床疑难问题。正如徐灵胎所言："医者之学问，全在明伤寒之理，则百病可通。"家本先生通过对《伤寒论》的研读，结合长期临床实践，先后撰写了《〈伤寒论〉急下证初探》《小柴胡汤在妇科发热证运用举隅》等多篇论文并公开发表。临证中他善用经方，师古不泥古，扩大了经方的治疗范围，每获效验。

《金匮要略》是我国现存最早的一部论述杂病诊治的专书，对中医方剂学和临床医学的发展起到了重要的推动作用，被后世誉为"方书之祖""医方之经"，是治疗杂病的典范。它首创以脏腑经络辨证为核心，病证结合，辨证施治、融理法方药与脉因证治于一体的杂病诊疗体系。临床证候是脏腑经络气血病理变化的反映。《金匮要略》的治疗观主要体现在治未病、因势利导、三因制宜等方面。依据疾病的一般规律，本着治病求本的精神，重视人体正气及先天、后天之本，以及护中、建中、扶阳、滋阴等学术思想及特点，确立扶正祛邪、攻补兼施、因势利导、调畅气机、和调阴阳等治则；对于复合证型提出表里同病之治、寒热错杂之治、虚实夹杂之治。家本先生将其精髓运用到临证，并总结撰写《〈金匮要略〉虚劳篇脉象分析》论文，发表于《浙江中医学院学报》，全国著名老中医张锡君先生评价此文"不失为一篇研究经典的好文章"。

家本先生认为，温病学是中医学的重要基础学科之一。温病学的基础理论及其独特的诊疗方法是临床各学科的基础。人们将《温病条辨》与《内经》《伤寒论》《金匮要略》并称为四大经典著作，可见温病学在中医学中占有极为重要的学术地位。由此可见，温病学不仅是一门具有临床学科性质的学科，同时又是一门有基础学科功能的学科，其学科性质具有双重性。温病学是中医在漫长的岁月里，伴随中医理论体系的发展，以及人们与外感发热性、流行性疾病做斗争而形成的，是中医宝库中的瑰宝之一。川东夔门郑氏温病流派倡导学温病首要的就是要吸收历代温病学派代表性的学术思想，而这些都必须从温病学派的代表人物，如叶天士、薛生白、吴鞠通、王孟英等及其代表著作中探寻。

叶桂，字天士，清代杰出医学家，著有《温热论》和《临证指南医案》。叶氏在对温病整体认识基础上，创立了卫气营血辨证论治的理论体系。他指出，温病的病理变化主要是卫气营血的病机变化，提出"卫之后方言气，营之后方言血"的传变规律，并据此确立了"在卫汗之可也""到气才可清气"，分别治以辛凉透解、辛寒清气；"入营犹可透热转气"，治以清营泄热，药用犀角、羚羊角、玄参等；"入血就恐耗血动血，直须凉血散血"，治以凉血活血、清热解毒，药用赤芍、生地黄、牡丹皮、阿胶等。家本先生在诊治温病时多采用卫气营血辨证理论，并遵从叶氏治温病之法。如在临床妇科疾病中出现"带下多，小腹痛，腰骶酸胀，或恶寒发热"为主要临床表现的盆腔炎，家本先生认为多因热毒湿浊乘虚而入，血热互结，瘀滞胞宫、胞络，致使气血凝滞，冲任受损。其病虽然非温病之病因，但与温病学的卫气营血辨证"气营两燔"病机相同，故采用清营汤加减治疗，取"气营两清"之意，其疗效甚佳。经治案例，见本书"医案实录"篇。

薛雪，字生白，著有《湿热条辨》，详细论述了湿热病的病因病机、发病特点、传变规律、临床表现、遣方用药。他指出"湿热之病，不独与伤寒不同，且与温病大异"。湿热相合之病，病情急暴而险恶，往往在脾虚湿胜时感邪气而发病，多由上受，直趋脾胃，或归于膜原，常波及三焦与肝胆，临床辨治须分清湿热偏胜、留滞部位及伤阴伤阳之不同。薛氏弥补了叶氏详论温热、略论湿热的不足。川渝地区气候潮湿炎热，湿温、暑湿患者较多，家本先生在治疗此类疾病时，亦继承了薛氏的辨治理论及经验。如便血（上消化道出血），症见苔黄白厚腻、脘腹胀满、便黑暗血者，此乃湿热蕴结、损伤脉络，故按补中、止血等常法久治不愈，改利湿化浊、清热止血法，拟甘露消毒丹加减治愈。经治案例，见本书"医案实录"篇。

吴瑭，字鞠通，著有《温病条辨》，创立了"三焦辨证"纲领：上焦以心肺为主，中焦以脾胃为主，下焦包括肝、肾、大小肠及膀胱。此法适用于温热病体系的辨证和治疗，诊断明确，便于施治；同时还确立了三焦的正常传变方式是由上而下的"顺传"途径；指出"温病由口鼻而入，鼻气通于肺，口气通于胃，肺病逆传则为心包；上焦病不治，则传中焦，胃与脾也；中焦病不治，则传下焦，肝与肾也。始上焦，终下焦"，并由此确定了温病的治疗原则"治上焦如羽，非轻不举；治中焦如衡，非平不安；治下焦如权，非重不沉"。家本先生在治疗温病时，常以卫气营血辨证与三焦辨证相结合。如对于多年反复、月经期加重甚至化脓的肺胃蕴热之"粉刺"，以"体壮肥胖，毛发多，面、胸背发疹，心烦易怒，便秘、尿黄、苔黄腻"为主要临床表现者，辨证同于温病"三焦湿热证"之病机，拟清热泻火、除湿排毒、升清降浊法，以升降散合四妙勇安汤加味，疗效显著。经治案例，见本书"医案实录"篇。

王士雄，字孟英，著有《温热经纬》，被奉为温病学集大成者。全书共分5卷，以《黄帝内经》、仲景有关温热病的论述为经，以叶天士、薛生白、陈平伯、余师愚等诸医家温病条文为纬，并参以己见，编辑而成。王士雄对新感温病的辨证治疗以叶天士的卫气营血理论为大纲大法。同时，王氏十分强调新感温病与伏气温病的区别，指出卫气营血辨证的传变方式是针对一般外感温病而言，而伏气温病则不完全遵循此规律。伏气温病由里出表，由血及气的传变，"故起病之初，往往舌润而无苔垢，但察其脉软或张，或微数，口未渴而心烦恶热，即宜投以清解营阴之药，追邪从气分而化，苔始渐布，然后再清其气分可也。伏邪重者，初起即舌绛咽干，甚有肢冷脉浮之假象，宜大清阴分伏邪，继必厚腻黄浊之苔渐生，此伏邪与新感先后不同处"。王孟英在辨别六气属性时对暑、湿、火三气的特性有独到见解。他认为，暑即热，不分阴阳；暑多夹湿，但不必定兼湿；暑与火的关系至为密切，火则四时皆有，暑则独盛于夏。他直接将"暑病"称为"中寒"。王孟英对其以前的温病学发展做了一次史无前例的总结，虽是集前人之说，但从其评注内容可以看出王孟英温病学说的观点，其兼取众家之说，并能提出自己的见解，对后世温病学说的研究与发展产生很大影响。王孟英的伏气温病理论及其对暑邪的认识，对家本先生临床温病用药经验的形成有着深刻的影响。如他对于热扰心神的"子痫"，出现"神智昏迷不清，烦躁不安，四肢抽搐"的危急重症，认为属热极肝风内动，风火相煽，辨证同温病"热极生风"之病机，急投清心凉肝、息风止痉，其疗效立竿见影。经治案例，见本书"医案实录"篇。

　　夔门郑氏温病流派创始人郑惠伯，既重视对温病学术思想的继承和发展，又不避伤寒，融会贯通。临床辨治温病时，以"温热""湿热"为纲，强调必须分清疾病的温热、湿热属性。温热类温病以阳热阴伤为病理特点，治疗重在清热养阴，临床治疗时，邪在气分宜清热解毒、养阴生津，邪在血分宜凉血活血化瘀。湿热类温病具有湿、热两方面证候，湿热稽留卫、气分为其病机特点，脾胃为主要病变中心。"热得湿而愈炽，湿得热而愈横"，治疗关键在于分解湿热，解毒、活血、泻下诸法亦不可少。治疗湿温常用方剂有：湿遏卫气（湿重于热），表湿重者用藿朴夏苓汤；里湿重者用三仁汤；邪阻于膜原（湿重于热）用达原饮；湿热郁阻气机（湿热并重），用甘露消毒丹；湿热蒙闭心包（热重于湿），用菖蒲郁金汤加抗热牛黄散；痰浊重者，用菖蒲郁金汤配苏合香丸。治疗瘟疫和伏气温病，他主张先发制病，以安未受邪之地，从而有效地防止病情传变。瘟疫瘟毒发病，不外毒、热、瘀、滞四字，把病邪尽快控制在卫气营血的浅层阶段，先发制病，祛邪以救正，防止其内传，是提高温病急症疗效的关键。郑氏温病流派认为，在处理外感热病时，若发现有内传之势，可加虎杖、大黄之类清热解毒通便药物，以达到里通而表和、驱邪以扶正，从而防止其传变的目的。

　　家本先生认为，历史上温病证候繁多，但就其病变性质，不外温热病和湿热病两大类。根据这二者的发展变化规律，将卫气营血辨证和三焦辨证作为温热病、湿热病的辨证纲领，以有效地指导临床。温病的辨证理论和治则治法，不仅是防治多种急性感染性疾病的有力武器，而且对临床其他学科疾病的诊断、治疗亦有很大的指导意义和实用价值。即使一些疾病虽然不见得有明显的外感温邪病因的存在，但只要符合"温病"的临床特点与病机，皆可运用温病学说的卫气营血辨证、三焦辨证指导临床辨证施治，均能收到事半功倍的效果。如在外科病中，虽病因非温热病邪，但其病机为"瘀热相搏""毒瘀交夹"的病证，运用温病学术思想及诊治方法，均可取得满意的疗效。例如，病机为热毒夹瘀，以致气血凝滞而成的"疔疮走黄"（脓毒败血症），证候危险，危及生命。该症虽属外科病，按温病卫气营血辨证，同温病"热入营血"证，宗"入营犹可透热转气……入血就恐耗血动血，直须凉血散血"的治则，拟清营凉血、泻火解毒治法，方选犀角地黄汤、五味消毒饮加减，效果佳。经治案例，见本书"医案实录"篇。

家本先生认为，温病学中"辨舌验齿"的特别诊断方法不仅专为温病而设，经其数十年临床验证，亦适用于其他各科。例如根据《温疫论》中白苔滑腻厚如积粉、舌质紫，诊断为湿热秽浊郁闭膜原的特殊辨舌方法，对各科疾病的诊治都具有指导意义。如病毒性肺炎、传染性单核细胞增多症、肠伤寒、萎缩性胃炎、霉菌性阴道炎等，临床凡见有舌紫红、白苔滑腻厚如积粉者，采用邪入"膜原"这一特殊诊断方法，投达原饮，屡试屡验。又例如，家本先生在治疗妇科急症中，对神昏谵语辨证，舌红苔黄厚腻者，是湿热郁蒸，蒙蔽清窍，邪在气分之特征的"人流术后窍闭神昏案"，其病机同温病"湿热郁蒸，蒙蔽清窍"。治疗以清热化湿、宣通开窍、活血祛瘀法，选菖蒲郁金汤、下瘀血汤加减，药中病机，疗效显著。经治案例，见本书"医案实录"篇。

家本先生全面继承了"夔门郑氏温病流派"宝贵的临床经验并有所创新，他运用郑氏温病学派的经验指导临床多学科，成果颇丰。郑氏的温病辨证及治法，不仅诊治多种外感热病、急性感染性疾病，而且对临床其他学科如内科杂病及外科、妇科、儿科、皮肤科等有关病证的诊断、治疗，亦有很大的指导意义，特别是对急危重症具有极大的实用价值。家本先生还拓展创新，运用温病学术思想指导治疗非"温病"但与"温病"病机相同的各科多种疾病。其总结有《郑家本运用温病学术思想指导妇科急症治验》《郑家本运用温病学术思想指导治疗儿科病的经验》《郑家本运用温病学术思想指导治疗外科病临床经验》《郑家本运用温病学术思想指导治疗皮肤病临床经验》多篇学术论文，先后在《中国中医急症》《世界中医药》等杂志发表。从各科临床验案，可体现出川东夔门郑氏温病流派的临床疗效甚佳。其各科验案，见本书"医案实录"篇。

医者理也，家本先生认为：认清医理才能治好疾病，特别是学习中医的经典时要明其理，知其要，结合临床实际，多观察、多思考，灵活运用，不能泥古不化，只有这样才能在临床中融会贯通。

正因为家本先生多读书、擅悟道，在熟读大量医籍、潜心精研的基础上，加之几十年长期临床一线的丰富实践经验，所以能宗先师之卓见，融各家之长为一炉，传承、升华夔门郑氏温病流派之学术经验，并灵活运用，才逐渐成为医界大方之家。

吸取三代精髓　弘扬家学渊源

郑氏中医世家，悬壶济世百年，家学源远流长。其祖师爷郑钦安（家本先生之曾祖）是著名伤寒学家；师爷郑仲宾（家本先生之祖父）师从于钦安先生，"夔门郑氏温病流派"奠基人；师父郑惠伯（家本先生之伯父）师从于仲宾先生，"夔门郑氏温病流派"创始人。他们三代均为著名中医，流芳千古！

家本先生系郑氏一脉相承，嫡传第四代著名中医，幼承庭训，累承家学数十年，对祖宗三代百年的宝贵临床经验及学术思想，特别是对"夔门郑氏温病流派"的精髓更是刻苦研习，探究渊源，并能在常年实践中开拓创新，丰富发展。迄今为止，硕果累累，成就斐然。

家本先生的老师郑惠伯，临床诊疗非常强调用中西医双重手段诊断疾病，但只用中医辨证论治。郑惠伯老先生要求对每位患者，尽量先诊断出属西医的什么"病"，这既能掌握病情及转归、风险与预后，亦能与西医交流时有共同语言，还有利于选择应用针对西医"病"的有效方药，如青蒿素治疗疟疾、复方丹参滴丸治疗冠心病心绞痛等。因此，他要求家本先生从习医开始，即按此方法进行。家本先生尊师教诲，至今仍保持这种学习和诊疗方法。家本先生于20世纪70年代初，曾用三年多的时间将西医内、妇、儿科常见的100余种"病"认真研读，再将其老师郑惠伯、冉玉璋的中医辨证论治经验——对应，使每种"病"既有西医诊断，又有中医辨证，特别是将两位老师及其他名师的辨证论治经验汇集其中。待将每个"病"整理完稿后，即呈老师审阅批改，力争将老师们数十年临床经验继承下来。这些宝贵经验，又经过家本先生数十年临床运用，长期观察，疗效甚佳，并不断吸收最新成果，加之他的一些创新，因而不断提高了辨证水平与临床疗效。他的老师的这种研习方法对家本先生习医、业医影响极深，获益终身。

　　家本先生认为，采用中西医双重诊断，单用中医辨证论治的方法，对当今的中医是非常适用的，特别是对于在综合性医院工作的中医更为适用。这种方法后来各地亦广泛运用。1993年，科学技术文献出版社先后出版的《基层医生手册》《中西医诊疗方法丛书》就是例证。家本先生应出版社之邀，为两部著作撰写出百余种"病"的中医辨证论治内容，40余万字的文稿，受到编审好评。例如《基层医生手册》一书中，急性肾小球肾炎（西医诊断部分略），中医辨证（分型）论治内容（家本先生撰稿）：①风水泛滥型：眼睑及面部浮肿，继见四肢、全身浮肿，尿少色黄赤，常伴恶寒，发热，咽痛，苔薄白，脉浮数。治法：散风解表，宣肺行水。方药：越婢加术汤加茯苓、白茅根、连翘、鱼腥草、地龙。皮肤感染者加金银花、紫花地丁、牡丹皮；高血压者加白菊花、黄芩、车前仁、夏枯草；水肿甚者加赤小豆、泽泻。②湿热壅盛型：头面四肢甚至全身水肿，皮肤色泽光亮，胸腹闷胀，烦热口渴，尿少色鲜红，舌红苔薄黄滑，脉滑数。治法：分利湿热，解毒凉血。方药：小蓟饮子合泻心汤加白茅根、赤小豆、泽泻，减去当归。发热者加金银花、连翘、柴胡；尿淋沥者加海金沙、瞿麦。③湿盛困脾型：浮肿由面渐及全身，按之没指，甚至阴囊肿亮，尿短少，倦怠身重，胸闷纳呆，苔白腻，脉沉缓。治法：通阳利水，健脾和胃。方药：胃苓汤合五皮饮加益母草。恶风寒者加苏叶、防风。这种诊疗方法，经长期临床验证，疗效确实满意。家本先生还将这种诊疗方法传授于成都中医学院函授生、奉节卫校中专生及西学中学员数百人。他们毕业后于临床运用此法，事半功倍，均获良好疗效。由此可见，运用中、西医双重诊断，单用中医辨证论治方法，便于在基层推广，对于基层医生提高诊疗水平有很大的帮助。

　　惠伯先生还教家本先生"以方系病（证）"的诊疗方法。例如《验方新篇》中的四妙勇安汤是治疗脱疽（血栓闭塞性脉管炎）的验方，根据脱疽系气滞血瘀、经络阻塞、不通则痛的病机，推而广之，只要是相同病机，不论何病，均可"异病同方"而获满意效果。他按老师指引的路子，临床中还悟出，四妙勇安汤加味治疗胃炎、咽喉炎、胆囊炎、前列腺炎、乳腺炎、盆腔炎、子宫内膜炎、老年性阴道炎等诸多西医诊断的炎症，只要是病机与之相同，均取得满意的疗效。为此，家本先生还专门总结出《四妙勇安汤在妇科炎症中的应用》一文，发表在《中国中医名论要览》专著上。这种以方系病（证）的诊疗方法，开拓了临床思维，增加了辨证论治的方法，提高了临床疗效，使家本先生受益颇深。

　　惠伯先生在诊断技巧方面也给予家本先生很多指点。他除了强调要四诊合参外，还强调对心血管疾病，要特别重视脉诊、听诊；对消化系统疾病、急腹症，要特别重视扣、触、叩诊；对温病，要特别重视辨舌、验齿；对儿科疾病，要特别重视问诊、腹诊、舌诊；对妇科疾病，要特别重视问诊……例如他对西医诊断不明的发热，以及诊断明确的发热而用抗生素无效者，仅凭舌红苔白厚腻如积粉，即诊断为湿热秽浊内蕴膜原，投达原饮加味，屡建奇功。这些诊断技巧和经验，确能提高诊疗效果，经家本先生数十年运用，获益匪浅。

理论指导实践　辨证关键在脏腑

中医学在数千年人类与疾病做斗争的医疗实践中，在不同的历史条件下，根据各种疾病的规律，逐步形成了八纲、脏腑、经络、六经、气血津液、卫气营血、三焦等丰富多彩的辨证方法。它们各具特色，交相辉映，丰富和发展了中医学的辨证体系。然而，众多的辨证方法是否有共同的物质基础，辨证的关键是什么？各种辨证方法与它的关系如何？这是值得讨论的问题。

家本先生经过几十年的学习和实践，将理论知识不断在临床实践中总结提炼，形成自己的学术思想，是他孜孜不倦的追求。家本先生提出的"辨证关键在脏腑"的思想，一直贯穿其理论和实践的全过程，形成了他的理论基础之一。

王清任说："夫业医者，先明脏腑。"中医的藏象学说以脏腑为基础，以五脏为核心，外连四肢百骸、五官九窍、经络、皮毛脉肉筋骨，互相关联，构成一个统一整体。

秦伯未基于"司外揣内"提出"所有病证……都是脏腑生理、病理变化的反映"。家本先生说："无论外感疾病，内伤杂病，都是脏腑经络发生病理改变，然后才出现临床症状，辨证方言之有物"。由此可见，各种辨证方法，都要以脏腑经络的病理改变为辨证的物质基础。

再从各种辨证方法看，它们最终都落实到脏腑上，而未闻有何种辨证方法离开脏腑而立论，故曰：辨证关键在脏腑！剖析各辨证方法与脏腑的关系，还可从如下几个方面得以证实。

六经辨证，是辨析外感疾病和杂病的方法。它是根据六经分属相应脏腑的关系，来寻求其累及所系脏腑。例如，太阳病主要反映膀胱的病变，部分太阳表证反映肺的病变；阳明病主要反映胃与大肠的病变；少阳病主要反映胆的病变；太阴病多属脾的病变；少阴病多属心、肾病变；厥阴病多属肝病的病变。由此得出，三阳病证以六腑病变为主，三阴病证主五脏病变。显然，六经辨证实质是落实到脏腑经络病变之上。正如刘渡舟所说："六经病证是脏腑经络病变的反映。"可见六经病证未离开脏腑经络而立论。

卫气营血辨证，填补了外感热病的辨证方法。叶天士说："温邪上受，首先犯肺，逆传心包。肺主气属卫，心主血属营。"不难看出，所谓卫分证，病变在肺；气分证，病变在胸膈、脾、胃、胆、肠；营分证，病变在心包与心；血分证，病变在心及血脉。虽曰卫气营血辨证，仍未离开脏腑而立论。

三焦辨证是根据《黄帝内经》关于三焦所属部位的概念，着重阐述所属脏腑在温病过程中的病理变化。吴鞠通说："温病由口鼻而入，鼻气通于肺……肺病逆传，则为心包……中焦、脾与胃……下焦，肝与肾。"显见，上焦主肺、心包病变，中焦主脾、胃病变，下焦主肝、肾病变。三焦辨证还是以脏腑而立论。

气血津液辨证，是脏腑辨证的补充。气血津液的生成与运行依赖于脏腑功能活动，而脏腑功能活动又是以它作为物质基础。故脏腑病理改变，必然要导致气血津液的紊乱；反之亦然。此足以说明气血津液辨证亦未离开脏腑立论。

经络辨证，《灵枢》载经络"内属于脏腑，外络于肢节"。经络既是病邪传入脏腑的路径，又是脏腑病理反映与体表的通路。因此，通过患者体表的症状，可辨出其属何经、何脏、何腑的病变，它直接以脏腑立论。

八纲辨证，是辨证的总纲。然而，它只能反映疾病大致的性质和发展的总趋势，对确切的病位则无法辨出。例如八纲辨证的表寒、里热、阴虚、阳虚证，但属何脏、何腑？还不清楚，因此不能视为一个完整的"证"，更不能作为论治依据。只有与脏腑辨证结合，才能具体辨出如风寒犯肺、胃热炽盛、肝肾阴虚、脾肾阳虚等，方可作为论治依据的"证"。

脏腑辨证，建立在藏象学说基础之上。它是根据脏腑的生理、病理对疾病进行分析归纳，用以推求病因，明确病位、病理、正邪盛衰的辨证方法。当然，它不能取代其他辨证方法，而应根据外感或内伤疾病的不同，有机结合其他辨证而相得益彰。

综上所述，不论何种辨证方法，最终都体现到具体脏腑之上，从而明晓脏腑的病理改变。因而，家本先生特别强调：中医的辨证关键在脏腑。

病理症状互参　辨证与辨病结合

辨证论治是中医的精华之一，是中医认识疾病的基本原则。有人说："治病难，难在识病。"此语毫不夸张，正好说明辨识疾病的重要性。朱肱在《南阳活人书》中说："因名识病，因病识证，如暗得明，胸中晓然，无复疑虑而处病不差矣。"可见认识疾病是治疗疾病的先导。

家本先生在早年发表的文章中指出，疾病是人体在病因作用下，机体邪正相争，阴阳失调，产生特殊的病理变化，构成不同的病机及有规律的演变过程，具体表现出若干固定的症状和相应的证候。要准确识病，还得从"症""证""病"说起。"症"是指单个的症状，是疾病的外在现象，同一症状可以出现于不同的病、证之中；"证"即证候，通过对症状辨析而来，是疾病某阶段的主要矛盾和个性，是对疾病发展某阶段的病理概括，它比症状更全面、更深刻、更正确地反映了疾病的本质，是论治的依据，在宏观上表现为特定症状、体征的有机组合。在文字学上"证"与"症"通，但中医学现已严格区分。"病"由证表现出来，是对疾病全过程的病理概括。辨病的目的在于掌握疾病发生发展的规律及与相关疾病的鉴别。由此可见，"症""证""病"三者既互相联系又有区别。

中医认识疾病的方法是什么呢？家本先生说：简言之，即辨证与辨病结合。临证贵在辨析，治病重在识证。即以中医阴阳、脏腑、经络、病因等学说为其理论基础，以四诊收集的症状和体征为依据，协同寻求疾病的本质。在利用西医学诊断技术的优势明确诊断的前提下，进行中医辨证求因、分型论治。在总结辨证论治的规律时，必然要归纳出各种病的常见证型。病的全过程可形成不同的证，而同一证又可见于不同的病之中，病与证具有纵横交错的相互关系，两者结合既能准确反映疾病的现状及病理变化，又能准确指导疾病治疗。辨病与辨证结合，才能抓住主要矛盾，提高中医治疗疾病的针对性、有效性、安全性和准确性。

中医对疾病的命名约四分之三是以主症命名，如咳嗽、泄泻、水肿病等，而且在论治时又是以"证"作为治则依据，故有人产生一种误解，似乎中医只讲辨证，不讲辨病。其实不然，早在殷商甲骨文里既有疾首、疾身、蛊、疟等病的记载，在《山海经》中亦有瘿、瘕、痔等病的记载。《黄帝内经》对疾病辨识的阐述更是屡见不鲜。如《素问·评热病论》中说："有病温者，汗出辄复热，而脉躁疾，不为汗衰，狂言不能食，病名为何？岐伯对曰：病名阴阳交。"足见辨病的历史渊源之久！

倘若临床时不辨病，只辨证，医者胸中无整体观念，则辨证也将是漫无边际，顺逆吉凶难以预测，特别是对疾病有效的专方专药也无法选用，如"见肝之病，知肝传脾，当先实脾"的整体治疗观也无法发挥其指导作用。以狐惑病为例说明之，蚀于喉为惑，蚀于阴为狐。若不首辨出"狐惑病"，而只用辨证的方法，可能会将蚀于阴者，按妇、外、痔科辨证；而对蚀于喉者，可能按喉科辨证。错误的辨证结果，其治疗效果是可想而知的。

当然，也不能只讲辨病，而不讲辨证。《温病条辨》载："是书着眼之处，全在于认证无差……不求识证之真而妄议药之可否，不可与言医也。"由于病处在相对"静态"，而证处于相对的"动态"之中，只有通过辨证，才能抓住疾病某阶段的主要矛盾，论治才有依据。

既然中医既讲辨病，又讲辨证，他们关系如何？能否结合？如何结合？

徐灵胎说得精当："病之总者为之病，而一病有数证。"不难看出，"病"与"证"是总体与局部、共性与个性、纲与目的关系。

家本先生说：辨证与辨病是能结合的。张仲景的《伤寒论》就是光辉的典范，他皆用"辨××病脉证治"为篇之名，示人先辨病，再辨证，然后论治。如《辨太阳病脉证并治》首辨"太阳之为病，脉浮，头项强痛而恶寒"的太阳病，继之再辨太阳病中风证、伤寒证……这不仅创立了理法方药融为一体的辨证论证，而且确立了辨证与辨病相结合的辨证方法，使后世对疾病的认识能有较全面的整体观念。例如，后世对消渴，不仅要辨出多饮、多食、多尿、身体消瘦或尿有甜味的"消渴病"，还要进一步分辨出上消肺热津伤证、中消胃热炽盛证、下消肾阴亏虚或阴阳两虚证，若同时兼雀盲、内障、耳聋、疮疡、痈疽、水肿、中风等症，亦能辨出。

叶天士说："盖病有见证，有变证，有转证，必灼见其初终转变，胸有成竹，而后施之以方。"可见辨病对辨证具有指导意义。只有在辨病指导下的辨证，才能全局在握、层次清楚、准确无误，更加有利于疾病诊断水平的提高！

家本先生认为辨病与辨证是不可分割的统一体，故曰："辨证应与辨病相结合！"

——本文据家本先生《辨证关键在脏腑，辨病与辨证结合》原文整理，
并见于《中医精华浅说》（四川科技出版社，1986 年版）

第二篇

医理心悟

篇首语

　　大凡天资聪慧之人，其思维必多敏锐。正如明初大学士宋濂（字景濂，号溪）所说："夫医之为道，必志虑渊微，机颖明发，然后可与于斯。"喻昌自幼聪慧过人，博览群书，诗文俱佳，诸子百家无不通览，被誉为当时十四名圣之一。陈自明自幼好学，初问世就才华毕露。心悟，就是不拘泥于旧说，多疑善思。质疑、创新是治学的重要方法。

　　古人有云："学贵有疑，小疑则小进，大疑则大进。"纵观历代名医，大都是对古人经验大胆质疑，然后通过自己的实践和创造，提出中医药学之创新内容，从而成为一代宗师的。张仲景在《黄帝内经》热病论的基础上，经过自己反复的临床实践，提出著名的伤寒六经辨证纲领，推动了中医学基础和临床的迅速发展，从而使中医学的发展产生了质的飞跃。金元时期，刘、张、李、朱亦都是在深研《黄帝内经》的基础上分别提出创新学说，形成各自流派的。明清时期，叶、薛、吴、王之温病学派的建立也都是如此。不难看出，只有"由疑而思，由思而新，释疑而信，才是获得真理的重要途径"。本篇所选家本先生之创新文论共计13篇，充分反映出家本先生数十年在中医学领域不断探索、勇于创新、立志为医，为中医事业献身之精神。

　　家本先生根据中医传统理论和临床经验，潜心研究《黄帝内经》《伤寒论》《金匮要略》《温病条辨》等经典著作，他先后撰《试论〈内经〉的朴素唯物论和辩证法思想》《从控制论看中医辨证的科学性》《金匮要略虚劳篇脉象分析》《伤寒论阳明三急下症初探》《郑家本运用温病学术思想指导妇科急症治验》等论文发表。

《黄帝内经》心悟

　　恩格斯指出："不管自然科学家采取什么态度，他们还是得受哲学家的支配。"毛泽东亦指出："辩证法的宇宙观，不论在中国、欧洲，在古代就产生了。"《黄帝内经》和其他科学一样也毫无例外，受着一定的哲学思想的支配和影响。更有甚者，在《黄帝内经》的形成年代——春秋战国时期，就和朴素的唯物论及辩证法思想有着关系，并在发展过程中一直受到这种思想的影响和支配，从而使中医的理论充满深刻的哲学原理。

朴素的唯物论——《黄帝内经》

列宁在《唯物主义和经验批判主义》中说："唯物主义的基本前提是承认外部世界，承认物在我们的意识之外并且不依赖于我们意识而存在。"对于世界的物质性，早在《黄帝内经》时代就有了认识。《黄帝内经》认为，世界上的事物是多种多样的，而这些种类繁多的事物有一个共同的性质——由"气"构成。

在《黄帝内经》看来，气的种类亦是多种多样的，在自然界有天气、地气、风气、寒气、暑气、湿气、燥气、火气……在人体有营气、卫气、心气、肺气、胆气……就其性质而言，可分为阳气和阴气两大类。如"清阳为天，浊阴为地"（《素问·阴阳应象大论》）。天地之间由于阴阳二气运动的结果，造成万物丛生，"天地气交，万物华实""四时阴阳者，万物之根本也""阴阳四时者，万物之始终也"（《素问·四气调神大论》）。在《素问·天元纪大论》中做了更为深刻的论述："在天为气，在地成形，形气相感而化生万物矣。"不难看出，《黄帝内经》的作者把"气"看成是构成一切物质的基本元素。那么，气的本质是什么呢？

东汉经学家何休说："元者气也，无形以起，有形以分，造起天地，天气之始也。"《黄帝内经》的作者和中国古代其他朴素唯物论者一样，将"气"认为是一种看不见、摸不着的极小的组成万物的物质颗粒。应当指出：由于历史条件的限制，在两千多年前，人们还不可能对世界的物质性做出科学的结论，能提出"气"是组成万物的"原始物质"，在当时来讲无疑是进步的。正如李达在《唯物辩证法大纲》中说："他们的伟大贡献，就在于在人类认识的万里长征中迈出了正确的一步。"

人既然是世间的物质之一，必然也是由气构成的。"天覆地载，万物悉备，莫贵于人。人以天地之气生，四时之法成"（《素问·宝命全形论》）。张介宾在《类经》中说："生化之道，以气为本。天地万物，莫不由之……人之有生，全赖此气。"进而言之，人是由"精气"构成的。"人始生，先成精"（《灵枢·经脉》）。"夫精者，身之本也"（《素问·金匮真言论》）。先天之精（气）禀受于父母，构成人体，后天之精（气）来源于水谷，营养周身，共同维持人体的生命活动。

《黄帝内经》认为：组成万物的基本物质"气"不是僵死不动，而是无时无刻无不运动着；且由于这种运动，导致了自然界的一切变化。气的运动形式主要表现为升降作用。《素问·六微旨大论》云"气之升降，天地之更用也"，又云"高下相召，升降相因，而变作矣"。在人体表现为"清阳出上窍，浊阴归下窍；清阳发腠理，浊阴走五脏；清阳实四肢，浊阴归六腑"（《素问·阴阳应象大论》）。正是由于气的阳升、阴降的不断运行，使人的气、血、津、液进行正常的新陈代谢，显示出旺盛的生命活力。

人体的血液循环、正常的呼吸、营养物质的吸收、水液的代谢等，均与气的升降有直接关系。故一旦气的升降失调，则出现各种病态。《素问·举痛论》中"百病生于气也"即指此而言。

一切唯物主义的学派，总是认为物质是第一性，精神是第二性的。《黄帝内经》的作者也初步认识到精神是物质的反映和产物。

人的一切生理活动的能源都来自于机体，来自于由"精"构成的生命物质。故《灵枢·本神》说："故生之来谓之精，两精相搏谓之神。"神成于先天，但需后天水谷精气的不断充养。故《灵枢·平人绝谷》又载："神者，水谷之精气也。"这里的"神"是指人体的神态、知觉、运动等生命活动，是人的机体的本源态势。而精神活动（即哲学上的意识），则是形式。

艾思奇在《辩证唯物主义和历史唯物主义》中指出："意识是物质世界发展到一定阶段的产物，是大脑这种高度组织起来的特殊物质的机能；而大脑是自然界长期发展的结果。"《黄帝内经》也有类似的认识，如认为精神活动是外界物质在人体的反映，并认为一切精神活动（包括思维）都归心所主。"所以任物者谓之心，心有所忆谓之意，意之所存谓之志，因志而存变谓之思，因思而远慕谓之虑，因虑而处物谓之智"（《灵枢·本神》）。何为"任物"？任物即接受事物并进行分析，亦即主持神明而司思维活动的意思。这就明确指出了人们的思维活动是人的心（中医学中"心"的功能包括西医学的大脑功能）对外界事物观察分析的结果。

《黄帝内经》在肯定形体和精神是从属关系的同时，还强调精神意识对形体的反作用。认为喜、怒、忧、思、悲、恐、惊的异常是内伤疾病的病因之一，如突然强烈或长期持久的精神刺激，影响人体的生理功能，使脏腑升降功能紊乱，而致疾病的发生。"悲哀忧愁则心动，心动则五脏六腑皆摇"（《灵枢·口问》）。说明情志因素影响人的心，而致疾病发生。

朴素的辩证法思想——《黄帝内经》

恩格斯在《自然辩证法》中说："我们所面对着的整个自然界形成一个体

系，即各种物体相互联系的总体……这些物体是相互联系的，这就是说，它们是相互作用着的，并且正是这种相互作用构成了运动。"艾思奇在《辩证唯物主义纲要》中说："从相互联系和发展过程中来观察事物，这就是辩证法的总的特点。"《黄帝内经》就认为自然界是一个对立统一的整体，"天地之间，六合之内，其气九州、九窍、五脏、十二节，皆通乎天气"（《素问·生气通天论》）。这种自然界的整体观集中体现在"天、地、人"三位一体，"春、夏、秋、冬"四时一体，"风、寒、暑、湿、燥、火"六气一体，"木、火、土、金、水"五行一体四个方面。

生活在自然界之中的人，与天地有着密切的关系。"天之在我者德也，地之在我者气也，德流气薄而生者也"（《灵枢·本神论》）。"人以天地之气生，四时之法成"（《素问·宝命全形论》）。"天食人以五气，地食人以五味"（《素问·六节藏象论》）。自然界为人类提供了衣食住行的充分必要条件；自然界的变化又直接或间接地影响人们的生理活动。如天暑则汗出，天寒则腠理闭；南方之人多湿热，北方之人多伤寒……

古人认为，人是一个小宇宙。人体本身是一个统一的整体，体内任何一个或大或小的器官、组织，都是互相联系的。"上古圣人，论理人形，列别脏腑，端络经脉，会通六合，各从其经。气穴所发，各有处名；谿谷属骨，皆有所起；分部逆从，各有条理；四时阴阳，尽有经纪；外内之应，皆有表面"（《素问·阴阳应象大论》）。在生理上，脏腑经络和皮、肉、筋、脉、骨等形体组织及口、鼻、舌、耳、眼、前后阴九窍之间存在着有机联系，它们共同完成人体的功能活动。在病理上，脏腑功能失调，通过经络反映到体表；体表组织器官有疾，亦通过经络影响有关的脏腑。这种思想即《黄帝内经》的整体观念。

处在整体之中的物质，彼此之间是怎样关联的呢？在《黄帝内经》看来，世上一切物质都可根据属性分别归为"阴""阳"两个方面；事物的关联都是阴阳对立统一的结果。什么是"阴阳"？张介宾解释说："阴阳者，一分为二也。"当然这里的"一分为二"是不能同唯物辩证法的矛盾规律画等号的。但是，它确是一种朴素的辩证法观点。

阴阳是普遍存在的。在自然界："天为阳，地为阴""昼为阳，夜为阴""水为阴，火为阳""阳化气，阴成形"（《素问·阴阳应象大论》）。在人体："人之阴阳，则外为阳，内为阴……则背为阳，腹为阴……脏者为阴，腑者为阳"（《素问·金匮真言论》）。总之"人身有形，不离阴阳"（《素问·宝命全形论》）。大凡活动的、外在的、上升的、温热的、明亮的、功能的、机能亢进的，都属阳；反之则属阴。并且阳中有阴阳，阴中亦有阴阳。故《素问·阴阳离合论》曰："阴阳者，数之可十，推之可百，数之可千，推之可万，万之大，不可胜数，然其要一也。"《黄帝内经》用这段精辟论述来概括说明阴阳是无处不有、无时不存的。

阴阳的普遍性是阴阳的一个特性，而阴阳的相互依存、对立、消长和转化则是另一个特性。上为阳，下为阴；左为阳，右为阴；热为阳，寒为阴；外为阳，内为阴。假如没有上、左、热、外之阳，就无所谓下、右、寒、内之阴；反之亦然。阴阳两方都以另一方为存在条件。正如毛泽东曾说过的一样："中国古人讲'一阴一阳之谓道'，不能只讲阴没有阳，或者只讲阳没有阴，这就是古代的两点论。"阴阳相互依存的表现形式是"阴在内，阳之守也；阳在外，阴之使也"（《素问·阴阳应象大论》）。在内的阴是阳的物质基础，在外的阳是阴的表现。

阴阳双方随时都处在制约、斗争之中。《类经附翼·医易义》载："动极者镇之以静，阴亢者胜之以阳。"如果没有一方对另一方的制约和斗争，必致某一方亢而为害。"四时之变，寒暑之胜，重阴必阳，重阳必阴……故曰寒生热、热生寒，此阴阳之变也"（《灵枢·论疾诊尺》）。夏为阳盛，夏至后阴气渐生，用以制阳；冬为阴盛，冬至后阳气渐旺，用以制阴。双方斗争的结果，必有胜负。这就形成了四季气候变化的规律。在人体"阳胜则阴病，阴胜则阳病""阳胜则热，阴胜则寒"（《素问·阴阳应象大论》），阴阳失去平衡，则出现病态。其治疗亦是通过阴阳的斗争原理来补其不足，制其亢盛，使之平衡而达到"阴平阳秘"（《素问·生气通天论》）的目的。

阴阳制约、斗争的结果，使双方不可能长期处于一个静止不变的状态，而是处于一个"此消彼长"的"动态"之中。就人体而言，各种功能活动（阳）的产生，必然要消耗一定的营养物质（阴），即"阴消阳长"；而各种营养物质（阴）的新陈代谢，又必须消耗一定能量（阳），即"阳消阴长"。人体的正常生理活动正处在这种"彼此消长"的动态平衡之中。

阴阳双方制约、斗争的结果，使自己有向相反的方向转化的可能。即是说，阳可以转化为阴，阴可以转化为阳。例如：疫毒痢在高热、烦躁谵妄、里急后重、舌红绛苔黄燥、脉滑数有力这一阶段属阳证；如误治、失治或久治不愈，病情恶化，出现面色苍白、四肢厥冷、汗出喘促、脉细促无力，则属阴证，这种转变过程，《灵枢·论疾诊尺》称"重阳必阴……热极生寒"。它和《周易》的"否极泰来"同出一辙。

阴阳转化是有条件的，这条件就是《素问·阴阳应象大论》中所说的

"重阴必阳，重阳必阴""重寒则热，重热则寒""寒极生热，热极生寒"。"重"和"极"就是保持阴和阳本身性质的"极限"和"度"。阴阳依存是相对的，斗争是绝对的；阴阳消长是一个量变过程，阴阳转化是质变过程，而"重"和"极"则是度量关系的"关节线"。

列宁在《谈谈辩证法问题》一文中说："统一的物质分为两个部分，以及对其矛盾的部分的认识，是辩证法的实质。"《黄帝内经》将自然界（包括人体）这一统一体认为是阴阳两部分对立统一的结果，正说明它具有朴素的辩证法思想。

《黄帝内经》观察问题和处理问题的方法论

李达在《唯物辩证法大纲》中说："无论什么哲学，总是关于世界的某种理论说明，关于世界的某种看法，因此都是世界观；然而，当人们拿着这个理论去观察和处理问题的时候，它又是方法论。"《黄帝内经》认为人体是物质的、运动的、对立统一的，中医学的病理学、诊断学和预防治疗学正是这些具体原理的应用。

1. 认识疾病方面 《黄帝内经》认为天地是一个统一的整体，"人与天地相应"（《灵枢·邪客》），人体各部在心的主持下共同维持人体的功能。当天地间气候发生异常，加上人体本身功能紊乱的时候，便发生疾病。毛泽东在《矛盾论》中说："外因是变化的条件，内因是变化的根据，外因通过内因而起作用。"从某种意义上讲，疾病就是内因（正气）和外因（邪气）斗争的结果。在这里，"正气"是矛盾的主要方面。体内正气旺盛之时，邪气是不容易导致疾病发生的。正如《素问·刺法论》所说："正气存内，邪不可干。"只有当正气虚弱之时，邪气才易侵犯人体，而发生疾病。故《素问·评热病论》说："邪之所凑，其气必虚。"

可见一切疾病都是可以认识、可以治愈的，一些暂时尚未被认识的疾病，只不过是我们还没有弄清它的规律，未把握它的本质而已，"言不可治者，未得其术也"（《灵枢·九针十二原》）。只要我们反复实践，反复研究，用各种手段"得其术"，一切疾病都将被认识，而"不治之症"也将迎刃而解。

2. 诊断疾病方面 唯物辩证法认为：本质通过现象表现出来，现象表现着本质。所以一切疾病在外部必有相应的表现，通过望闻问切仔细观察、分析外在的表现（现象），就可以得知人体内部的病理变化（本质）。《黄帝内经》正是利用"任何本质都通过现象表现出来，任何现象都是本质的表现"这一原理，例如《素问·阴阳应象大论》"善诊者，察色按脉，先别阴阳；审清浊，而知部分；视喘息，听声音，而知所苦……观浮沉滑涩，而知病所生"，从了解分析疾病在人体外部的征象入手，审症求因，推导其病理改变。

3. 防治疾病方面　《黄帝内经》朴素的唯物论和辩证法思想，体现在疾病预防治疗学上的内容甚广，大致可用"治病求本，调和阴阳，防微杜渐，未雨绸缪"16 个字来概括。

（1）治病求本　所谓"本"是疾病的根本或本质，"标"是标志或现象。一切疾病都有其本质和现象，作为一名医生就是要通过现象来分析它的本质，并从根本上给予治疗。故《素问·阴阳应象大论》说："治病必求于本。"

一般情况下，现象（病状）和本质是一致的；但在特定情况下，现象和本质正好相反，有"阳盛格阴，阴盛格阳，至虚有盛候，大实有羸状"的假象。李达在《唯物辩证法大纲》中说："假象是本质在特定条件下的一种反面表现……是由本质产生的，它是由事物的本质派生出来的自身对立物。"所以在诊治重危病时，更强调抓住本质，不要被假象所迷惑。

治本，从原则上讲，是根本之法。但并非千篇一律，当标急而重时，可首先治其标或标本同治，即所谓"急则治其标"之意。

（2）调和阴阳　疾病使人体发生的基本病理变化为阴阳失调。因中医治病不是"头痛医头，脚痛医脚"，而是根据疾病的根本——阴阳的偏盛偏衰，进行适当的调整。阳盛阴病者，泻其阳；阴盛阳病者，泻其阴；阳衰阴病者，补其阳；阴衰阳病者，补其阴。"谨察阴阳所在而调之，以平为期"（《素问·至真要大论》）。从某种意义上讲，调和阴阳是中医学的唯一手段。

（3）防微杜渐　疾病从发生到致人死命，有一个量变到质变的过程。在疾病发生以后，作为医生就要做到早期发现、早期治疗，防止由小变大、由轻变重、由局部到全身，即所谓"救其萌芽""发于机先"。防微杜渐，就是要了解疾病发展的规律，在其浅、微之时，就给予及时治疗；并在疾病可能发展至严重阶段之前，加强预防措施。如《素问·四气调神大论》载："圣人不治已病治未病，不治已乱治未乱。"由此可见，《黄帝内经》早就强调了"治未病"的战略思想。

（4）未雨绸缪　一切疾病都是在人体正气虚弱的情况下，遇到致病因素的侵袭而发生的；假若我们使人体正气不虚或不受外邪，疾病便无从所生。这就是我们防止疾病的最理想的措施，它较之"治标""治本""防微杜渐"，实为上策。

要做到不病或少病，首先要求人们的生活饮食起居要有规律，注意精神情志的保养，"恬淡虚无，真气从之""精神内守，病安从来"（《素问·上古天真论》)。从而维持身体的正常生理功能，提高机体抗病能力，"正气存内，邪不可干"（《素问·上古天真论》）。

其次，应懂得自然界的变化规律，适应环境的变化。"动作以避寒，阴居以避暑"（《素问·移精变气论》）。在《素问·上古天真论》中更明确提出"虚邪贼风，避之有时"的思想，对传染病的预防是有积极意义的。由此可见，《黄帝内经》早就强调"预防为主"的防病思想。

家本先生深刻感悟到《黄帝内经》朴素的唯物论和辩证法思想，以及这些思想在认识、诊断、预防和治疗疾病时的具体应用。世界是物质的、变化的。"气"是构成万物的基本物质，随时都处于升降变化状态。由于"气"不断地运动，致成自然界的一切变化。物质的变化是有规律的，是可以认识的。中医学发展的历史，就是不断地、由浅入深地认识疾病规律的历史。

人体是一个统一的整体，并与天、地、季节、气候、环境、职业有密切关系；而《黄帝内经》认识疾病就是将多方面因素综合，全面地加以分析，既不排除外界致病因素的影响，更重视内部因素的作用，从中找出本质的东西，从根本上加以治疗——这就逐步形成了中医的基本特点：整体观念和辩证论治。但不讳言，《黄帝内经》中还存在着唯心主义和形而上学的成分。我们的任务，就是要继承和发扬符合客观规律的内容，吸收其合理的内核，扬弃其唯心成分与过时的外壳，做到古为今用，推陈出新。

——本文据家本先生文稿整理，并见于《成都中医学院函授大学学习通讯》

及《内经新论》（中国医药科技出版社，1991 年版）

从《黄帝内经》角度探索虚火崩漏

《黄帝内经》专论妇科方面的资料虽占比重不大，但对中医妇科学的形成和发展起到一定的奠基作用。在生理特点方面，《黄帝内经》称女子胞宫为"奇恒之腑"，主司经、孕、产、乳、带功能。月经这一女性的特殊生理现象也是因为有胞宫这一器官，因此胞宫是月经形成的重要器官。月经的产生，是肾气、天癸、冲任、脏腑、气血协调作用于女子胞，使之定期藏泻。女子在生殖功能成熟过程中，五脏协调、肾气充盛、天癸成熟、任脉气通、冲脉盈满，即开始月经来潮并有孕育的可能。早在《素问·上古天真论》中即指出："女子七岁，肾气盛，齿更发长；二七而天癸至，任脉通，太冲脉盛，月事以时下，故有子……七七，任脉虚，太冲脉衰少，天癸竭，地道不通，故形坏而无子也。"说明肾气盛衰导致的天癸至竭、冲任的通盛虚衰与月经的潮止有极为密切的关系，而月经是由胞宫储藏和排泄的。家本先生根据此理论强调了肾、天癸、冲任、胞宫与月经产生的密切关系。《素问·阴阳别论》曰："阴搏阳别，谓之有子。"《素问·腹中论》也曾指出："何以知怀子之且生也？岐伯曰：身有病而无邪脉也。"病理特点方面，《素问·阴阳别论》载："二阳之病发心脾，有不得隐曲，女子不月……"指出脏腑失调、情志失常为妇女病理变化产生的内在因素。

崩漏是妇科常见病之一，先贤每以血热、气滞、血瘀、脾虚、肾虚等论治。《素问·五脏别论》载：女子胞"皆藏于阴而象于地，故藏而不泻"，而胞宫应藏但反泻者，此崩漏之所由作也。《素问·生气通天论》载："阴平阳秘，精神乃治；阴阳离决，精气乃决。"阴阳之气，互根而生，今阴气虚而阳气盛，则经血妄行而为血崩。崩漏为病，虽为虚、实、寒、热等不同证候，究以热证为多。家本先生熟读《黄帝内经》，从《素问·阴阳别论》"阴虚阳搏，谓之崩"经文中得到启发，从而对崩漏诊治引发新的思路与探索，经过长期临床发现崩漏亦可由"虚火"所致，逐渐形成虚火致崩的学术思想。家本先生将所悟撰写成《虚火崩漏初探》发表在《辽宁中医杂志》（1984 年 3期），后收载《中日青年中医论文选》中，此文在 1982 年"四川省中医学术会议"上做大会交流，受到与会国医大师刘敏如教授的好评。家本先生认为，崩漏多因素体阴虚，先天禀赋不足，或化源不足，脾虚不能运化水谷以生阴血，或房劳过度、生育过多，耗伤阴血，或五志化火，真阴亏耗，或温邪久羁，营阴耗伤等，均可导致肾阴虚；因肾水不足，水不涵木，致肝阴不足，肝阳偏亢，藏血失职，或肾水不足，水不济火，致心火独亢，血热妄行，均可扰动冲任，冲任不固，而致"虚火崩漏"（详见图 2-1）。其症见：阴道出血如注，或淋漓不净，色红质稠，阴道灼热，心烦易怒，咽干口苦，手足心热，两颧发赤，舌红绛苔少，脉细数等。若见此脉证，仅用血热、气滞、血瘀、脾虚、肾虚等证型的辨证论治方药，往往疗效不佳。为了深入领会《素问·阴阳别论》"阴虚阳搏，谓之崩"的经义，家本先生多方研读历代医家的语译、注释，如李东垣曰："妇人血崩是肾水阴虚，不能镇守胞络相火，故血走而崩也。"肾阴虚损，则水不涵木，以致肝阴不足、肝阳偏亢，致使肝失藏血之职；或肾阴虚损，水不济火，心火亢盛，以致血热妄行，均可扰动冲任，致冲任不固，而成虚火崩漏。《诸病源候论》曰："崩下者脏腑受损，冲任两脉俱虚；漏下者，伤气血，冲任两脉受损故也。冲为血海，任主胞宫，两脉与月经关系密切。若有损伤，势必导致经血失制而成崩漏。"冲任两脉皆起于胞中，而胞脉系于肾，所以有肾为"冲任之本，经血之源"之说，可见肾与崩漏关系甚为密切。如《沈氏女科辑要笺正》曰："崩中一证，因火者多，因寒者少，然即使是火，亦是虚火，非实火可比。"

家本先生认为：阴气内虚，不与阳和，阳气搏击，阳搏于内，则阴虚阳盛，故形成虚火崩漏。

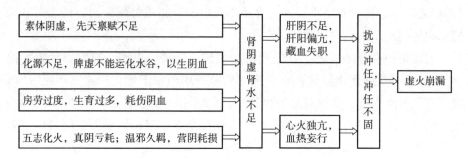

图 2-1 虚火崩漏证的病因病机

既然"虚火崩漏"辨证的假想成立，就应根据此证型论治，如何立法、选方呢？若大出血时，应宗《医宗金鉴》"若去血过多，则热随血去，当以补为主"。此刻"塞流"又为当务之急，不可缓急不分。其根据虚火崩漏证型系肾水不足所致，其开泄过度系因虚火，故阴虚是"本"，火热是"标"。所以其治法应以滋补阴血为主，以治其本；佐清热之品，以治其标。正如《傅青主女科》曰："不用补阴之药，则虚火易于冲击，恐随止随发。"家本先生拟滋阴降火为法，创制"滋水清火止崩汤"。方药组成：生地黄 20g，山茱萸 10g，山药 30g，女贞子 20g，旱莲草 20g，牡丹皮 10g，黄柏 10g，知母 15g，白芍 15g，地锦草 15g，地骨皮 15g，地榆 15g，茜草 10g。本方用生地黄、山茱萸、山药、女贞子、旱莲草滋补肾水（肝阴），达"壮水之主"之意；以知母、黄柏、牡丹皮清泻虚火，而保真阴；配白芍养血敛阴；地锦草、茜草寓止血于活血之中。诸药合用，滋水而不腻，清火而不伤阴，敛血而不留瘀，实有滋水清火止崩之功，对虚火崩漏有"澄源""复旧"之效，故名曰"滋水清火止崩汤"。家本先生曾用此方加减，治疗功能性子宫出血 568 例，痊愈率 91.54%，总有效率 94.71%。此项成果传授弟子临床运用，均获得满意的疗效，并由陈晓霞、郑祥本撰"郑家本拟滋水清火止崩汤治疗血崩经验"一文发表在《中国中医急症》（1999 年 8 期）上推广运用。

家本先生通过学习《黄帝内经》，解决临床的难题甚多，读《黄帝内经》解疑难，探索虚火崩漏，仅是其中之一。古人云："勤求古训，博采众方。"真是金玉良言，一字千金！

读《黄帝内经》 析"昧阴阳"

程钟龄的《医中百误歌·昧阴阳》载："医家误，昧阴阳，阴阳极处没抓拿，亢则害兮承乃制，灵兰秘旨最神良。"家本先生将其语译为：指医生的失误，在于不明白阴阳消长的变化规律。当阴阳消长处于极点时就没主张了。亢盛就产生危害，只有抵御才能克制其危害。《黄帝内经》所讲的道理是极其神妙精辟的。

阴阳是我国古代哲学中的一对范畴，含有朴素的辩证法观点，人们把它与医药实践结合起来，逐步发展成为中医的阴阳学说。中医阴阳学说认为：世界是物质性的整体，世界本身是阴阳二气对立统一的结果。这正如《素问·阴阳应象大论》所云："阴阳者，天地之道也，万物之纲纪，变化之父母，生杀之本始，神明之府也。"它包含阴阳的对立制约、互根互用、消长平衡、相互转化等极其丰富的内容。这些理论贯穿于中医学体系的各个方面，用来说明人体的结构、生理功能、疾病的发生发展变化规律，并指导着临床诊疗的各个环节。

医生明白阴阳者，左右逢源；昧阴阳者，四面楚歌。据近代著名文学家郭沫若《少年时代》自传记载：1908年秋天，年轻的郭沫若正在四川嘉定读中学。中秋过后，自觉疲倦，头痛，下利，流鼻血，食欲消失。郭氏回忆，这是"肠伤寒"的前驱期。郭氏的父亲是懂中医的，但服了他的药不见好转。后请当地儒医宋老先生诊视，宋氏据腹泻一症，即断为"阴证"，用了1剂分量很重的附片、干姜。服药后，患者病情即恶化，所有黏膜都已焦黑，口舌眼鼻呈纯黑色，且谵语狂乱，吼叫要倒地下去睡。到第四天，郭氏病已垂危，又请来了一位姓赵的医生。赵医生诊断为"阳证"，用大剂芒硝、大黄。家属见此处方，从上午讨论到下午，不敢决定。赵医生仍力持己见，不肯增损分毫，在"死马当活马医"的心理支配下，只好让患者把药服下。服后，泻下燥屎数次，奇臭；腹泻逐渐减轻，神志随之清醒，连服6剂，即脱险境。病虽好了，但遗留下耳朵半聋和脊椎炎的后遗症。无可置疑，此病是由前医不明阴阳辨证，误治所致，险些丧命。可见，"昧阴阳"的危害性是多么的严重！

程氏用"医家误，昧阴阳"的危害性，更进一步说明辨阴阳的重要性。倘若医生不明白阴阳的概念和阴阳消长变化的规律，当疾病处在身虽热但欲近衣，口虽渴但不欲饮或喜热饮，面虽赤但色嫩、只见于两颧，虽烦躁但形瘦神靡，身虽肿但无红热，四肢虽热但身前不灼，小便虽不利但清而不浊，大便虽结但少而不热，脉虽大但按之不实，舌虽红但滑润，苔虽厚但色不黄等真寒假热、阴证似阳的时候，就没了主张；当疾病处在身寒反不欲近衣，口不甚渴但喜冷饮，面色虽晦但目光有神，虽神昏但有谵语、躁动，身虽无肿但见红热，四肢厥冷但身前灼热，小便虽长但浊而不清，大便虽利但量多而臭，脉虽沉但按之有力，舌虽淡但少津，苔虽薄但色多黄等真热假寒、阳证似阴的时候，亦没了主张。当疾病处于"重阴必阳、重阳必阴""阳极似阴、阴极似阳""阴阳离决、精气乃绝"的关键时刻，就会出现"阴阳极处没抓拿"这样毫无主张、束手无策的局面。

许振亚曾报道过一则"至虚盛候妄攻下，阴竭阳亡一命休"的医案。于某，年八十有二，中秋佳节，过食油腻，中宫败伤，逾旬未再纳食，反觉脘腹痞满，胀甚拒按，神倦少气，大便秘结，七日未行，日渐消瘦，屡进健胃消食之品不能起效。诊见舌苔白腻，脉沉细无力。此乃年迈体虚，证似阳明腑实，攻之不可，补之不能，进退两难，不得已勉用陶氏黄龙汤。药下不久大便泻泄无度，滑脱不禁。半日许，便下十数次，手足不温，神识恍惚，循衣撮空，病甚危急，遂投真人养脏汤合桃花汤速灌之，以求涩肠固脱，岂料连服2剂，不见好转，不及二日而死。本案患者年迈体弱，脾胃虚极，下元衰惫，虽七日未大便，脘腹痞满，胀甚拒按，但脉沉细而无力，属"至虚有盛候"的"阴极似阳"之证，若能壮肾火、补中气、助运化，或可挽救于万一。但妄投攻伐，阳亡命休，为医者都要引以为戒。又如曾立昆报道的一则"阳极似阴，实喘有羸状"的医案。曾某，年四十有五，有哮喘宿疾，近因偶感冬温之邪，病热旬日不愈，渐至神志昏蒙不清，喘咳气短，他医旬余，病势日益严重。口已不言，身不能动，目不欲睁，四肢厥冷，时发惊惶，则头身溅然汗出，周围稍有人声，则心中惊惶失措，须其夫子抱才定。亲邻来舍看望，进门细语嘱其不能喧哗，闭户塞牖，以求寂静，室地上覆以裹衣烂席，以免行走有声。索观前医处方，皆从阳虚论治。诊见：患者喘息声粗，尚能仰卧，问之不答，然六脉沉数有神，趺阳脉大而有力，人迎脉充盈；撬口观舌，舌红少津，根有黄褐厚苔；切其腹则脐下有盘大一块，硬而灼手，用力切诊按之，则患者以手护之，皱眉作禁。知其小便短赤，大便五日未行。根据《素问·阳明脉解》"足阳明之脉病，恶人与火，闻木音则惕然而惊"的论述，此乃胃实燥热结实，内结壅迫，肺胃热甚，上扰神明，伤及心阴，属冬温，温邪已入阳明腑分，此乃"大实若羸状""阳极似阴"之证。拟调胃承气合泻白散加姜、朴、番泻叶，连服 2 剂，便通神清。程钟龄说："近世庸家，不讲于法，每视下药为畏途，病者亦视下药为砒鸩，致令热症垂危，袖手旁观，委之天数，大可悲耳。"从以上二案可以看出，一般的阳证、阴证，世医皆知，不难辨识。但被"阳极似阴""阴极似阳"的假象所迷惑时，就会出现程氏所说的"昧阴阳"的情况。

如何才能不昧阴阳？试从辨证论治角度加以讨论。

先别阴阳是辨证的首要任务，对此，古今文献记载甚多。《素问·阴阳应象大论》说："善诊者，察色按脉，先别阴阳。"张景岳说："凡诊病施治，必须先审阴阳，乃为医道之纲领。"程钟龄在《医学心悟·寒热虚实表里阴阳辨》说得透彻："病之阴阳，统上六字而言，所包者广。热者为阳，实者为阳，在表者为阳……寒者为阴，虚者为阴，在里者为阴……而真阴、真阳之别，则又不同。假如脉数无力，虚火时炎，口燥唇焦，内热便结，气逆上冲，此真阴不足也；假如脉大无力，四肢倦怠，唇淡口和，肌冷便溏，饮食不化，此真阳不足也。"被誉为北京四大名医之一的孔伯华先生亦说："医之治病，首先在于认症，将症认清，治之者如同启锁，一推即开。认症之法，先辨阴阳，以求其本，病本既明，虚、实、寒、热则迎刃而解。"孔氏的见解颇深，比喻精当。

古往今来，凡有建树的医生，在辨证的过程中，无不先别阴阳，抓住疾病的本质，从而做到执简驭繁。如水肿病，证名繁多，有风水、里水、涌水、皮水、正水、心水、肝水、肺水、脾水、肾水等证名。但依据阴阳两纲，朱丹溪将本病分为阴水、阳水两大类，指出："若遍身肿，烦渴，小便赤涩，大便闭，此属阳水；若遍身肿，不烦渴，大便溏，小便少、不赤涩，此属阴水。"后世医家根据水肿病，见表、热、实证者，多按阳水论治；里、寒、虚证者，多从阴水论治。

调整阴阳是论治的基本原则。《素问·阴阳应象大论》中"治病必求于本"就是讲的必须抓住阴阳这个根本，从而寻求产生疾病的根本原因，针对其根本原因进行论治，才能收到满意的疗效。正如喻嘉言说："万事万变皆本阴阳，而病机药性脉息论治尤切于此。或本于阴，或本于阳，知病所由生而直取之，乃为善治。"近代名医袁鹤侪亦说："必明于阴阳之理，然后方能调其阴阳，卑其归于阴平阳秘也。"既然疾病发生发展的根本原因是阴阳失调，疾病治疗的原则即是：调整阴阳，补其不足，泻其有余，使之恢复阴阳的相对平衡，促进阴平阳秘，达到康复。

用什么具体方法达到阴阳的平衡呢？

药物治疗是重要的一方面。然而，药物亦是根据"升散者为阳，沉降者为阴""动而走为阳，静而宁为阴""辛甘发散为阳，酸苦涌泄为阴；淡味渗泄为阳，咸味涌泄为阴"等理论来确定的。由此可见，药物治病也未离开阴阳两纲。换句话说，治疗疾病，就是根据病证的阴阳偏盛偏衰的具体情况，来制定"泻其有余""补其不足"的治则，并结合药物性能的阴阳属性，选择相应的药物，以纠正由疾病引起的阴阳失调状态，从而达到治愈疾病之目的。如阳热盛而损及阴液者，称"阳胜则阴病"，可泻其有余之阳，用"热者寒之"的方法，白虎汤、承气汤之类；若阴盛而损及阳气者，称"阴胜则阳病"，可泻其有余之阴，用"寒者热之"的方法，麻黄汤、四逆汤之类。若因阴液不足，不能制阳而致阳亢者，补其阴之不足，用左归丸之类壮水之主，以制阳光；或因阳气不足，不能制阴而造成阴盛，补其阳之不足，用右归丸之类益火之源，以消阴翳。"阳病治阴，阴病治阳"，其理在此。只有熟练地掌握了调整阴阳这个基本原则，才不致犯原则性错误。因此，先别阴阳，是医生诊治疾病的总纲，千万不能违背这个总纲！

程氏引用《素问·六微旨大论》"亢则害，承乃制"一语，是为了要医生高度重视五行的生克制化，四时、六气之间的生化承制规律。

五行学说着重以"五"为基数来阐述事物之间生克制化的相互关系，并用来解释宇宙，认为整个宇宙是由木、火、土、金、水五种基本物质的生克制化所组成的有机整体。五行学说被用以解释人体，以五行配属五脏、五官、五体、五志等，以期说明人体各脏器的内在联系。同时还用以解释人和自然的关系，五行学说认为自然界的五运、六气、五方、五季、五化等都内应脏腑，所以人体脏腑的生理活动与自然环境之间，同样存在着生克制化的相互联系的统一性。

由于事物都有相生的一面，又有相克的一面，从而维持和调节人体正常生理，以达到相对平衡。这正如《类经图翼·五行统论》载："造化之机，不可无生，亦不可无制。无生则发育无由，无制则亢而为害。"所以当五行之中的一行出现有余的时候，若没有另一行去相应地克制，五行之间的协调关系就会遭到破坏，出现紊乱的局面。例如木生火，火若无水的克制，势必火亢盛，亢盛之火则灼伤金，金伤则水源绝，水源绝火势更旺，故极而为害。因此，应该抵御这种过亢之气，令其节制，才能相互制约，使其不可太过。从临床角度看，如心火亢盛时肾水能抵御而节制其心火，在五行学说理论指导下，故立有泻火补水法（泻心火补肾水），滋（肾）阴降（心）火法，以达水火相济，而维持阴阳气血的正常生发与协调。试举卢明述《咯血三治三失析误》一文说明。卢氏载：曾某，54岁，素患痰嗽，苦嗽喘二十余载，医治不效，咳喘日甚，渐至痰、血兼夹，求治。诊见咳嗽气喘，动则短气难续，咯痰色白，状如泡沫，痰血夹杂，晨起尤甚，血色暗红，时而有块，饮食少思，形体消瘦。舌质淡红，边有齿印，苔薄白，脉细弱。拟参芪胶艾汤加味，6剂。痰血如故，诸症不减，药不对症。遂换他医，重审病情，因其患有结核，动则喘甚，拟百合固金汤加减，8剂。诸证如前，且有加重之势，拒服前药。邀余诊治，仍囿于有空洞性结核的诊断，投鸡苏散3剂，不应。细察病情，患者咯血一年有余，气血双亏，但精神尚好，语声洪亮有力，且喜言语，心烦易怒，证属虚实夹杂。前医屡用大剂参芪温补，强图补气摄血，结果违"气有余，便是火"之古训，加之长期服药，脾胃损伤，"虚不受补"，越补越滞，痰气胶结，久郁化火，更伤阴络；肝主藏血，体阴而用阳，阴伤而肝火偏旺，阳升火逆，木火刑金，血涌外溢则咯血不止。故拟平肝降逆、泻心补水之法，仿泻心汤加生地黄、蒲黄炭、血余炭收功。本案正如程钟龄所告诫的"世俗未明亢害承制之理"，故三治三失，为医者将从中获取教益！

　　程氏进一步指出："亢则害其物，承乃制其极，此五行四时迭相为制之理。"《素问·宝命全形论》中"人与天地之气生，四时之法成"的论述，都是说人与自然界的密切关系，特别是人与季节气候的变化息息相关。人类生活在自然界中，自然界存在着人类赖以生存的必要条件。自然界的变化又可以直接或间接地影响人体，而人体则相应地产生反应，包括生理适应性和病理性反应。每年气候都在变迁，一年四季气候变化亦有不同。如春属木，其气温；夏属火，其气热；长夏属土，其气湿；秋属金，其气燥；冬属水，其气寒。因此，春温、夏热、长夏湿、秋燥、冬寒就表示一年中气候变化的一般规律。四时气候的变化，是生物生、长、化、收、藏的重要条件之一，但有时也会成为生物生存的不利因素。特别是气候剧变，超过了人体调节机能的一定限度，或当人体的调节机能失常，而又不能对自然变化做出适应性调节时，就会发生疾病。由于四时的气候变化，每一季节都有其不同的特点，所以除了一般的疾病外，常常可以发生一些时令疾病。如《素问·金匮真言论》载："春善病鼽衄，仲夏善病胸胁，长夏善病洞泄寒中，秋善病风疟，冬善病痹厥。"某些慢性宿疾，往往在气候剧变，或季节变换的时候，容易发作或加重，如哮喘、肺痨、痹证等就是例子。因此，治疗疾病时，首先应知道岁气的变化，不能违背它的规律。如1945年，成都整个夏季阴雨连绵，而麻疹同时流行开来，医家多按"辛凉宣透"的常法施治，但未能获效。夏日乃夏热之令，今久雨为湿盛之由，暑湿交蒸，故疹毒郁闭不宣，非用"通阳利湿"法不能奏效。蒲辅周老先生改用此法，果然湿开热越，疹出红活，使患儿转危为安，成为杏林之佳话。

可见风、寒、暑、湿、燥、火六气过亢则制其所胜，而侮所不胜，从而产生一系列败乱现象，故使自然界万物受到损害，使正常的生化过程发生故障。因此，六气过亢，则所不胜相制之气随之而生。对亢气加以制约，使六气之间归于平复，使主岁主时之气循环相承、盛衰有时，保持正常的时序变迁，万物得以正常生化。

程氏为了让后世医家明确阴阳、五行、脏腑、五运六气等重要道理，指出这些内容在《黄帝内经》中讲得最神妙而精辟，故称"灵兰秘旨最神良"。

——本文据家本先生《医中百误歌浅说》中"昧阴阳"一节文稿整理

《伤寒论》急下证初探

仲景在《伤寒论》中用大承气汤治疗急下证之条文有六，其中阳明病、少阴病各三条，后世谓之"阳明三急下证"与"少阴三急下证"。《伤寒论》对于阳明急下载："伤寒六七日，目中不了了，睛不和，无表里证，大便难，身微热者，此为实也，急下之，宜大承气汤"（252条）；"阳明病，发热、汗多者，急下之，宜大承气汤"（253条）；"发汗不解，腹满痛者，急下之，宜大承气汤"（254条）。

《伤寒论》对于少阴急下载："少阴病，得之二三日，口燥、咽干者，急下之，宜大承气汤"（320条）；"少阴病，自利清水，色纯青，心下必痛，口干燥者，急下之，宜大承气汤"（321条）；"少阴病，六七日，腹胀，不大便者，急下之，宜大承气汤"（322条）。

太阳与少阴相表里，因此有"太阳之里，即是少阴""实者太阳，虚者少阴"之说。观六者其治虽同，但病因病机及临床表现则各有差异，是性质完全对立的两种病证。家本先生认为，《伤寒论》六经辨证总的治疗原则，不外乎祛邪与扶正两个方面。全书贯彻"扶阳气"和"存阴液"的基本精神，仲景意在达到邪去正安之目的。

252条阳明燥热之实严重损伤肝肾阴精，虽无表里证，但真阴欲竭之象显而易见，为危急之候也。宜急以大承气汤下之，泻阳救阴，以保未竭之水。大承气汤有峻下热结、荡涤燥屎的功效，用于阳明腑实、里热炽盛，为对证之剂。253条如若用清法，扬汤止沸，其实热非但不能除，且燥热愈盛、阴伤更甚，故宜用大承气汤，以釜底抽薪、急下存阴。本条凶象已现，必须急下去其内结，泄其燥热，而存阴液。这也是上工治未病之意。254 条为发汗病不解、津液已从外夺，阳明里热又速变燥化成实，若不急下之，津必重伤，故宜急下通腑，旨在存阴。仲景所述"阳明三急下证"均强调病在阳明胃腑，燥实内结，阴津欲竭为主要病机，故必须用攻下之法，开其燥结，泻其火热，阴津方可得复。阳明，指足阳明胃和手阳明大肠。由于阳明之气强盛，抗邪有力，邪入阳明，则表现为大热、大实之证，故为外感热性病的极期阶段。由于在病理情况下最易耗津液，阳气易于亢盛，故以胃肠燥热实的"胃家实"为其临床特点。加之阳明为多气多血之经，抗邪有力，邪客阳明，则邪正斗争旺盛，因而是伤寒病热极盛期阶段，亦是热邪灼津耗液的关键时期。可见"存阴液"的重要性。吾体会存津液有两个含义：一是发汗、催吐、攻下以祛除病邪，达到护阳气、保津液的目的；二是用大承气汤急下存阴，亦是保存津液的重要手段。

320 条少阴为三阴之枢，属心、肾统摄水火之气。少阴病是六经病变过程中最危急的阶段。由于阴阳消长、邪正变化，既可出现寒化证表现：阳气衰弱、营血不足、精神极度衰惫；又可见热化证表现：热结肠胃、消灼肾水。用大承气汤釜底抽薪、以下其热，肾中津液自然得以保全；若缓之，则肾水干竭，阳亦无所依。321 条属少阴实热。少阴邪热炽盛，乘逼胃中津液、耗伤胃阴，消灼肾阴，顷刻势已濒危，水不上承，当属热邪壅盛之候。实当通因通用，在少阴热证转为阳明腑证时，须用攻下法开其燥结，急下保存将竭之阴液。322 条为胃热素盛，少阴化热、复传阳明，腑气不通，津液将涸，水竭舟停之故，须急下通腑以保肾阴。仲景在急下三条的条首均冠以"少阴病"，意在提醒医者：阳虚寒盛的患者仍可能有当用大承气汤急下的证候。

"急下"既可为应用峻烈的攻下药物；亦可为病情危重，需要紧急攻下者。"存阴"是通过"急下"来保存体内阴液。中医学当中的"阴液"相当于人体内一切含有营养物的液体，如水、电解质、消化液等。当具备运用攻下法的紧急病症时，只有应用峻下的药物使患者迅速地通导大便，排除积滞，荡涤实热，才可以保存阴液，使患者转危为安。"急下存阴"之"急下"常被误认为是峻烈地泄下，可能会加剧患者脱水和电解质紊乱。其实不然，通过临床观察发现，"急下"非但没有加剧脱水与电解质紊乱，相反却达到了保存阴液，扭转病情的目的。若体内本有积液、积气存在，通过"急下"可排除，从根本上扭转病情恶化的趋向。

"急下"可能伤阴，不能"存阴"？一般情况下，"急下"与"存阴"是对立的。但在"应下之证"时，即内有燥结，腑气不通，以及致燥热伤阴已极，即口大渴，尿短赤、舌质红、苔黄干燥、脉细数、血压下降等严重伤阴的症状出现时，矛盾对立的双方又可以转化为同一性的东西。在这种情况下用"急下"之法去除病因，就能达到"存阴"之目的。可见仲景的"急下之"，不仅是经过反复实践，而且若无琴心剑胆也是提不出来的。后世温病学家所说的"泄热保津""留得一分阴液便有一分生机"，都是以此为源头。仲景的"急下之"还为今天治疗急性热病和急腹症奠定了坚实的基础（临床验案见本书"医案实录"篇）。

——本文据家本先生刊发于《实用中医临床新探》1993 年 4 月版之资料整理

《金匮要略》虚劳篇脉象分析

脉诊对指导临床辨证施治、遣方用药有着重要的指导价值。仲景所撰《金匮要略》全书 22 篇，皆冠以"××病脉证并治"为篇目之名，充分说明他重视和运用脉证合参、证不离脉的辨证原则，实开脉证辨证之先河。同时在脉证中，仲景还将脉列为证之首，足见其对脉象的高度重视。今就《金匮要略·血痹虚劳病脉证并治》（以下简称《虚劳篇》）之脉象，分析于后。

凭脉测因　以脉析机

虚劳之为病，以五脏气血虚损为发病机制，以脏腑元气亏损、精血不足为主要病理改变，以慢性衰弱性证候为临床表现，以病势缠绵、诸虚不足为临床特征。脉是人体阴阳、气血、脏腑盛衰的表象，故阴阳、气血、脏腑失调，均可反映到脉象上来，所以仲景着重通过诊察脉象之变化，来审测病因，分析病机。例如《虚劳篇》载："男子平人，脉虚弱细微者，喜盗汗也。"世人谓，盗汗多因阴虚所致。而仲景用"脉虚弱细微"来说明虚劳盗汗非单纯阴虚之病因，何以见得？试从对"脉虚弱细微"的剖析便可求知。

脉虚弱：虚脉与弱脉，在"位"和"形"上是相反的。虚的脉象是浮大无力。《脉诊》曰："血虚不足，气失所依，不能充盈脉管，故脉……浮大无力，重按空虚。"主病除气虚之外还常见阴血虚，如《脾胃论》载："脉虚而血弱。"弱的脉象是沉小无力。《诊宗三昧》曰："弱为阳气衰微之候。"故主病偏阳气虚。就脉象讲，浮大、沉小是相反的脉象，是不可能同时出现在同一部位上的。仲景于此，是用虚脉与弱脉来表示阴阳、气血相互间病理转化，与阴阳气血俱虚的病理机制。

脉细微：细脉是细小。《脉诊》曰："细主诸虚，气少血衰。"故主气血（阴）虚少。微脉是似有似无。《景岳全书》载："微脉……而尤为元阳亏损。"故主阳气衰微。可见细微并见是属阴阳气血皆虚的脉象。

从以上四脉反映出，阴阳气血俱虚是此盗汗发病之因。《程门雪医案》载：肖某，女，41岁。盗汗甚多，心悸头眩，左臂痹痛，脉濡苔薄，以桂枝加龙牡汤加味，数剂而愈。吾效此法临床用治阴阳气血皆虚之盗汗，亦屡验。

又如《虚劳篇》载："夫男子平人，脉大为劳，极虚亦为劳。"大脉的特征是大于常脉，即脉体粗大，但有虚实之别。虚证大脉多因阴精不足，不能潜阳，阳气不能内守而外张，故多与芤、革脉相兼并见，形似有余，其实为阴精不足之象。《素问·脉要精微论》载："脉粗大者，阴不足。"大脉还可见于严重阳虚之证。《脉诀汇辨》载："脉来大而鼓，按之如无，此乃真气欲绝。"这是因阳气烦劳则外张之故，故曰"脉大为劳"。虚脉的脉象具有无力和浮大、迟的特点，多因阳气不足，不能推动血液运行之故。如果脉呈极虚，可知阳气亏损较重无疑，故曰："脉极虚亦为劳。"由于阴精、阳气相互依存、相互资生、不可分割的原因，故虚劳病的大脉应兼虚脉无力的特点，虚脉应兼有大脉形大的特征。故虚劳日久，多见脉大，重按空虚。凭"脉大""极虚"的脉象，就不难分析出脾肾精气亏损是虚劳的主要病机。

据脉定位　以脉代证

疾病之部位据脉而定，这在《虚劳篇》的脉象描述中颇为独特，如"男子面色薄者，主渴及亡血，卒喘悸，脉浮者，里虚也"。浮脉主表为世人共知，而仲景用"脉浮者，里虚也"来强调阴血不足导致阳气上越和外浮的虚劳病。《诊宗三昧》载："病久而脉反浮者，此中气亏乏，不能内守。"当然这里的浮是指尺部浮大无力而言，其病机重点在肾，病位在里在脏也就显然可知了。

以脉代证，如《虚劳篇》"脉沉小迟，名脱气""男子脉浮弱而涩，为无子"。仲景用此等脉象以代证。前者为阴盛阳将亡的"脱气"证，正如张璐所说"细为阳气衰弱之候"。《诊宗三昧》谓迟脉"为阳气失职，胸中大气不能敷布之候"。脉浮弱，即脉浮而无力，在外感为表阳虚，在内伤为元阳虚，《三指禅》谓"里虚而浮，精血脱"。《景岳全书》言涩脉"为阴脉，凡虚细微迟之属，皆其类也，为血气俱虚之候，为少气……男子为伤精，女子为失血，为不孕……"吾验之临床，如柳某，男，26岁，初诊1978年春。结婚3年无子，女方曾做检查无异常发现。检查外生殖器、睾丸、精索等均为正常，精液常规检查精子活动率完全没有。患者一般情况尚可，舌质淡红，脉浮而无力兼涩象。此正合《虚劳篇》"男子脉浮弱而涩，为无子，精气清冷"之训。辨证为元阳不足，肾精亏损，精清不温，不能授胎。治拟壮阳益精之剂，调治半年，复查精子活动正常。翌年终时，其爱人顺产一男婴。

同脉异病　异脉同病

由于体质有强弱，气血、脏腑有盛衰，感邪有轻重，有无痼疾等原因，脉象主病除有特定的辨证意义外，还有特殊的意义，即同脉异病，异脉同病。如《虚劳篇》"脉极虚芤迟，为清谷、亡血、失精。脉得诸芤动微紧，男子失精，女子梦交"，就是一条很好的例证。"脉极虚芤迟"主阳气阴精亏损，既见失精病，又可见下利"清谷"或"亡血"之病证，此可谓同脉异病（病机相同而病证有别）。又如"失精"既可见"脉极虚芤迟"，又可见"芤动微紧"脉，主阴损及阳，阴阳两虚，与"脉极虚芤迟"一样，均能反映"失精"的病理机制。

脉象主病，同中有异，异中有同，识常达变，方不误矣。

脉证合参　辨证根本

脉与证都是疾病的外在现象，人体受到病邪侵袭而产生的一切变化，大都能从脉证两方面反映出来，一般表现也是一致的。然而有时也会出现貌似"脉证不合"的假象。但只要对脉证进行全面观察、深入分析、脉证合参，就能寻求出疾病的本质。仲景在《虚劳篇》中也树有"脉证合参"的范例，如"夫男子平人，脉大为劳，极虚亦为劳"，就是他提出的虚劳病总的脉象。同时他为了强调"脉证合参"，紧接着又提出"脉沉小迟，名脱气，其人疾行则喘喝，手足逆寒，腹满，甚则溏泄，食不消化也"，脉不"浮大"的虚劳病。仲景于此，采用浮大、沉小两个截然不同的脉象来描述虚劳病，这绝非偶然，从中可以悟出：仲景意在告诫后世，单从脉象定病证是不全面的。仲景还用"脉得诸芤动微紧，男子失精，女子梦交，桂枝加龙骨牡蛎汤主之"这种阴虚及阳，阴阳两虚的失精证来区别湿热内蕴所致遗精和阴虚火旺所致遗精，前者脉濡数，后者脉细数。无疑治疗应宗"观其脉证，随证治之"。正如徐灵胎所说："脉与症，分观之则吉凶两不可凭，合观之其吉凶可定。"由此可见，既不能单恃脉的一面，也不能单恃证的一方，必须是"脉证合参"，这是诊断学中的一个重要原则，所以说脉证合参是辨证的根本。

预示转归　警训后世

识病势进退与转归是医者之要务。通过"劳之为病，其脉浮大，手足烦，春夏剧，秋冬瘥，阴寒精自出，酸削不能行"一段经文，就可分析出仲景是如何用脉象来预示虚劳病的病势进退与转归的。"劳之为病，其浮脉大"是讲真阴不足，阳浮于外的虚劳病，同时寓有阴虚生热。由于四肢为诸阳之体，故"手足烦"热，虽未明言，但其意可见。并且还进一步预示，阴虚则阳亢，春夏之季为木火正盛时期，时值人体阳气外浮，木火热盛更灼阴津，则阴愈虚损，故"春夏剧"。然秋冬季节为金水相生，此时阳气内藏，阴得时令之助，则阴暂时盛，故病减轻，曰"秋冬瘥"。仲景远虑，阴虚及阳还可导致肾阳虚不能固摄精关、"阴寒精自出"的失精病。倘若失精久不愈，则肾精亏损，故不能生髓以养骨，因而出现骨痿不能行，仲景用"酸削不能行"的严重后果警训后世。通过《虚劳篇》的脉象分析，再纵观《金匮》全书，可见仲景的脉法，既有测因析机、定性定位、以脉代证的原则性，亦有同脉异病、异脉同病的灵活性，特别强调脉证合参的整体性。

——本文据家本先生刊发于《浙江中医学院学报》1986 年 6 期之资料整理

疮疡走黄宗温病

众所周知，疾病的发生无不导致局部或全身一系列的病理反应。内、妇、儿科病辨证要遵循整体观，疮疡的辨证也必须掌握中医学这一基本特点。疮疡病位虽在表面，但诊断应按"四诊""八纲"进行，因此切脉是理所当然、不可缺少的。那种"瞧疮疡的医生还摸脉"的讥讽说法当然是错误的。

中医辨证内容很多，疮疡重点辨什么？《素问·阴阳应象大论》云："善诊者，察色按脉，先别阴阳。"《疡医大全》也说："凡诊视痈疽、施治，必须先审阴阳，乃医道之纲领。阴阳无谬，治焉有差！医道虽繁，而可以一言以蔽之者，曰阴阳而已。"阴阳是辨别一切疾病性质的总纲，用于疮疡辨证，同样能起到执简驭繁的作用。《外科正宗》说得更明白："痈疽不论上中下，唯在阴阳二症推。"明辨阴阳，既可以指导治疗，也可判断预后。

如何鉴别疮疡阴证与阳证呢？回忆临床之初，不免有些茫然，感到棘手。通过对文献反复学习、老师指点及临床观察，悟出了一些道理，找到了答案，认为疮疡的阳证大致可归纳为：起病急，病程短，病位浅，肿形高突而局限，肿硬略甚于正常组织，皮色红赤，肌肤灼热，疼痛剧烈而拒按，浓汁黄稠有光泽，脉多弦、数、有力；全身症状初起即呈形寒发热，便秘、尿短赤等实热证候；疮疡易消、易溃、易敛，预后多良好。录《赵炳南临床经验集》疮疡阳证医案一则可供参考：刘某，男，37 岁，5 天前于左肘部生一小疙瘩作痒，骤然发红、剧痛而肿，就诊前一天已累及手腕部，肿胀疼痛，同时伴有心慌、恶心烦躁、头痛头晕，纳食不香，大便尚可，脉数，苔白舌红。辨证为毒热蕴郁，火毒结聚（肘疔）。予清热解毒、消肿护心之剂，数日而愈。凡属阴证可归纳为：起病缓、病程长、病位深，肿形平塌而散漫，肿胀如石或软如绵，皮色紫暗或不变色，肌肤不热或微热，疼痛不显或隐痛，浓汁稀白或如败絮，脉多细、弱、沉、缓、无力；全身症状初期不显，久后多见阴虚内热证候；疮疡难消、难溃、难敛，预后多不良。《外科证治全书》阴证一则："阊门龚姓，腰患一疽，根盘围阔二尺余，前连腹后连背，不红不肿，不痛不软，按之如木。初延余治，以肉桂、炮姜书于方首。别后另延苏城内外三四名家。众观余方皆曰酷暑安可用此热剂，以余为非。议用攻托清凉，连治五日，病者神昏无味。复延余治，患仍不痛，色如隔宿猪肝，言语不清，饮食不进。余曰：能过今晚再商。是夜即毙，然其至死不痛。"从上两案可见疮疡首辨阴阳的重要性。若阴阳颠倒，动手便错，后案是很深刻的教训。此外还要注意一点，疾病的变化是一个复杂的过程，其表现出的症状并不是这样单纯，往往许多症状错杂交织在一起，临证所见就不是单纯阴或阳的证候了。常见多为阳中有阴、阴中有阳，或半阴半阳证。因此，在辨证时，要紧紧抓住证候中的主症，全面分析，综合判断，最后做出确切诊断，并在此基础上辨出痈、疽、发、疔、疖、流注、丹毒、走黄、内陷、瘰疬、流痰……的不同；还要掌握疮疡的初期、成脓、溃后三个转化过程。如此，才能为施治提出可靠的依据。

消、托、补是治疗疮疡的三大法门，总的来说，初期应"消"，脓成宜"托"，溃后当"补"。由于证有阴、阳及初、脓、溃三个变化过程，阳证初期应宗《素问·至真要大论》"结者散之""治热以寒"，以消肿散结、清热祛瘀为法。常用仙方活命饮，外敷如意金黄散或虎杖末以助外消。若热毒炽盛者应清热解毒、活血消肿，常选五味消毒饮、黄连解毒汤、犀角地黄汤合方加减，外敷芙蓉膏（芙蓉叶、大黄、黄柏、蚤休、蒲公英、天花粉、凡士林），内外同消。脓成而正虚或排脓不畅，宜托毒透脓，常选透脓散（《外科正宗》）并切开排脓。溃后毒去而虚弱者，法当补益气血，常选八珍汤加减，外用生肌散（炉甘石、滴乳石、滑石、琥珀、朱砂、冰片）生肌收口。

阴证初期宗《素问·至真要大论》"结者散之""治寒以热"，以温阳散寒、通滞消肿为治。常选阳和汤，外敷回阳玉龙膏，内外合治而温消。脓成宜补益气血、托毒，常选托里消毒散。溃破当补，根据气、血、阴、阳的虚损程度，宗"虚者补之"之旨，分别选用益气、养血、滋阴助阳之剂，外用提脓祛腐的七三丹（熟石膏、升丹），待脓将尽之时再用八宝丹以收口（《疡医大全》）。这些都是常规用法，但由于患者体质的差异，病情和病位的不同，所以没有一病一方固定的格式可寻，关键就在于要辨证施治这个纲，辨证求因，审因论治，圆机活法，才能收到事半功倍之效。

若问疔疮走黄如何诊治，北京名中医赵炳南的经验是，对患者的全身和局部症状进行全面观察，宗温病卫、气、营、血辨证方法，按走黄先兆、走黄、走黄危重三个证型施治。分别予以清营解毒、凉血护心法，方拟解毒清营汤（金银花、连翘、蒲公英、生地黄、白茅根、玳瑁、牡丹皮、赤芍、黄连、绿豆衣、茜草、栀子）、解毒凉血汤（犀角、生地炭、银花炭、莲子心、白茅根、天花粉、紫花地丁、栀子、蚤休、甘草、黄连、石膏），并选用安宫牛黄丸、至宝丹等；益气养阴、清热解毒的解毒养阴汤（西洋参、北沙参、石斛、玄参、佛手参、黄芪、生地黄、丹参、金银花、蒲公英、天冬、麦冬、玉竹）。同时还施外用药：初期用六神丸、蟾蜍丸，或用鲜马齿苋、鲜白菜汁捣烂后，调化毒散、如意金黄散如糊状外敷；溃脓期外用芙蓉膏、铁箍散软膏各半调合外敷；已溃后可用化毒散软膏外贴。贺执茂报道，用清营、凉血解毒之剂，清营汤合黄连解毒汤加减，随症加服安宫牛黄丸或紫雪散等，救治27例疔疮走黄患者，治愈26例，死亡1例。顾伯华用中药为主，适当佐少量抗生素，治疔疮走黄25例，全部治愈。

吾临证按温病卫、气、营、血辨治疔疮走黄，也收到了理想的效果。明·陈实功《外科正宗》早就说过"痈疽虽属外科，用药即同内伤"。走黄宗温病，可谓经验之总结。此外，运用温病学思想和方法指导妇科、儿科、外科、皮肤科等多种危急重症的救治，每获效验。经治案例，见本书"医案实录"。

——本文据家本先生刊发于《自学中医阶梯（二）》1986年版之资料整理

控制论与中医辨证之系统运用

中医学作为一门独特的应用学科，有它自己一整套理论体系和思维方法。《黄帝内经》所载"观其脉证，知犯何逆，随证治之""有者求之，无者求之"之论，提醒了我们辨证论治是中医诊治的核心，必须在望、闻、问、切四诊合参的基础上，分析疾病的病因，明确病变部位，判断正邪的消长及疾病发展情况，并加以综合归纳，确定病机的关键，予以相应的治疗，并具备理法方药齐全，君、臣、佐、使配伍用药等一整套规律，而形成以"证"为核心的"同病异治，异病同治"的格局。还强调了辨证是中医的精髓，中医辨证要在中医学理论及正确思维方法的指导下进行，如类比法、分析归纳法、演绎法、反证法等，即通过反复进行的"司外揣内"的思维过程，对四诊所收集的病情资料进行分析、综合，认识病证当前阶段的病位、病因、病性、正邪关系、病势等本质，并概括为完整证名，作为治疗的依据。现代科学的很多新理论、新思想，都可以从中医学这个伟大宝库中找到雏形和萌芽，甚至在某些方面有惊人的相似之处，如现代自然科学主要成果之一的控制论与中医的辨证，就是很好的例证。

控制论所研究的是各种系统信息的利用和控制的共同规律。控制论方法突破了以抽象分析为核心的方法，要求对自然界事物整体的、综合性的动态研究，所以说它是唯物辩证法在现代科学领域中的具体体现，而这种认识方法颇似中医的整体恒动观。

控制论中最重要的概念和原理是什么呢？《自然科学概要》说是"系统、信息和反馈原理"。虽然中医典籍中没有与此相同的名词，但有许多与此含义类似的内容，采用自己朴素而形象的语言，并加以生动描述和广泛应用。单从中医辨证即可略见一斑。

何谓"系统"？系统是由相互联系、相互制约的若干部分按一定的规则组成的，具有一定功能的整体。从控制论角度看，人是一个开放系统，它一刻也不停地与外界环境（自然系统与社会系统）进行着物质、能量、信息的交换。正如列尔涅尔在《控制论基础》中所说："控制论的一个基本特征是，它不仅在静态中考察控制系统，而且也在运动和发展中进行考察。"中医的整体恒动观，视人体为一个人体精密的自我调节和控制系统，它用阴阳五行、藏象学说作为说理的工具，对极其复杂的人体以五脏为主体，配合六腑，联系五体、五官、九窍等形成五个子系统，同时认为这些不同的系统之间相互联系、互相调节，从而使人体内部保持动态平衡与稳定，以维持人体健康和生命。

黑箱是现代控制论使用的概念，它把被研究和控制的复杂系统看作一个封闭体——黑箱，黑箱的内部结构和性能是未知的（或不完全了解），有待探索。研究黑箱有两种办法：一是剖而视之；二是不打开黑箱，即在不干扰和破坏系统内部结构的条件下，通过建立黑箱的"输入"与"输出"联系，得出关于所研究系统内容的推理，来达到研究它本身的目的。控制论的方法论注重的是后者，而不是前者。

控制论的创始人维纳在《模型在科学中的作用》中指出："所有科学问题

都是作为闭盒（黑箱）问题开始的。"中医学正是如此，例如辨证就有着"黑箱"方法的基本特征，它根据以象论脏的"有诸内，必形诸外""视其外应，测知其内"的理论，采用"识常达变"的具体方法，确立中医的"黑箱"。它不着重了解及揭示内部结构，不愿（有时不可能）打开黑箱，是为了保持生命特性不变，如剖视之，则无法视到"气""经络"等。在保持人体整体性、运动性的前提下，根据外在联系和变化来观察人体和疾病过程的内在联系，其原理与现代黑箱方法是一致的，在本质上是科学的。《自然辩证法原理》指出："黑箱方法由于具有在不干扰生命正常进程的条件下进行研究的优点，因而成为研究生物系统的重要工具。"中医历来就很好地应用和掌握了这个"重要工具"，这也是中医学的优势之一。

系统论创始人贝塔朗菲认为，对系统有外部描述与内部描述两种描述方法。外部描述是一种功能描述，可以把系统看作一个"黑箱"。中医辨证就是一种朴素的外部描述方法，它把外感六淫、内伤七情、痰饮、瘀血、劳倦、虫兽伤等干扰信息作用于人体自我调控系统，视为人体内"黑箱"之输入，因而人体自我调控系统就偏移，故发生异常，则病理信息随之由人体内"黑箱"输出，中医对这些病理信息称之为症状，是辨证的原始依据。我们的祖先在长期与疾病做斗争的过程中，为寻求控制的确定性，不断试验输入与输出的关系，用综合的观点全面考虑症状变量系统的变化，总结出了人体可辨状态的变化规律。从信息角度而论，疾病之因，相当于干扰，证候就是对异常信息群的归纳，辨证就是对信息的分析与综合、归纳和演绎。由此可见，"证"是依据严格的科学方法推导而来的。从这种意义上讲，中医辨证是科学的。

控制论中最有名的模型是人体内稳态模型。《自然辩证法原理》载："离开了模型化原则，系统方法也就失去了存在的意义。"中医学在《黄帝内经》时期就非常注意建立模型，如用"亢害承制"的理论建立了五行反馈模型，它是根据对"黑箱"输入与输出的分析，设计出从功能上模拟人体系统模型。从控制论角度看，这种模型实质上就是从功能角度对人体进行描述的内稳定器。中医的这种内稳定器是建立在总体功能和外部推测的基础之上的，根据人体系统的各种功能，将其分为心、肝、脾、肺、肾五个子系统，它们又互相联系、互相制约，每个子系统的功能状态由一组脏变量和象变量的表征组成，这就形成了一个完整的功能性内稳态模型（图2-2），中医辨证就是为了观察内稳态模型失衡的原因，辨析出是何子系统偏离了常态。（从这种意义上讲，辨证的关键也在脏腑。）但这还不能满足对于用望、闻、问、切所收集到的"千奇百怪""五花八门"的病理信息群的辨证需要，故通过长期的医疗实践，逐步建立了不同的"证"模型，如八纲、脏腑、经络、气血津液、六经、卫气营血、三焦等病理（证）模型。例如，《素问》"阳虚则外寒，阴虚则内热，阳盛则外热，阴盛则内寒"，此可谓八纲辨证原始模型；《伤寒论》"太阳病，发热，汗出，恶风，脉缓者，名为中风"，《金匮要略》"胸痹之病，喘息咳唾，胸背痛，短气，寸口脉沉而迟，关上小紧数"，这是仲景设计的"太阳病中风证"与"胸痹证"的病理模型。一位既有理论造诣且临床经验丰富的医生，无疑掌握了大量的病理模型，因而辨证时能做到应用自如、左右逢源，这就是诊断水平高于他者之奥秘所在。

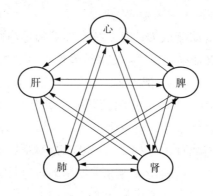

图 2－2　内稳态模型

　　反馈是控制论中的重要概念。何谓反馈？馈即传输，反馈是一去一回的意思。《系统科学方法论导论》指出，反馈是指"把施控制系统的信息作用于被控系统后产生的结果再输送回来，并对信息的再输出发生影响的这种过程"。反馈分正反馈、负反馈两种。在控制系统中，一般是用负反馈系统来调节和控制系统。

　　中医辨证论治的过程中，使用的是负反馈误差调节。患者输出的病理信息，对医生来讲又是一种输入信息，而医生经四诊、辨证后发出的治疗信息（方药、针灸、推拿……），对患者来说是输入，同时又是医生的输出；患者疗效的反应，既是患者的输出，又是医生的输入，此时医生根据患者反馈信息的误差来调节控制，修订治疗方案或加减药物和用量，使调节更加完善，直至达到最优状态。另一方面，人体在病变过程中有自我修复的机能，即控制论的"自我调控"，它可以促使目标趋于自我平衡。中医特别注重调动和促进患者修复机体的自身因素。故医生发出的治疗信息除一部分直接作用于干扰信息"病因"外，更重要的是将信息输入"自我调控系统"，如中医"培土生金"法治疗肺痨病,"抑肝扶脾"法治疗肝气乘脾泄泻证,就是很好的例子。这就构成了医生和患者的"闭合回路"反馈系统(图2-3)。

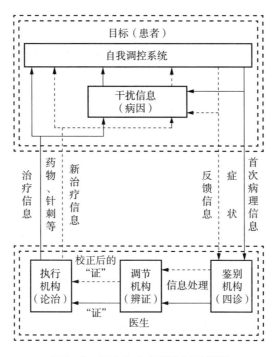

图2-3　医生与患者闭合回路模型

还有一种情况,疑难杂证或一时难做定论的病证,不可能首辨无误,即使是非常高明的老中医亦是如此,但不能说对辨证把握不大就不治。此时有经验的医生多采用"探试法"治之,如《伤寒论》"阳明病……恐有燥屎,欲知之法,少与小承气汤,汤入腹中,转矢气者,此有燥屎,乃可攻之",这里的"转矢气"即是反馈信息,是决定攻之与否的重要依据,这与控制论的反馈原理是一致的。用控制论观点看,这如同调光的焦距一样,很少一次成功。所以往往正确的诊断不可能都一次成功,故需要反馈来校正所辨之"证"的准确度。

综上所述,中医辨证有两个特点:一是来源于实践,并能有效指导实践;二是不受设备限制,易于掌握和实施。从现代科学的认识论探讨中医的辨证,使我们看到中医辨证包含丰富的科学内核。由此可见,中医辨证是科学的、适用的。

但不讳言,中医的控制调节艺术与现代控制论存在着时代的差距,它和任何一门科学一样,需要迎头赶上时代的步伐,不断克服它在当时历史条件下所形成的弱点，应与时俱进，故应随时吸收现代科学技术（包括现代医学）的成果，使被誉为"民族之瑰宝"的中医学力求实现尽善尽美。我们深信中医这尊"璞玉浑金"，经多学科（包括中医学本身）的能工巧匠们"精雕细刻"，必将更加绚丽夺目。

———本文据家本先生刊发于《四川中医函授》1987年2期之资料整理

专方治专病

遵循"博采众方"的古训，家本先生对方剂的学习比较深入，无论经方、时方、验方、复方、大方、小方、单方，都精心研读，收集整理，并验之临床，反复验证，取其精华，为其所用。数十年来，他已精选和自创出一整套行之有效的方剂供临床、教学之用，这是提高临床疗效的重要方法和保证。

家本先生善用"专方"治西医的"病"，活用"辨证"治中医的"证"。例如，他将自拟"三甲昆海消瘤汤"治疗子宫肌瘤的心得体会，无私地献予同仁。子宫肌瘤属中医"癥瘕"的范畴，经长期临床探索，他认为：痰湿与瘀血相交，致使"瘀血内停胞宫"是该病主要病机；虚实相兼，病程日久，出血、疼痛、肿块为其临床特点。他根据痰瘀互结，瘀血内停胞宫之病机，宗"坚者削之，客者除之，结者散之，留者攻之"的治疗原则，选活血化瘀、健脾涤痰、软坚散结之治法，自拟"三甲昆海消瘤汤"，方药组成：生牡蛎60g（先煎），生鳖甲（先煎）、昆布、海藻、威灵仙、生白术各30g，浙贝母20g，山慈菇、益母草各15g，枳壳、土鳖虫、炮穿山甲（先煎）、桃仁、当归、三棱、莪术各10g。此为治疗子宫肌瘤的基本方。随证加减：瘀血甚者，加红花、水蛭；痰浊甚者，加白芥子、牙皂、苍术；情志不畅者，加柴胡、郁金、香附；更年期加仙茅、淫羊藿、苦参、肉桂；阳虚寒湿甚者，加桂枝、制附片、干姜；湿热甚者，加金银花、苦参、虎杖；气血两虚者，加黄芪、鸡血藤、制何首乌；气阴两虚者，加北沙参、麦冬、玄参；月经量多者，加仙鹤草、紫草，去桃仁、当归、土鳖虫；月经衍期或阴道不规则出血者，加紫草、生地黄、三七；白带黄稠、异味甚者，加黄柏、土茯苓、蚤休；小便频或不畅者，加肉桂、台乌药、小茴香；腹痛甚者，加香附、五灵脂、蒲黄。临床随证加减运用，定能左右逢源，疗效更加显著。

近代医家公认，子宫肌瘤属中医"癥瘕"范畴，多采用辨证分型治疗，其内容较多，临床不便掌握运用。家本先生数十年临床，观察总结大量病例，抓住瘀血内停胞宫的病机，执简驭繁，拟定"三甲昆海消瘤汤"专方治疗子宫肌瘤，疗效非常显著，仅近6年治愈该病百余例。

———本文据家本先生刊发于《世界中医药》杂志2007年2期之资料整理

异病同治

《简明中医辞典》将"异病同治"解释为"不同的疾病，发病的病机相同，可用同一种方法治疗"。异病同治的基础是病机同治亦同，病机是决定是否同治的关键。"异病"虽可以"同治"，但既然为"异病"，必有其不同的疾病特点和各异的临床表现，构成证候的主症、次症、兼症必然有区别，治疗时应考虑针对不同疾病所用方药的加减及剂量的变化。"异病同治"是中医学的一大特色，医家广为应用。

家本先生善用"异病同治"，采用一方治多种"病"的方法，如用活络效灵丹治疗各种西医诊断以痛为主的"病"，即中医的"痛证"。活络效灵丹出自张锡纯《医学衷中参西录》，其方由当归、丹参、生乳香、生没药4味药组成，具有活血化瘀，通络止痛之效。家本先生认为：痛证之病机，不外乎"不通则痛""不荣则痛""诸痛属心"之说。但临床所见，痛证的主要病机，还是"不通则痛"，凡气血受到寒邪凝滞，或热邪壅遏，或湿邪阻遏，或湿热蕴蒸，或饮、食、虫、石闭结，或跌仆损伤等病理因素的影响，均能导致气血凝滞、经脉瘀阻、脉络不通，而出现郁滞、冲逆和瘀结等病变，故发生经络、躯干、脏腑等局部疼痛。既然"不通则痛"是痛证的主要病机，活血化瘀、通络止痛就应是痛证的基本治法。根据其治法，选定专方治疗各种痛证，应以诸痛皆宜为要务，其方应不偏寒热、配伍严谨、取材方便、疗效确切。经他长期临床探索与验证，《医学衷中参西录》中的活络效灵丹恰胜此任。临床运用该方时，再依据西医所诊"病"之异，以及患者具体的病因、痛位、痛态加味治疗，无不获效。

根据西医诊断的"病"，常做如下加味。三叉神经痛加赤白芍、甘草、全蝎、葛根、蜈蚣、白芷、川芎；坐骨神经痛加蜈蚣、独活、白芷、地龙、水蛭、川牛膝、千年健；肩关节周围炎加蜈蚣、葛根、麻黄、羌活、细辛、白芷、川芎、水蛭；类风湿性关节炎加雷公藤、蜈蚣、细辛、制川乌、制草乌、蜂房、羌活、独活；痛风性关节炎加威灵仙、地龙、姜黄、海风藤、川牛膝、木瓜、路路通、虎杖、川木通；心绞痛加川芎、赤芍、甘草、桃仁、红花、降香、三七；胆、肾绞痛加赤白芍、甘草、五灵脂、蒲黄、酒大黄、柴胡、枳实；癥瘕痛甚者，加蜈蚣、全蝎、蜂房、白芷、细辛；带状疱疹加赤白芍、甘草、酒大黄、龙胆草、柴胡、黄芩、蚤休、青黛、虎杖；肋间神经痛加柴胡、赤白芍、甘草、枳实、姜黄、蚤休、郁金；非化脓性肋软骨炎加红花、桃仁、赤芍、水蛭、炮穿山甲、王不留行；颈椎病加葛根、白芷、羌活、水蛭、红花、黄芪、川芎；痛经加茜草、益母草、泽兰、香附、川芎。

根据痛证病因的不同，做如下加味。因寒者选加制川草乌、桂枝、制附片、麻黄、干姜、细辛等；因热者选加石膏、金银花、姜黄、地龙、虎杖、黄柏、秦艽等；因虚者选加黄芪、党参、鹿角片、熟地黄等；因实者选加大黄、水蛭、土鳖虫、桃仁、芒硝等；因痰者选加白芥子、皂荚、胆南星、莱菔子等；因湿者选加苍术、薏苡仁、草果仁、防己、海风藤等；因食积者选加山楂、鸡内金、莱菔子、酒大黄等；因虫积者选加槟榔片、雷丸、乌梅、川楝根白皮等；因结石者选加昆布、海藻、甘草、鸡内金、威灵仙、炮穿山甲等。

根据痛证痛位之别，一般做如下加味。头痛者，选加川芎、白芷、葛根、羌活、全蝎、蜂房、地龙等；胸痛者，选加全瓜蒌、薤白、川芎、降香、三七、红花等；胃脘痛者，选加柴胡、枳实、赤白芍、甘草、川芎、香附、延胡索、炒川楝子等；胁肋痛者，选加柴胡、郁金、姜黄、赤白芍、香附、青皮等；腹痛者，选广木香、香附、川芎、延胡索、五灵脂、生蒲黄等；腰痛者，选加杜仲、续断、巴戟天、金毛狗脊等；颈、脊、背痛者，选加葛根、蜂房、麻黄、细辛、羌活、白芷等；上肢痛者，选加羌活、防风、蜈蚣、麻黄等；下肢痛者，选加川牛膝、威灵仙、木瓜、独活、水蛭等。

根据痛证痛态的不同，再行加味。胀痛者，选加川芎、香附、柴胡、枳实、广木香等；刺痛者，选加红花、桃仁、水蛭、三棱、莪术、土鳖虫、酒大黄等；掣痛者，选加白芷、白芥子、细辛、蜈蚣、全蝎、蜂房等；绞痛者，选加赤白芍、甘草、炒川楝子、延胡索、五灵脂、生蒲黄等；牵引痛者，选加葛根、白芷、川芎、赤白芍等；游走痛者，选加防风、香附、地龙、白芷等；隐痛者，选加黄芪、白术、桂枝、大枣、白芍等；坠痛者，选加炒川楝子、桔梗、小茴香等；跳痛者，选加蒲公英、紫花地丁、龙胆草、赤芍、虎杖、蚤休等。

◢ 病案举例

1. 心绞痛 李某，男，72岁。1995年3月15日诊。

患者患冠心病10余年，服心宝、丹参片数年。昨夜突发心前区绞榨性疼痛。含硝酸甘油片后缓解，今午后又呈现心前区绞榨性疼痛。症见面色晦暗，心胸疼痛如针刺，痛处固定，胸闷气短，心悸不宁，舌紫暗，舌下血管青紫，脉沉涩。此乃心胸瘀阻之胸痹，选活血化瘀、通痹止痛法。拟活络效灵丹加味。方药组成：丹参、川芎、赤芍各30g，制乳香、制没药、当归、降香、桃仁、水蛭各10g，甘草5g。2剂，水煎服，昼夜分6次服。

二诊：心胸刺痛大减，前方制乳香、制没药减至6g，再进15剂。

三诊：心胸疼痛已止，嘱续服丹参片。随访3年，心绞痛未复发。

2. 痛经 张某，女，24岁。已婚。1967年4月15日诊。

患者自14岁月经初潮即痛经，婚后仍痛经。现月经后期，量少色紫暗，经前少腹刺痛，痛有定处，其痛处拒按，经至痛减。面色暗少华，舌紫暗苔薄，脉弦有力。此乃血阻胞络之痛经，选活血祛瘀、行气止痛法。拟活络效灵丹加味。方药组成：丹参、益母草各30g，当归、制乳香、制没药、茜草、川芎、泽兰、香附各10g，甘草3g。3剂，水煎服，每日1剂。

二诊：经量增多，其色紫伴小血块甚多，腹痛已止。嘱下次月经前7天服上方3剂。随访至绝经，从未发生痛经。

按： 家本先生初期运用该方时，按张锡纯原方所注，均用生乳香、生没药，服后呕吐、纳呆，患者不愿继续治疗。考其乳香、没药均系树脂，生药煎汁取液，胃难于受纳其树脂成分，故呕吐、纳呆。后改炒制乳香、没药，减少其树脂成分（成人每日量各6～10g），服后不再呕吐、纳呆，因而疗效显著提高。

——本经验据家本先生《活络效灵丹治疗痛证经验》整理，

原文刊于《实用中医药杂志》2001年3期

一方治多病——升降散治疗儿科传染病初探

已故著名老中医岳美中在《谈专方》中曰："目前中医界存在两种倾向：一是不辨证论治，只强调专方、单药；二是只强调辨证论治，随证下药。两者均有所偏，未能称是。中医治病，必须辨证论治与专方专药相结合。对于有确实疗效的专方专药，必须引起高度的重视……此皆有是病即用是药，故一病有一病之专方。这种专方专药与辨证论治相结合的治疗方法，正是中医学的根本所在。"据此，家本先生多年来对专方进行了一些探索与研究，今就升降散治疗儿科传染病初探如下。

升降散源于明·张鹤腾《伤暑全书》。清·杨栗山载于其著作《伤寒瘟疫条辨》，曰："是方不知始自何氏，《二分晰义》改分量变服法，名为赔赈散，用治温病，服者皆愈，以为当随赈济而赔之也。予更其名曰升降散，盖取僵蚕、蝉衣升阳中之清阳，姜黄、大黄降阴中之浊阴，一升一降，内外通和，而杂气之流毒顿消也。"其方由白僵蚕（酒炒）二钱，全蝉蜕（去土）一钱，广姜黄（去皮）三分，生大黄四钱。为末，病轻者分 4 次服，病重者分 3 次服，最重者分 2 次服。蜂蜜、黄酒调匀冷服。其主治温病"表里三焦大热，其证治不可名状者"。后世医家运用升降散治疗温热疾病和疑难杂症，常收奇效，报道甚多。针对升降散组方意义及药理机制与小儿传染病的病机十分吻合，因此，家本先生长期运用升降散治疗小儿传染病，如猩红热、流行性腮腺炎、麻疹、秋季腹泻、手足口病、水痘、百日咳、传染性单核细胞增多症……效果甚佳，但该方治疗小儿传染病报道鲜见，故对其探讨。

家本先生认为，升降散所治疾病总的病机为外感邪热、疫毒，内伤火郁，其发病主要是肺热自内达外。其常见的临床表现多是发热，皮肤疹痒，大便秘结，小便黄赤，心烦，失眠多梦，口干咽干，咽红咽痛，口渴欲饮，头痛，纳呆，舌红或舌尖边红或微红，苔黄或黄腻，脉沉弦数或弦滑数等。故临床时，不论病证如何复杂多变，只要抓住这个共同的病机和临床表现主症，即可拟升降散治之，定事半功倍。

现代药理研究发现，大黄的药理作用广泛，除了对消化系统有导泻、利胆、保肝、抗胃和十二指肠溃疡作用外，对病原微生物有抗菌、抗真菌、抗病毒等作用。实验证明，大黄对多种细菌有不同程度的抑制作用，尤其是以葡萄球菌、淋病双球菌最为敏感；大黄煎剂及水、醇、酶的浸出物在试管内对一些常见的致病真菌有一定程度的抑制作用：鸡胚体外法、半体内法实验表明，大黄煎剂对流感病毒有较强的抑制作用。此外，大黄还有抗炎止血、降血脂降血糖作用。姜黄中的姜黄素、姜黄酸钠、姜黄挥发油对大鼠和小鼠的急、慢性炎症具有抗炎作用，并可抗革兰阳性菌、真菌、病毒等，因此姜黄对治疗皮肤病，如牛皮癣、皮肤感染及真菌感染可能有用。姜黄及其有效成分还具有抗消化性溃疡、护肝利胆、抗肿瘤、促进免疫、抗变态反应、降血脂、抗血凝和抑制血小板聚集等作用。僵蚕有抗惊厥、镇静、抗血凝、降血糖、降血脂的作用。据报道，本品中的草酸铵有明显的抗惊厥作用。僵蚕还对金黄色葡萄球菌、大肠杆菌、绿脓杆菌等细菌有一定的抑制作用。蝉蜕有抗惊厥、镇静、解热作用，还有明显的抗过敏作用，能明显抑制非特异性免疫、IV型变态反应及机体细胞免疫功能。此外，蝉蜕还能降低实验动物毛细血管通透性，抑制免疫及迟发性超敏反应。

　　刘文军教授在《升降散的现代药理机制研究进展》中总结指出："升降散具有抗炎、抗病毒、抗过敏、解痉、利胆、抗惊厥、调节免疫、抑制变态反应、解热、镇静、镇痛、抑菌等作用，提高机体非特异性免疫力，提高机体耐受不良损害的能力，治疗肾脏病等功能；另外，尚具有升压降压、止泻通便等双向调节作用。对升降散的现代药理研究，必然随着技术和手段的进步，逐渐深化，接近其本质。现代药理的认识，有助于从另一个角度去理解古方升降散的功效，但不应局限于现代药理研究而小化了古方升降散的厚重内涵。"任继学运用升降散合达原饮治疗重症急性呼吸综合征（SARS）即非典，在治法上以宣肺通络、清热透毒为主。颜玉景等治疗流行性腮腺炎 30 例，以升降散加黄芩、石膏，黄酒调匀，冷服。结果：痊愈 24 例，好转 5 例，无效 1 例。郑家本运用升降散加生地黄、牡丹皮、玄参、金银花、连翘、生甘草、青黛，治疗疫疠毒燔气营之猩红热，用升降散合麻杏石甘汤加味治疗麻疹证属疫毒闭肺且有陷营之势的重症，用升降散加紫草、黄芩、牡丹皮、生地黄、金银花、连翘、黄连、石膏、甘草治愈邪毒炽盛之水痘重症，皆获良效（验案详见本书"医案实录"）。郑启仲运用升降散合升麻葛根汤治猩红热，用升降散合连苏饮治疗秋季腹泻，用升降散加味治流行性腮腺炎，还以升降散合二妙散治水痘。郑惠伯妙用升降散加味治疗病毒性肺炎、上呼吸道感染高热。

　　陈爱明、张爱琼观察加味升降散治疗小儿传染性单核细胞增多症的临床疗效。方法：将 56 例患儿随机分为 2 组。治疗组 30 例以加味升降散治疗，对照组 26 例以病毒唑（利巴韦林）治疗。结果：临床治愈率治疗组为 63.33%，对照组为 30.77%，2 组比较，差异有显著性意义（$P < 0.05$）。治疗后，治疗组症状、体征消退天数均少于对照组，2 组比较，差异有显著性或非常显著性意义（$P < 0.05/P < 0.01$）。结论：加味升降散治疗小儿传染性单核细胞增多症具有较好疗效。

　　北京中医药大学吴崑璧在《升降散现代临床应用的文献研究》一文中指出："升降散的现代临床应用，根据近 20 年来共 118 篇文献的资料，分别就大样本研究和个人验案报道进行统计。结果发现，57 篇文献所报道的 57 项大样本研究运用升降散治疗了多个系科疾病共 57 种，病例达 3859 个，其中以传染性及感染性疾患最多，占总数的 49%。"由此可见，升降散专方对传染病的疗效十分令人满意。

　　综上所述，古方升降散应用于儿科传染病，具有良好的疗效。该方主要药物虽仅四味，但应用范围却如此广泛，疗效如此卓著，这与其药物配伍的合理性密切相关。中医强调"阴平阳秘，精神乃治"，升降散正是紧扣调整阴阳这一环节而组方，名曰升降，乃取升清阳、降浊阴之意。从西医学的角度分析，目前关于该方的临床报道多涉及感染性和免疫性疾病，这说明该方具有抗菌、抗病毒、抗过敏、抗惊厥及调整免疫功能的作用，此恰与小儿传染病多由细菌、病毒感染而发病相吻合。再者，小儿为稚阴稚阳、纯阳之体，感受疫毒病邪之后，传变迅速，为截断病邪由气分传入营血，应急投辛凉宜透、升清降浊的升降散加味治之，药中病机，取效显著。以辨证论治与升降散（专方）治疗儿科传染病的显著疗效，可见该方是"有确实疗效的专方"，亦显示出辨证论治与专方相结合"是中医学的根本所在"。因此，家本先生认为，辨证论治与专方相结合的疗法，值得肯定与推广。经治案例，见本书"医案实录"篇。

以方系病

家本先生探索出"四妙勇安汤"具有以方系病的作用。针对妇科疾病中的盆腔炎、子宫内膜炎、老年性阴道炎、幼儿外阴炎、前庭大腺炎、子宫颈炎……本方屡见奇功。家本先生常说：用药如用兵，武器弹药精良，有的放矢，恰中病机，疾病方能早日康复。

四妙勇安汤出自《验方新编》，由金银花、玄参、当归、甘草四味药组成，为脱疽而设，现代多用于热毒型血栓闭塞性脉管炎及其他原因引起的血管栓塞病变。该方运用于妇科炎症的报道鲜见。家本先生在40多年的临床中，针对该方具有清热解毒、活血止痛的功效，恰好吻合妇科诸多炎症中热毒炽盛的相同病机，故以此方系妇科炎症。因而，运用该方加味治疗众多妇科炎症，得以收到十分令人满意的效果。经治案例，见本书"医案实录"篇。

一方调治双相

家本先生在长期临床观察中发现一个有趣的现象——同一首方剂，治疗两种临床表现迥然相反的病证，其疗效均佳。例如温胆汤治疗失眠与多寐、便秘与腹泻、寡言与多语、纳呆与多食、低血压与高血压等，又如四二五合方治疗月经过多与过少、月经先期与后期、闭经与崩漏，再如四妙勇安汤调治月经先期与后期、月经过多与过少、闭经与崩漏，其治疗效果都很满意，故称之为双相调节。换一种说法，双相调节即同一首方剂治疗两种临床截然相反的病证。

温胆汤同名异方者有五，其中《三因极一病证方论》卷九之温胆汤，由半夏、竹茹、枳实、陈皮、甘草、茯苓、大枣、生姜组成。该方具有理气化痰、清热和胃之功，针对因痰所致的多种病证，加减应用，左右逢源，素有"治痰祖方"之称。家本先生通过长期的临床观察，认识到本方对因痰所致而迥然不同的病证，如失眠与多寐、便秘与腹泻、寡言与多语、纳呆与多食、低血压与高血压病等，均能获得令人满意的疗效。经治案例，见本书"医案实录"篇。

合方临床心悟

两首以上已知名的方剂，方方相合，由此构成的新方剂，曰"合方"。合方是张仲景在《伤寒论》中给我们留下的特殊方剂。"合方"的提法，始见于北宋·林亿等校注《伤寒论》时所加按语，在《伤寒论》第23、25、27条按语中皆能见到。如《伤寒论》第23条："太阳病，得之八九日，如疟状……宜桂枝麻黄各半汤。"尤在泾对此条解译说："病在太阳，至八九日之久，而不传他经，其表邪本微可知。不呕，清便欲自可，则里未受邪可知……夫既不得汗出，则非桂枝（汤）所能解，而邪气又微，亦非麻黄（汤）所可发，故合两方为一方（桂枝麻黄各半汤），变大制为小制，桂枝（汤）所以为汗液之地，麻黄（汤）所以为发散之用，且不使药过病，以伤其正也。"由此可见，合方构成的特点不是重新筛选药物进行新的组方，而是将已有方剂相合，即由原来方剂组成的"药药相合"，变成合方的"方方相合"。因此，家本先生说：合方是方剂加减变化的一种特殊形式。

运用合方，必须把握所用合方的功效与疾病的病机，分清病证的先后关系，掌握所组合方剂的主次与配伍宜忌。使用合方是为了求得所用相合之方剂的功效，与所治病证病机的一致，这是运用合方的目的与前提。

仲景的合方对后世医家的影响极其深远，历代宗仲景合方之法，发扬光大者甚多。如金·刘完素创制的"三一承气汤"（大、小、调胃承气汤合方），"天水凉膈各半""天水一凉膈半"（天水散与凉膈散合方）。由此可见，刘完素创制的合方，均得益于仲景的合方旨意与启迪。又如，《正体类要》的八珍汤，是将《和剂局方》之四君、四物相合而成合方；《景岳全书》的柴平汤由《伤寒论》小柴胡汤、《和剂局方》平胃散相合的合方；《丹溪心法》之胃苓汤是《伤寒论》五苓散与《和剂局方》平胃散相合的合方；《医林改错》的血府逐瘀汤是桃红四物汤、四逆散相合的合方……

　　日本汉医古方派近年的"柴陷汤"是小柴胡、小陷胸汤相合的合方，"柴朴汤"是小柴胡、半夏厚朴汤相合的合方。

　　近代著名医家亦有很多合方验案。如蒲辅周的"银葱汤"（注：为方便记忆，方名由家本先生拟定，下同），由银翘散、葱豉汤合方，辛凉透邪，主治邪在卫分；岳美中的"大小汤"是大柴胡汤、小陷胸汤合方，治疗黄疸痞满；刘渡舟的"甘麻汤"是甘露消毒丹、麻黄杏仁薏苡甘草汤合方，治疗湿热伤肺咳嗽；姜春华的"下犀汤"是下瘀血汤、犀角地黄汤合方，治疗重症肝炎；焦树德的"三合汤"由良附丸、百合汤、丹参饮合方，主治肝郁气滞、胃部寒凝所致的胃脘疼痛，"三合汤"加蒲黄名"四合汤"，主治上证兼血瘀者；刘奉五的"四二五合方"由四物汤、二仙汤、五子衍宗丸合方，专治血虚肾亏引起的闭经，或席汉综合征；邓铁涛的"温生汤"由温胆汤、生脉饮合方，治疗阴阳虚的冠心病；罗元恺的"百甘汤"由百合地黄汤、甘麦大枣汤合方，治疗心肾不交诸证；张镜人的"六四汤"由六味地黄汤、四物汤合方，主治慢性类风湿性关节炎反复不愈者；李振华的"温三汤"由温胆汤、三仁汤合方，主治慢性食管炎、慢性浅表性胃炎；刘敏如的"乌少汤"由乌药汤、少腹逐瘀汤合方，主治子宫内膜异位症；郭子光的"小千汤"由小陷胸汤、千金苇茎汤合方，主治肺部感染；张琪的"脉瘀汤"由生脉散、血府逐瘀汤合方，主治冠心病心绞痛、各种心律失常等属气阴虚血瘀者；夏桂成的"固二汤"由固经汤、二至丸合方，治疗阴虚火旺的青春期崩漏；马有度的"四小汤"由四物、小柴胡汤合方，主治妇人经期外感半表半里、肝血不足的月经不调证及更年期综合征；郑惠伯的"四一汤"是四妙勇安汤、一味丹参饮合方，主治冠心病胸痹气短、心痛、脉结代；郑邦本的"玉二归芍地黄汤"由玉屏风散、二至丸、归芍地黄汤合方，主治慢性肾小球肾炎。综上所述，历代著名医家创制的验方，无不受仲景合方的示范与启迪，因此说：张仲景是创"合方"之鼻祖。

　　家本先生学习仲景及古今医家创制与运用合方之经验，长期探索，反复临床观察，亦创制出不少临床效果极佳的"合方"。如"二四汤"由四物汤、四妙勇安汤合方，治疗妇科诸多炎症；"升四汤"由升降散、四妙勇安汤合方，治疗痤疮；"四玉下汤"由四逆散、玉屏风散、下瘀汤合方，治疗慢性肝炎、肝硬化；"三合散"由四逆散、金铃子散、失笑散合方，治疗心、胆、肾绞痛；"三四汤"由四逆散、四物汤、四妙勇安汤合方，治疗诸多慢性炎症；"四瓜汤"由四妙勇安汤、瓜蒌薤白汤合方，治疗胸痹；"麻升汤"由升降散、麻杏石甘汤合方，治疗肺系感染；"玉四汤"由玉屏风、四君子汤合方，主治气虚易于感冒等。经治案例，见本书"医案实录"篇。

第三篇

临证一得

🔓 篇首语

　　名医治病，都是以中医理论为指导，在继承前人经验的基础上，通过家传、师授与本人的不懈探索、长期实践而形成的具有不同特色的诊疗门径和经验，他们自是一病有一病的奇方妙术，一方有一方的精妙化裁，一药有一药的匠心独运。

　　本篇精选家本先生临证感悟9则，其中有论有病、有方有药，真实反映出家本先生既精临床、又善总结、更擅提炼的治医求新精神。这种精神绝非一般人在数年或数十年间所能做得到的，如开篇所载"大黄"应用之心得就很值得年轻中医临床工作者借鉴。大黄，在古代文献中载为"黄良"，意为疗效和性质良好；后来也有"将军"之喻，言"将军"者，是指它能戡定祸乱，救民于水火之将帅。因而，大黄一药倍受历代医家们之推崇，其中张仲景创立了36张大黄复方，华佗《中藏经》所载62张处方中有大黄者就有15张。综观各家所载，大黄既可下瘀行血，又可行气消胀；既可治肠胃宿食，又能疗肝胆湿热；既可去有形之硬物，又可消无形之痞满。总之，大黄临床应用范围极为广泛，其优势就在于它可缓可峻，能消能清。家本先生就是在深谙历代先贤经验的基础上而有所发挥的，且所用之物又是长江三峡地区道地药材——马蹄大黄，更是自古以来所称"川军"原产地之上品。

大黄救人　屡见奇功

　　大黄始载于《神农本草经》，谓"主百病，除寒热邪气，逐五脏积聚，留癖……"大黄沿用至今已两千多年，是我国重要的药材之一，也是古今医家的常用药物。张仲景《伤寒论》中，有15首方用大黄，《金匮要略》中用大黄者有25首方，除重复者外，共计有31首方。近人更有发挥，如有单用生大黄治疗急性胰腺炎者，有用小量大黄长期服用延年益寿者。总之，其功之殊，比比可见。

　　俗云："大黄救人无功。"此论之起大致有四：一则有医者为迎合患者及家属的心理，或为避免医疗纠纷，往往于抢救重危病时，择选价昂珍稀之品，如人参、鹿茸、牛黄、麝香等所谓"名贵"药材，纵抢救不成功，家属也

"心安理得"，且云"命该尽矣"。久之，则"无功"论逐渐成矣。二则社会上存在药源广即是"贱药"的错觉。大黄药源充足，如四川盆周山区奉节县，地处长江三峡瞿塘峡口，举世闻名的夔门一带即盛产马蹄大黄（川军），且质地优良，颇受外商欢迎，年产量在数十万斤以上。若大黄与人参、牛黄产量相等，"无功"论可能不会出现。三则爱用贵药、爱服贵药者有之，认为药价越贵、疗效越好。而大黄价格便宜，每每救治费仅一角钱左右，所以被视为"无功"。四则大黄有"将军"之称，常喻为势不可挡的勇夫，因此医者、患者畏而远之。

大黄果真无功吗？事实胜于雄辩。家本先生的老师郑惠伯老先生，对急黄病症（重症肝炎）无论便秘与否，均予大黄，排除毒素，先发制病，提高了抢救成活率。家本先生于辛酉年春抢救王某，吐血不止，头痛如劈，烦躁欲死（上消化道急性大出血伴高血压危象），单用大黄30g煎服，服后2小时，泻下黑色粪水半面盆，顿时血止，险象解除。又如乙巳年夏诊治湿温病（肠伤寒）患儿刘某，高热6天，神昏谵语，大便不爽，苔黄厚腻，脉滑数。经中医诊治，体温41℃。前医均恐"下之则洞泄"或"下后肠易穿孔"，未敢泻下，家本先生根据"治者不可畏而不用"，在前医所拟的菖蒲郁金汤内加酒大黄9g，意在"釜底抽薪"，药后3小时，患儿泻出果酱状大便，量甚多，顿时热退神清。"大黄之力虽猛，然有病则病当之"，此诚大黄救命之例证。对儿科"肺胃热炽"的高烧证候，家本先生常在拟方中配以大黄，疗效显著提高，均未见有引邪深入之弊；对癫狂去实火者，常首用生大黄30~60g，荡涤痰热，当大便日行5次以上时，狂乱可止，而随证治之，每取良效；在治尿毒症、急腹症、败血脓毒症等急性病症时，大黄更有用武之地，"夺关斩将"，屡建奇功。

或云：大黄仅有"推墙倒壁""将军"之能，而无"深谋远虑""军师"之策。故曰：否。如甲寅年春，家本先生治柳某鼓胀（肝硬化腹水），宗"虚因实而难复，实以虚而益猖"之旨，在辨证处方中，连续使用酒大黄一年有余，每日6g，计总量3000g以上，患者之肝功能及蛋白定量均恢复正常，病基本治愈。随访8年，未见其长期服大黄而产生后遗症，现仍能参加体力劳动。可见"有病则病当之，恒用多用亦不妨"。

综上可见，大黄不仅能重剂救命于顷刻，亦能小量长期使用于疑难重证。药无贵贱之分，对症即为佳品。大黄救人，屡建奇功！

——本文据家本先生刊发于《长江医话》1989年10月版之资料整理

虎杖疗疾　价廉效佳

在全国第一次农村合作医疗高潮的 1971 年，家本先生执业于四川省奉节县（今重庆奉节）幸福公社卫生院，为了达到"一根针，一把草，简便廉，疗效佳"之目的，家本先生带领 8 名"赤脚医生"身份的学生上山采药。师生一行 9 人，长途跋涉至川鄂交界的石乳关。石乳关位于海拔两千余米的高山峻岭之中，山势险峻，人烟稀少，森林密集，植物茂盛，野生药材品种多，药源丰富，是采药的最佳之地。师生们日出采药，夜宿帐篷，历时半月，采得虎杖、鱼腥草、生二乌、生南星等中草药 5 吨多，其中仅虎杖一味，就有 3 吨，足足装了解放牌大卡车一整车。此举，不仅采到了丰富的药材，而且师生互相学习，识别了上百余种中草药，增强了中药的鉴别能力，增加了中草药的感性知识，真可谓"兴高采烈，满载而归"。

幸福公社卫生院随即将所采的中草药依法炮制，储存备用。仅虎杖就自制出多种类型的制剂，有内服的虎杖丸（水泛丸）、虎杖酒（虎杖浸泡于 60° 白酒中，内服治关节痛，还可外搽跌打损伤的患处，亦可作外科皮肤消毒剂），还有外用的虎杖粉（调植物油搽涂患处）、虎杖软膏（虎杖配凡士林）、虎杖沙条、虎杖烫伤油（虎杖浸泡于植物油中）、虎杖冲洗液等制剂。公社卫生院将自采自制药品免费配送各大队合作医疗站，供临床运用，既节省了有限的合作医疗资金，又提高了疗效，深受广大农民欢迎。

虎杖出自《名医别录》，又名斑杖、酸汤杆、阴阳莲、活血龙、大叶蛇总管、九龙根。其味苦、酸，性微寒。虎杖主治诸多内、妇、儿、外科疾病，如黄疸型肝炎、胆囊炎、肺炎、支气管炎、胃肠炎、尿路感染、高脂血症、便秘、盆腔炎、阴道炎、月经不调、赤白带下、闭经、百日咳、风湿关节痛、烧烫伤、疔疮痈疽、毒蛇咬伤等病症。1971 ～ 1974 年，家本先生在幸福公社卫生院执业的四年间，临床运用自制的虎杖制剂治疗多种疾病，均获良好效果。

◤ 病案举例

例 1　王某，女，10 岁，学生。1972 年 5 月 5 日初诊。

患者经县医院确诊为"急性黄疸型肝炎"，嘱住院治疗，但因经济原因，回乡求治。症见：面目身黄，尿黄，大便稀、色灰白，纳谷不香，疲乏无力，苔黄腻，脉弦数。诊断：急性黄疸型肝炎，辨证属黄疸（阳黄）。拟清热利胆的虎杖丸。每次 10g，每日 3 次。连服 15 天。

二诊：5 月 20 日。诸症减轻，纳谷香，苔薄黄。嘱再服虎杖丸 15 天，剂量及服法同前。随访：肝功正常，肝炎痊愈。随访多年，身体健康。

例 2 汪某，男，65 岁，五保老人。1972 年 12 月 12 日初诊。

患者嗜吸"叶子烟"五十余年，反复咳嗽 15 年，每次咳嗽达数月之久。现症见：患感冒已 5 天，咳嗽痰黄、量多，胸闷气紧，大便干结，舌苔薄黄，脉弦滑。诊断：慢性支气管炎。拟清热化痰的虎杖丸 15g，鱼腥草 50g 煎水送服，每日 3 次，连服 15 天。

二诊：12 月 25 日。患者咳嗽好转，痰涎减少，大便通畅。嘱再服虎杖丸 15 天，每次 10g，每日 3 次。

三诊：1973 年春节巡回医疗时赴患者家，见咳嗽止，嘱虎杖丸每次 10g，每日 3 次，再服 15 天。嘱戒烟，避免感冒、劳累。

随访：患者反复咳嗽多年的痼疾已很少复发，其 85 岁时因跌伤而告终。

虎杖是一味药源广、炮制简便、应用广泛、价格低廉的中药。经临床观察，虎仗单用或配方，可治疗多种疾病，疗效甚佳，特别是它能替代部分抗生素，是值得推广的价廉效佳的药材。为此，奉节县卫生局于 1973 年春，在奉节县幸福公社卫生院召开全县卫生院长现场会，将"虎杖疗疾，价廉效佳"的经验推广至全县，此举对当年发展巩固农村合作医疗起到了一定作用。

现代药理学研究发现：虎杖煎液对金黄色葡萄球菌、卡他球菌、甲型或乙型链球菌、大肠杆菌、绿脓杆菌有较强的抑制作用，对流感病毒、140 号单纯疱疹病毒、腺病毒 3 型、72 号脊髓灰质炎 II 型病毒，以及肠道病毒柯萨奇 A_9、B_5 组等病毒株有明显的抑制作用。故家本先生常用虎杖治疗各种感染性疾病，疗效独特，是值得推广的上乘药材。经治病案，见本书"医案实录"篇。

小柴胡汤在妇科发热证中的运用

小柴胡汤方首载于《伤寒论》第 37 条、第 96 条，其中较多地记载了小柴胡汤的主要方证。单是《伤寒论》中论及小柴胡汤的条文就有 16 条之多，还见于《金匮要略》的黄疸病篇、呕吐哕下利病篇、妇人产后病篇及妇人杂病篇中，可见仲景对该方是十分推崇的。后世医家将其广泛运用于临床，疗效可靠，经久不衰，不仅为各类方剂学专著所选载，而且亦常为多种专业期刊所报道。家本先生对本方在治疗妇科发热证中的临床运用略举两例如下。

例1　姜某，女，23岁。奉节县东风航运公司工人。1981年3月10日初诊。

患者近1年来，每至经前必发热，体温在37.8~38.5℃，月经净后热退。求治于中、西医数十次，效果均不显。时值经前，特求诊于家本先生。症见：往来寒热，胸闷不适，心烦易怒，口苦咽干，乳房胀痛，脉弦，舌淡红苔薄。此乃肝郁气滞，郁久化热。投小柴胡汤加减。方药组成：柴胡10g，黄芩10g，牡丹皮10g，栀子6g，北沙参15g，法半夏10g，白薇10g，青皮10g，炒川楝子10g，郁金10g，夏枯草15g，甘草3g。3剂，每日1剂，水煎服。

二诊：3月14日。投上方3剂后。昨经至，自觉发热大减，心烦易怒、乳房胀痛亦减轻。效不更法，宗前方，再进3剂。为防复发，嘱每至经前7天服该方（去牡丹皮、栀子）5剂，连续服用3个月经周期，随访7年，未再出现经前发热。

例2　丁某，女，22岁，奉节县食品公司职工。1974年2月13日初诊。

患者产后发热二十多天，始为产后5天高热，体温39℃，经某住院部用抗生素与解热剂后，体温仍在37.8℃，出院后请家本先生诊治。症见：往来寒热，体温38℃，胸闷厌食，进食欲呕，头胀痛，口苦口干，舌淡苔薄，脉弦滑。此乃邪羁少阳发热。投小柴胡汤加减。方药组成：柴胡10g，黄芩10g，法半夏10g，明党参15g，荆芥6g，葛根15g，陈皮10g，生姜3片，大枣15g，益母草15g，甘草3g。2剂，每日1剂，水煎服。

二诊：2月15日。往来寒热已止，头痛欲呕大减，仍纳谷不香。投六君子汤加味，3剂而痊愈。

——本文据家本先生刊发于《四川中医函授》1988年7月刊之资料整理

痛经可防又可治

痛经一词，人人皆知，它是指随月经周期出现的腹、腰或头或其他部位的以痛为主的系列症状。在妇科疾病中，因疼痛引起的痛苦，最为多见的就是痛经。

妇女一生中，从青春期月经初潮，到更年期绝经，大约有400次月经周期。月经前后或行经期中，感到小腹轻微胀痛，腰部酸楚，这是行经时胞宫（子宫）气血充盈，内膜脱落的生理现象，不属于痛经的范畴。倘若月经来临之际，或月经期间，出现周期性小腹疼痛，或痛引腰骶部，甚至剧痛昏厥，或兼呕吐、腹泻，这种独见于"半边天"的痛证，称之为"痛经"病。痛经若不及时治愈，月复一月，年复一年，患者既痛苦难忍，又影响身心健康，因此应及时治疗。

痛经虽痛苦难忍，却是可防可治的常见病、多发病。据1980年的抽样调查，我国适龄妇女痛经发病率为33.19%，其中原发性痛经占36.06%，严重影响工作的占13.59%。此病以月经初潮后2~3年的青年多见，中年痛经者亦有发生，甚至还有更年期痛经者。

要预防痛经的发生，首先从产生痛经的原因说起。西医学将痛经分为原发性（功能性）痛经与继发性（器质性）痛经。原发性痛经，主要是由子宫收缩造成子宫缺血缺氧而疼痛；继发性痛经，多由盆腔器质性疾病如子宫内膜异位症、盆腔炎或宫颈狭窄而引起疼痛。

家本先生认为，痛经是经血不能畅通地从胞宫排出，因而"不通则痛"。是什么原因产生"不通"呢？过食生冷，或受寒冷、雨淋，或坐卧湿地，或行经时游泳而致寒凝血阻；经期、产期外感湿热病邪，或素体湿热炽盛而致湿热瘀阻；失血过多，或久病失养，或劳累过度，精血损伤，或为保持苗条身材，饥饿节食而致气血虚弱，无力运行经血。痛经的病因虽有寒、热、虚、实的不同，但所致胞络血脉"不通则痛"的结果则相同，所以气滞血瘀、寒湿凝滞、湿热瘀阻、气血虚弱均可导致痛经的发生。从《红楼梦》中林黛玉的身世，可以更进一步地了解"痛经"的病因。她寄人篱下的悲哀，忧思好强的性格，失去恋人的痛苦，为了身材而节食，终日以泪洗面，加之体弱多病，痛经的病因可谓俱全。如果这种人不痛经，那才奇怪呢？

痛经的预防，要从以下几方面做起：保持心情愉快；作息有规律，劳逸适度；避免雨淋及受冷；注意经期卫生；不贪食生冷，保证营养，既要防肥胖，又不要过度节食；更应加强体育锻炼。

痛经的治疗，西医采用解痉镇痛药，如复方对乙酰氨基酚片（散列痛），每次1~2片；继发性痛经，多采取病因治疗。

中医采用辨证论治的方法治疗痛经，常见的有以下证型：

1. 气滞血瘀　经前或行经时小腹胀痛，压痛明显，月经量少，或经行不畅，经色暗红有血块，血块排出后则疼痛减轻，多兼头痛、乳房胀痛、胁肋痛。采用理气化瘀治法，用血府逐瘀胶囊，每次6粒，1日2次，连服10天。最好在月经前7天服用，连续3个月经周期。

2. 寒湿凝滞　经前或行经时小腹冷痛，痛及腰骶部，按之或得热则痛减，经血量少，色淡红，经行不畅，怕冷，手足不温，痛剧冷汗，或兼呕吐腹泻。

采用温经散寒治法，用痛经丸，每次6g，1日2次，经前5天服效果更好。为防止痛经复发，待月经干净后，每天服艾附暖宫丸12g，分早晚两次服，20天为一疗程，连续治疗三个疗程。

3. 湿热瘀阻 经前或经期小腹疼痛或胀痛拒按，有灼热感或痛连腰骶，经色暗红，常兼白带色黄有异味。采用清热除湿、祛瘀止痛治法，用妇炎净胶囊，每次1.2g，1日3次，连服15天。

4. 气血虚弱 经行或净后小腹隐隐作痛，腰酸痛，按之则舒，经色淡、质清稀，面色萎黄或苍白，常兼精神疲乏、头晕耳鸣、不孕。采用补气补血治疗法，宜用八珍益母丸，每次9g，1日2次，连服15天。

除此之外，还有饮食疗法。包括：①马鞭草、香附子炖猪蹄：马鞭草30g，香附子15g，猪蹄1支洗净，加少许黄酒，同煮熟后加适量调味品，食猪蹄饮汤。适用于气滞血瘀痛经者。②吴茱萸粥：粳米50g，煮熟后加吴茱萸2g（研末），生姜10g、葱白3个，同煮为粥。经前、经期，每日1次，连服5天。适用于寒湿凝滞痛经者。③郁金鸭：嫩鸭250g（洗净后切成小块），郁金10g，山楂20g，海带30g，加水待鸭煮熟后，稍加调味品，吃鸭饮汤。适用于湿热瘀阻痛经者。④黄芪、当归、延胡索、益母草煮鸡蛋：鸡蛋2个，黄芪30g，当归10g，延胡索10g，益母草25g，加水同煮，待鸡蛋熟后，去蛋壳再煮5分钟，吃蛋饮汤。月经前，每日1次，连服7天。适用于气血虚弱痛经者。

综上所述，痛经虽然非常痛苦，但只要早预防，痛经是不会发生的；痛经患者，只要及时正确地治疗，定会早日康复。所以说，痛经可防又可治。

——本篇据家本先生收录于《健康人生 快乐百年》2007年第2版之资料整理

功能失调性子宫出血辨证论治

功能失调性子宫出血，属妇科内分泌疾病。因无明显的全身及内外生殖器的器质性病变，大多是由神经、内分泌系统调节功能紊乱所引起的异常子宫出血，故称功能失调性子宫出血，简称"功血"。临床分无排卵性功血和有排卵性功血两类。

无排卵性功血是由于机体内外许多因素的改变所致，如精神过度紧张、恐惧、环境和气候的骤变及其他全身性疾病等，通过大脑皮层和中枢神经系统影响下丘脑 – 垂体 – 卵巢轴的相互调节，最终表现为卵巢功能失调、性激素分泌失常，子宫内膜的周期性变化随之受到干扰而发生功血，多见于青春期、围绝经期妇女。无排卵性功血相当于中医学的"崩漏"，是中医妇科常见病、疑难病之一。

崩漏是"崩"与"漏"的并称。"崩"首见于《素问·阴阳别论》之"阴虚阳搏谓之崩"，"漏"始见于《金匮要略·妇人妊娠病脉证并治》之"妇人有漏下者"。两者既有区别，又有联系。来势急，出血量多，突然大下谓之"崩"；来势缓，出血量少，点滴而下谓之"漏"。因其两者的发病机制相同，在病程中可相互转化。血崩日久，伤气耗血，可由"崩"转"漏"；而久漏不止，病势加重，亦可由"漏"转"崩"。因此，临床常以"崩漏"并称。

有排卵性功血是由于黄体功能异常而致月经过多，或月经周期缩短（先期）、月经频发，或排卵期出血，或行经时间延长等月经紊乱，故称"排卵性功血"，多见于生育年龄妇女。有排卵性功血属于中医学"月经先期""经期延长""月经量多""经间出血"等范畴。以下主要讨论无排卵性功血（崩漏）的内容。

病因病机

肾虚失藏，肾气不足，封藏失司，冲任失固，不能制约；或肾阴亏损，阴虚失守，虚火动血；或更年期肾气渐虚，房事过度，肾气亏虚不能制约冲任。脾虚气陷，统摄无权，冲任失固；或忧思、劳累过度，饮食不节，损伤脾气，中气下陷，冲任不固。素体阳盛，热伏冲任，扰动血海，迫血妄行；或情志不遂，肝郁化火；或嗜食辛辣，热伤冲任。素体阴虚，虚火内生，扰动冲任。气滞血瘀，瘀阻冲任，血不循经，非时而下。由此可见，本病病因病机比较复杂，病本在肾；病位在冲任、胞宫；表现为子宫的非时下血；病性以虚为主，虚实寒热错杂；虽有肾虚、脾虚、实热、虚火、血瘀等不同病因，致气血耗损，日久均可能转化为气血两虚，或气阴双虚，或阴阳俱虚。脏腑功能失调，冲任虚损，是崩漏的病机关键。

治疗

1. 辨证论治

（1）阴伤虚火　阴道流血如注，或淋沥不净，色红质稠，阴道灼热，头晕或痛，心烦易怒，咽干口苦，五心烦热，两颧发赤，舌红绛苔少，脉细数。治法：滋水清火。方剂：滋水清火止崩汤（详见拟方《中日青年中医论文选·虚火崩漏初探》）。方药组成：生地黄20g，山茱萸10g，山药15g，女贞子15g，旱莲草15g，牡丹皮10g，黄柏10g，知母10g，白芍15g，地锦草15g，茜草 10g。腹痛者，加三七、甘草。

（2）阳损不固　阴道出血，淋沥不净，或突然大量出血，血色暗红，少腹冷痛，腰膝酸软，四肢不温，尿频色清，腹胀纳差，大便溏泄，舌胖嫩苔薄白，脉沉细弱。治法：温补脾肾，固冲摄血。选方右归饮（《景岳全书》）。方药组成：熟地黄 20g，淮山药 30g，山茱萸 20g，枸杞子 15g，炙甘草 10g，杜仲 15g，肉桂 10g，熟附子 10g。加鹿角胶、黄芪、党参、五味子。出血甚者，加补骨脂、赤石脂；暴崩气血欲绝者，独参汤送服鹿茸粉。

（3）阴阳两虚　证见于上两型均有者，治法：滋肾阴，温肾阳，调冲任。方用加味二仙汤（《首批国家级名老中医效验秘方精选·郑惠伯》）。方药组成：仙茅 12g，仙灵脾 15g，当归 6g，知母 10g，巴戟天 12g，黄柏 6g，枸杞子 15g，五味子 10g，菟丝子 15g，覆盆子 10g。出血较多、血虚者，加阿胶、艾叶；血热加地榆、槐米、仙鹤草；血瘀加三七、丹参、益母草；偏阳虚者，加制附片、鹿茸；偏阴虚者，加女贞子、旱莲草；血脱者，加红参、龙骨、山茱萸。

（4）肝郁气滞　阴道出血量多或少，或淋沥不净，精神抑郁，两乳作胀，少腹胀痛，舌苔薄黄，脉弦。治法：疏肝理气，清热止血。选方平肝开郁止血汤（《傅青主女科》）加味。原方组成：白芍 30g，白术 10g，当归 6g，牡丹皮 10g，三七 6g，生地黄 15g，甘草 3g，黑芥穗 10g，柴胡 10g。加黄芩 15g，白茅根 30g，炒川楝子 10g。

（5）气滞血瘀　阴道出血量多，或淋沥不净，其色紫暗、有血块，下腹痛拒按，血块排出后腹痛减轻，舌暗红有瘀斑、瘀点，苔薄，脉弦涩。治法：活血化瘀，理气止血。方用逐瘀止血汤（《傅青主女科》）加味。原方组成：大黄炭 6g，生地黄 15g，牡丹皮 10g，当归 10g，赤芍 30g，龟板胶 10g，桃仁 10g，枳壳 10g。加泽兰 10g，蒲黄 10g，茜草 10g。

2. 中成药

（1）云南白药胶囊　促进凝血，缩宫止痛。用于各类型功血，对血瘀功血者疗效尤佳。每服 2 粒，每日 3 次。

（2）宫血宁胶囊　缩宫止血，用于功血之出血期。每服 2 粒，每日 3 次。

（3）定坤丹　滋补气血，疏肝调经。用于肾虚及气血两虚之功血者，亦可用于血止后调补、调理月经周期。每服 1 粒，每日 3 次。

（4）断血流片　凉血止血。用于血热之功血。每服 3~6 片，每日 3~4 次。

（5）固经丸　滋阴清热。用于阴虚血热之功血。每服 9g，每日 3 次。

（6）十灰散　凉血止血。用于血热妄行之功血。每服6g，每日3次。

（7）益宫止血口服液　益气养阴，补肾固本，止血调经。用于各种虚证之功血。每服10~20mL，每日3次。

（8）八珍益母丸　补气血，调月经。用于气血虚弱之功血。每服1丸，每日3次。

（9）复方阿胶浆　补血滋阴，益气填精。用于气血两虚、阴精亏损之功血。每服15~20mL，每日2~3次。

（10）海墨止血片　收敛止血。用于久漏不止之功血。每服2~3片，每日3次。

3. 针灸疗法

（1）止血首选"断红穴"〔在手背第二、三指掌关节间向上1寸处〕，先针后灸，留针20分钟。

（2）出血多而昏厥者，急针人中、足三里、合谷、百会等穴，或急灸隐白、百会、神阙、关元等穴。具有止血、回阳救脱的功效。

（3）耳针：取子宫、卵巢、内分泌、肾上腺、皮质下、神门、肝、肾，每次2~3穴，每日或隔日1次，间歇运针，留针1~2小时，7次为一疗程，既能止血，又能调月经周期。

4. 饮食疗法

（1）花生仁（连红衣）100g，大枣20g，同煮烂，分两次服。主治脾虚之功血。

（2）二鲜汁：鲜藕150g，鲜茅根150g，煮沸取汁，频频饮食。用于虚热之功血。

（3）参芪鸡：人参10g，黄芪50g，童子鸡1只。药、鸡同煮，鸡熟烂，即食鸡肉与汤。适用于功血久治不愈者。

（4）炒鸡冠花30g，红糖30g，煮沸取汁，代茶饮服。用于气滞血瘀之功血。

临床上应本着"急则治其标，缓则治其本"的原则，灵活掌握"塞流""澄源""复旧"三法。暴崩之际，急予止血防脱，运用以上各种方法止血，迅速控制阴血流失，以防气随血脱，危及生命，此即"留得一分血，便留得一分气""留得一分阴，便留得一分生机"之意，亦是"塞流"之法。当病势缓解之后，再针对病因，辨证论治，此即是"澄源"，此时当谨守病机，正本清源，针对病因病机调治为主。病势进一步缓解，出血控制或明显减少，当以善后调理为主，此谓"复旧"，恢复正常月经周期。但"塞流""澄源"

"复旧"之法不可截然分割，临床二法或三法并用，其效更佳。

与西医的激素疗法相比，中医对功血的治疗方法与手段更为丰富，更为重视愈后调理。但对于突然暴崩，中医的"塞流"治标法不及西医的止血法简捷。因此，中西医结合，二者互取所长，定能提高疗效，为人类健康做出更大的贡献！

——本篇系家本先生为美国巴斯迪尔医科大学来华学者所做学术讲座之讲稿

二甲二四汤治疗盆腔炎经验

盆腔炎多发生于产后、剖宫产后、流产后及妇科手术后，因细菌进入创面感染而得此病，是妇科常见病、多发病。中医学中没有盆腔炎病名的记载，但根据其症状特点，可概括于"热入血室""带下病""经水不调""经行腹痛""癥瘕""不孕"等病证之中。

家本先生采用"急则治其标，缓则治其本"的原则，自拟"二甲二四汤"专方治疗盆腔炎，疗效非常显著。其方药组成：生牡蛎 60g（另包，先煎），生鳖甲 30g（另包，先煎），金银花 15g，玄参 15g，当归 10g，赤芍 30g，川芎 10g，甘草 3g，虎杖 15g，蚤休 10g，败酱草 15g，白花舌蛇草 20g。水煎服，每日 1 剂，急性盆腔炎则每日 2 剂。加减：热入营血者，加水牛角 30g，牡丹皮 10g，生地黄 30g，大黄 6g；高热恶寒者，加柴胡 15g，黄芩 20g，荆芥 10g，防风 10g；大便秘结者，加大黄 6g；热毒盛者，加紫花地丁 15g，蒲公英 15g，黄连 6g；腹痛甚者，加五灵脂 10g，生蒲黄 10g，延胡索 15g，炒川楝子 15g；腹胀甚者，加柴胡 12g，枳实 10g，香附 12g；带下黄稠、量多者，加土茯苓 60g，车前子（包煎）15g，薏苡仁 30g，黄柏 10g，红藤 30g，川牛膝 15g；小腹冷痛甚者，加小茴香 10g，艾叶 10g；腰骶部冷痛明显者，加杜仲 15g，续断 15g，巴戟天 10g 等。

◢ 病案举例

龙某，女，25 岁。2006 年 9 月 15 日初诊。

患者半月前行人工流产术，术后次日同房，1 周后发热，下腹疼痛，黄白带下，某院诊断为"急性盆腔炎"，经过抗生素等常规治疗 3 天乏效，今突然高热、腹剧痛而求诊。现症见：发热，体温 39.3℃，下腹疼痛难忍，黄带多且臭，心烦口渴，大便秘结，小便短赤，舌红绛，苔黄滑，脉洪数，此乃邪毒侵入血室。辨病：急性盆腔炎。辨证：热入血室。治法：清热解毒，凉血化瘀。方选二甲二四汤加减。方药组成：生牡蛎 60g（先煎），生鳖甲 30g（先煎），水牛角 30g（先煎），柴胡 15g，黄芩 20g，金银花 20g，玄参 20g，赤芍 30g，虎杖 20g，蚤休 20g，白花蛇舌草 20g，败酱草 20g，半枝莲 20g，桃仁 10g，牡丹皮 10g，大黄 10g，甘草 5g。2 剂，水煎服，昼夜分 6 次服。

二诊：9 月 16 日。热退，体温 37.8℃，疼痛减轻，大便通畅，黄带减少。效不更法，拟前方，大黄减至 6g。5 剂，每日 1 剂。

三诊：9 月 22 日。热退身凉，腹疼痛大减，白带微黄，舌红，苔薄黄，脉滑数。拟前方，去水牛角、柴胡、黄芩，加生地黄 15g。7 剂，每日 1 剂。

四诊：9 月 29 日。腹痛止，白带已正常，舌苔薄微黄，脉滑。再拟前方减量，10 剂，每日 1 剂，以善其后。2009 年 2 月 20 日，患者足月剖腹产一女婴。

盆腔炎是妇科常见、多发病之一。家本先生认为，本病乃妇女经期、产后血室正开而摄生不慎，或经期同房，或宫腔手术消毒不严等，导致湿热（毒）之邪入侵胞宫、胞脉、胞络、冲任所致。本病急性期，表现为湿热（毒）之邪与气血相互搏结，正邪相争，病理特点主要为邪实。若病邪缠绵日久不愈，正气受损，邪实正虚，湿热瘀滞遏伏不去，又表现为寒热错杂、虚实转化的证候。家本先生所拟的专方"二甲二四汤"加减，对盆腔炎确有令人满意之疗效，同时又能减少"分期治疗法"之不便。该方由二甲、四物汤、四妙勇安汤加减组成合方，故名"二甲二四汤"。方中生牡蛎、生鳖甲软坚散结、化瘀防粘，配金银花、玄参、当归、赤芍、川芎、甘草、虎杖、蚤休、败酱草、白花舌蛇草以清热解毒、除湿化瘀、活血止痛，且能提高机体免疫力、降低血黏度、改善内环境、促进炎性分泌物吸收，从而达到及时治愈、防止复发之功效。

阴挺、脱肛并非皆属虚证

阴挺、脱肛二病，医家历来多认为是气虚下陷，不能收摄的虚证，公认的治法是补气、升陷、固摄，然而这只是一般规律。家本先生在长期实践过程中，特别是从久治不愈的阴挺、脱肛病例中观察到，阴挺、脱肛并非皆属虚证。

■ 病案举例

例 1　李某，女，42 岁，农民。1980 年 8 月 15 日初诊。

患者黄白带下 3 年余，阴挺不收半年多。经数医投补中益气汤加减 80 余剂，阴挺加重，转请家本先生诊治。现症见：形体肥胖，心烦易怒，口苦咽干，带下量多，色黄秽臭，小腹坠痛，子宫突出阴道口外，灼热肿痛，小便短赤，大便秘结，苔黄腻，脉滑数有力。妇科检查示：子宫脱垂、盆腔炎、阴道炎。根据白带黄臭、阴挺肿痛而灼热、二便不畅、苔黄、脉数等症，诊断为湿毒壅盛阴挺不收。治法：清热泻火，利湿解毒。处方：龙胆泻肝汤加减。方药组成：龙胆草 10g，柴胡 15g，黄芩 15g，金银花 20g，鳖甲 30g（先煎），白头翁 20g，苦参 10g，土茯苓 60g，车前仁 10g，虎杖 15g，酒大黄 6g，甘草 5g。5 剂，每日 1 剂，水煎服。另拟黄柏 15g，苦参 30g，枳壳 10g。5剂，水煎，先熏后洗阴部，1 日 2 次。

二诊：8 月 20 日。带下数量大减，阴肿痛亦减轻。效不更法，宗前方加玄参 15g，当归 10g，甘草加至 10g，熏洗药方不变，嘱再连续治疗 15 天。

三诊：9 月 6 日。带下愈，阴挺收。为巩固疗效，再服知柏地黄丸半月。随访 10 年未复发。

例 2 王某，男，8 岁，学生。1989 年 8 月 5 日初诊。

其母代诉。患儿反复腹泻半年余，脱肛近 2 月。前医处方均以补中益气汤加减，服 30 余剂无效，转诊于家本先生。症见：大便日行 4~6 次，粪色黄而伴有少许黏液，便时腹痛，大便不畅，肛门灼热，用力努挣而直肠脱出不收，其色鲜红，肿而痛，非用手回复不可。苔黄滑，脉滑数。大便常规镜检正常。外科检查示：直肠Ⅱ度脱垂。此乃长期湿热蕴结，形成持续性腹泻，因而脱肛。治法：清热利湿。处方：葛根黄芩黄连汤加味。方药组成：葛根 20g，黄芩 15g，黄连 5g，地锦草 15g，马齿苋 15g，佩兰 10g，滑石 15g，枳实 10g，虎杖 15g，木香 6g，甘草 3g。3 剂，水煎服，每日 1 剂。

二诊：8 月 8 日。大便日行 3 次，余症均减，但脱肛仍不收。宗上方再服 5 剂，佐以苦参 15g，黄柏 10g，虎杖 15g，大青叶 15g。水煎，先熏后洗脱垂之直肠，再托回肛内。

三诊：8 月 14 日。大便色、形及次数均已正常，便时脱肛，不需用手回复，已能自收。嘱服复方黄连素片 10 日，每日 9 片，分 3 次服。

四诊：8 月 26 日。脱肛痊愈。随访年余未复发。

纵观古今医著，阴挺、脱肛的病因病机多以气虚下陷，因虚致脱立论。因而，多数医家善用补中益气汤治之。家本先生认为，阴挺、脱肛在治疗上，因虚致脱肛，用补虚、升陷、固摄法疗效满意；因实致脱肛、阴挺，用祛邪泻法，而不用补升之法，按温病学术思想指导辨证治疗，效果令人满意。以上验案可以证实，阴挺、脱肛并非皆属虚证。

——本文据家本先生刊发于《实用中医药杂志》1991年2期之资料整理

乳痈汤治疗急性乳腺炎

自1966年以来，家本先生运用自拟"乳痈汤"治疗急性化脓性乳腺炎186例，皆收到令人满意之疗效。

治疗方药

乳痈汤的方药组成：金银花、连翘各20g，昆布、海藻、全瓜蒌、夏枯草、蚤休各15g，牛蒡子、黄芩、皂角刺、浙贝母各12g，川木通、露蜂房各10g，甘草3g。红肿甚者，加炮穿山甲、王不留行、丹参；高热甚者，加石膏、知母、柴胡、酒大黄；乳汁壅滞者，加山楂、谷麦芽、通草；体弱者，加明党参、当归、川芎；便秘者，加酒大黄、玄明粉。将药物加适量冷水浸泡30分钟，煮沸15分钟后，取药汁200mL，二、三煎同前，共取药汁600mL，分3次饭前服；每日1剂，病情重者，每日2剂。局部可用金黄膏或虎杖膏外敷。

☑ 典型病案

钟某，21岁，农民。1970年7月3日就诊。

患者产后10天（初产），乳房肿胀疼痛3天，发热1天来诊。现症见：恶寒发热40.5℃，双侧乳房红肿，扪及块状物如鸡蛋大，疼痛拒按，乳汁分泌不畅，头痛恶心，口渴，纳差，便秘，溲黄，苔黄滑，脉弦数。此乃邪热（毒）蕴结，乳络阻滞，热盛肉将腐之乳痈。处方：乳痈汤加味。方药组成：金银花、连翘各20g，昆布、海藻、全瓜蒌、夏枯草、蚤休各15g，牛蒡子、黄芩、皂角刺、浙贝母各12g，木通、露蜂房各10g，甘草3g。3剂。局部外敷三黄膏。

二诊：7月6日。恶寒发热大减，体温38℃，乳房肿块缩至鸽蛋大，乳汁通畅，疼痛减轻，局部红肿渐退，大便已通，苔黄薄，脉滑数。效不更方，再进3剂后，局部及全身症状全部消失。

讨论　急性化脓性乳腺炎属中医学"乳痈"的范畴。根据乳汁瘀积、胃热蕴滞，以致经络阻塞、气滞血瘀、邪热蕴结而成肿块，热盛肉腐成脓的病因病机，以清热解毒、散结止痛、通乳消痈为其治法。故本方选金银花、连翘、夏枯草、甘草、重楼、黄芩清热解毒；用昆布、海藻、皂角刺、全瓜蒌、浙贝母散结止痛；川木通、牛蒡子通乳消痈；露蜂房攻毒，善治乳痈。昆布、海藻配方治疗乳痈鲜见有报道，但昆布和海藻所含碘质吸收入血液及组织后，能促进病理产物和炎性渗出物的吸收，并能使病态的组织崩溃和溶解。家本先生据此大胆配入方中，验之临床，确有其功。

——本篇据家本先生刊发于《实用中医药杂志》1992 年 9 月刊之资料整理

昆海排石汤治疗泌尿系统结石

尿路结石是泌尿系统的常见病之一，属中医学"石淋""砂淋"的范畴。家本先生在临床实践中以专方专药结合辨证施治，采用通淋利湿、活血去瘀、软坚散结、溶石排石之法，曾用自拟"昆海排石汤"治疗泌尿系统结石 30 例，均取得令人满意的效果。

治疗方药

基本方组成：昆布 18g，海藻 18g，红花 9g，桃仁 12g，柴胡 12g，白芍 24g，枳实 9g，海金沙 12g，冬葵子 12g，滑石 15g，大黄 9g，鸡内金 6g（冲），琥珀 6g（冲），甘草 3g。湿热甚者，选加蚤休、黄柏、金钱草、虎杖、土茯苓；血尿多者，选加大小蓟、地榆、白茅根、三七；肾阳虚者，加肉桂、附片，减滑石、大黄；肾阴虚者，加生熟地黄、鳖甲、山茱萸，减滑石、海金沙、大黄；结石久不移动者，选加炮穿山甲、皂角刺、制乳香、制没药、王不留行。水煎服，每日 1 剂，3 次煎，共取汁 900mL，分 3 次服。

◤ 典型病案

例 1 任某，男，25 岁。1976 年 1 月 13 日就诊。

患者 1975 年 3 月腰痛、血尿，经所在医院诊断为"右侧输尿管上段结石"（X 片 3408 号，示：右侧输尿管上段有 0.5cm × 0.8cm 大小的阳性结石影），建议手术取石。患者不愿手术，在当地服中药数十剂并配合"总攻"疗法，未见排石，再摄 X 片示结石位置大小如故，临床症状缓解。数月后值 1976 年春节，患者于探亲途中突发尿急痛，肉眼血尿，右侧腹背痛并放射腹痛。检查示：急性病容，痛苦表情，右侧肾区叩击痛（＋）。尿检：蛋白（＋），红细胞（＋＋＋），白细胞（＋）。舌苔薄黄，脉弦数。诊断：右侧输尿管结石，辨证为"石淋"。处方：昆海排石汤加味。基本方加地榆 10g，蒲黄 10g，白茅根 30g。5 剂，水煎服。

二诊：1 月 19 日。服上方 5 剂后血尿减少，腰放射痛减，脉弦，苔薄微黄。仿前方加皂角刺 10g，炮穿山甲 6g，王不留行 10g。嘱继服 5 剂。

三诊：1 月 23 日。脉、舌、症与上诊相同，嘱守方再服 10 剂。当服至 6 剂时，突然腹绞痛，尿程中断，窘急难忍，大汗淋漓，触及阴茎已发现结石降至尿道。屏气用力排尿，终于排出结石 1 枚，症状逐渐消失。X 片检查已无结石影存在。近信访未复发。

例 2 陈某，男，28 岁，工人。1977 年 5 月 22 日就诊。

患者于 6 天前突然腰痛，手捧腹部，小腹绞痛，排尿不畅，尿色如洗肉水。检查示：体质健壮，表情痛苦。尿检：蛋白（＋），红细胞（＋＋＋），白细胞（＋），脓细胞少许。腹部 X 光平片（片号 11368）示：膀胱区见 0.5cm×0.7cm 大小的结节状高密度影。苔黄滑，脉弦数。诊断：膀胱结石。处方：昆海排石汤加味。基本方加虎杖 15g，石韦 10g，川牛膝 15g。3 剂，水煎服。

二诊：5 月 25 日。服前方 3 剂症状缓解，守前方加丹参 15g，金钱草 20g，服 5 剂。26 日，尿滞加重，腹绞痛频繁，尿急难忍，终于当晚 10 时先后排出 3 块结石，自觉症状消失。6 月 7 日再摄 X 腹部平片，已无结石影存在。随访未复发。

讨论 家本先生在临床中体会到使用传统治疗尿路结石的方药不够理想，故试图寻找新的方药使结石从大化小，以利排出。考虑到昆布、海藻所含丰富碘质，吸收入血液和组织后，能促进病理产物和炎性渗出物的吸收，并能使病态组织崩溃和溶解，选其为本方之主药，验之临床确有溶石、化石之功。方中选海藻、甘草同用，经其自身试服及大量临床运用，均未发现不良反应，反而疗效比不用甘草更好；活血化瘀之桃红能降低黏附力，使结石顺利排出；冬葵子、海金沙、滑石通淋滑窍；鸡内金、琥珀消结除石；配以四逆散理气止痛，以解除输尿管痉挛，有助结石的运行下移，并借大黄之力排出体外。

——本篇据家本先生刊发于《陕西中医》1984 年 1 期之资料整理

第四篇

经验方药

篇首语

　　应用中药是中医防治疾病最为重要的手段。在中医临床实践中，中药的应用一般有两种形式：一种是单味药物成方成剂，如独参汤、鱼腥草露（冉雪峰家传秘方）、虎杖丸、虎杖颗粒等；一种是多味药物配伍成方。无论单味或多味药物所构成的药方，统称为方剂。中医方剂是在中医理论指导下，在临床病证辨识和确立治法的基础上，按照组方原则，选择适当的药物和剂量，制成相应剂型，用于防治疾病、增进健康的用药形式。中医药学是中华民族无数代人防治疾病的智慧结晶，是中华文化遗产的宝库。中医药方（方剂）又像人类文明史一样悠久，而所有川流不息、多种多样的探索，都是源于一个丰富多彩的经验事实。中华民族是一个具有创新性、创造性的民族，当前我们国家正以前所未有的热情和信念，以务实和坚韧不拔的精神号召万众创新。家本先生便是万众创新群体之一员，他积数十年的临床经验，擅将古方加减化裁，形成自己独特的经验药方。本篇精选经家本先生临床反复验证有效之药方计 12 首，单味药物的经验用法计 7 味，药对 10 组，供同仁及后学们参考借鉴。

经验方剂

痛证汤

　　【组成】丹参 30g，当归 10g，赤白芍各 30g，川芎 10g，制乳香 6g，制没药 6g，甘草 3g。

　　【方义】本方由《伤寒论》中的"芍药甘草汤"、《医学衷中参西录》中的"活络效灵丹"合方加川芎组成。痛证之病机，不外乎"不通则痛""不荣则痛""诸痛属心"之说。家本先生认为，痛证的主要病机是"不通则痛"，因此说，活血化瘀、通络止痛就应是痛证的基本治法。根据其法，选定专方治疗各种痛证，应以诸痛皆宜、不偏寒热、配方严谨、取材方便、疗效确切为准则。经家本先生临床长期验证，反复探索，《伤寒论》中的"芍药甘草汤"具有缓解平滑肌痉挛、解痉镇痛的作用；《医学衷中参西录》中的"活络效灵丹"具有治疗"气血凝滞，心腹疼痛，腿臂疼痛，跌打瘀肿，内外疮疡，以及癥瘕积聚等"的功效；当归配川芎，祛瘀止痛，调和营卫，补气养血。全方共奏治疗"诸痛证"之功效，临床根据患者病因痛位、痛态及西医诊断病名之异，随证加味治疗，无不收效。故名曰"痛证汤"。

【适应证】痛证。

【加减】

1. 据不同病因加味　属寒者，选加制川乌、制草乌、桂枝、制附片、麻黄、干姜、细辛；属热者，选加金银花、姜黄、地龙、虎杖、黄柏、秦艽、石膏；属虚者，选加黄芪、党参、鹿角片、熟地黄；属实者，选加大黄、水蛭、土鳖虫、桃仁；因痰浊所至者，选加白芥子、皂荚、胆南星、莱菔子；因湿者，选加苍术、薏苡仁、草果仁、防己、秦艽、海风藤；因虫积者，选加槟榔片、雷丸、乌梅、花椒、川楝根白皮；因结石致痛者，加昆布、海藻、鸡内金、威灵仙。

2. 据痛位不同加味　头痛者，选加白芷、葛根、羌活、全蝎、蜂房、地龙；胸痛者，选加全瓜蒌、薤白、降香、三七、红花、桃仁；胃脘痛者，选加柴胡、枳实、香附、延胡索、炒川楝子；胁肋痛者，选加柴胡、郁金、姜黄、炒川楝子、青皮、五灵脂、生蒲黄；腹痛者，选加广木香、香附、延胡索、五灵脂、生蒲黄；腰痛者，选加杜仲、续断、巴戟天、金毛狗脊；肩背痛者，选加葛根、蜂房、麻黄、细辛、羌活、白芷、防风；上肢痛者，选加防风、羌活、蜈蚣、麻黄、白芷；下肢痛者，选加川牛膝、威灵仙、木瓜、独活、水蛭。

3. 据痛态不同加味　胀痛者，选加香附、柴胡、枳实、广木香；刺痛者，选加红花、桃仁、水蛭、莪术、三棱、土鳖虫、酒大黄；掣痛者，选加白芷、白芥子、细辛、蜈蚣、蜂房；疼痛者，选加麻黄、附片、细辛、干姜；绞痛者，选加炒川楝子、延胡索、五灵脂、生蒲黄；牵引痛者，选加葛根、白芷、柴胡、香附；游走痛者，选加防风、香附、地龙、白芷；隐痛者，选加黄芪、白术、桂枝、大枣；坠痛者，选加炒川楝子、橘核、荔枝核、小茴香；跳痛者，选加蒲公英、紫花地丁、龙胆草、虎杖、蚤休。

4. 据西医确诊之病加味　心绞痛者，加桃仁、红花、降香、三七；胆、肾绞痛者，加五灵脂、生蒲黄、延胡索、柴胡、枳实；癌痛者，选加蜈蚣、全蝎、蜂房、白芷、细辛、雄黄、麝香；三叉神经痛者，加全蝎、葛根、蜈蚣、白芷、羌活；颈椎病者，选加黄芪、葛根、白芷、羌活、水蛭、桃仁、红花；肋间神经痛者，加柴胡、郁金、枳实、姜黄、蚤休；非化脓性肋软骨炎者，选加金银花、玄参、桃仁、水蛭、炮穿山甲、王不留行；带状疱疹者，选加酒大黄、柴胡、黄芩、虎杖、龙胆草、蚤休、青黛；坐骨神经痛者，选加蜈蚣、独活、白芷、地龙、水蛭、川牛膝、千年健、威灵仙；肩周炎者，选加蜈蚣、葛根、麻黄、羌活、细辛、白芷、水蛭；类风湿性关节炎者，选加黄藤、蜈蚣、细辛、制川乌、制草乌、蜂房、羌活、独活；痛风性关节炎者，选加威灵仙、地龙、姜黄、海风藤、川牛膝、木瓜、路路通、虎杖、川木通、黄藤、桃仁、红花；血栓闭塞性脉管炎者，选加金银花、玄参、川牛膝、水蛭、白芥子、桃仁、红花；痛经者，加益母草、泽兰、茜草、香附、延胡索。经治案例，见本书"医案实录"篇。

止咳汤

【组成】桔梗10g，杏仁10g，前胡10g，紫苏梗10g，虎杖15g，鱼腥草30g，甘草3g。

【方义】桔梗、杏仁、前胡、紫苏梗宣肺疏风，化痰止咳。这四味药一升一降，一宣一散，有启门驱贼之效，符合肺的宣化肃降生理功能，亦符合外感咳嗽之病机，故选为主药。桔梗味辛，有开宣肺气、解表利咽、升提化痰、祛邪外出之效，还有舟楫之功能；桔梗味苦，亦降泄肺气，祛痰止咳，顺应肺之功能；配以杏仁，宣泄苦降，外能宣通肺之表，内能透泄肺气之郁；前胡苦辛，既能宣散，又能降气化痰；紫苏梗味辛微温，主降，入肺则宽胸利膈；前胡配紫苏梗，助宣、散、降；四药合用，达调畅肺气、疏邪降逆之功。虎杖味苦，性寒，入肺，既能苦降泄热，又能化痰止咳；配鱼腥草，入肺经，味辛，微寒，清热解毒；甘草，味甘，润肺止咳，调和诸药。全方共奏宣肺肃降、化痰止咳之功效，故名曰"止咳汤"。

【适应证】外感咳嗽。

【加减】风热咳嗽者，选加金银花、连翘、桑叶、板蓝根、黛蛤散、黄芩，去紫苏梗；风寒咳者，选加麻黄、防风、生姜、陈皮，去虎杖、鱼腥草；咽痒者，加射干、蝉蜕、僵蚕；痰多胶黏成块，不易咳出者，加海浮石、海蛤壳、旋覆花；久咳不止者，选加炙紫菀、款冬花、全蝎；喉源性咳嗽者，加木蝴蝶、枇杷叶；燥热咳嗽者，加黄芩、麦冬，去紫苏梗；湿甚苔腻者，选加茯苓、薏苡仁、法半夏、陈皮，去虎杖、鱼腥草；气壅痰盛者，选加葶苈子、莱菔子、法半夏、陈皮；痰热结胸者，加瓜蒌、黄连；虚热咳血者，选加生地黄、白茅根、仙鹤草、知母、百合、地骨皮、五味子，去紫苏梗；过敏咳嗽者，选加防风、乌梅、全蝎、白芍、银柴胡、露蜂房。经治案例，见本书"医案实录"篇。

强肝汤

【组成】黄芪 30g，防风 10g，炒白术 15g，柴胡 15g，赤芍 30g，枳实 15g，甘草 3g，丹参 30g，土鳖虫 10g，桃仁 10g，酒大黄 3g，半边莲 20g，三七粉（冲服）10g，赤灵芝 10g，制鳖甲（先煎）30g，虎杖 15g，黄精 30g，五味子 5g，枸杞 15g，山药 30g。

【方义】由四逆散、玉屏风散、下瘀血汤三方合方，再加灵芝、制鳖甲、丹参、三七组成基本方。四逆散在病毒感染下能促进机体产生干扰素，调节机体免疫功能，从而增强抗病毒能力，故具有显著的保肝利胆作用；能降低石胆酸型肝损害小鼠血清 ALT、AST、MDA 升高水平，使肝细胞组织病变程度明显减轻；此外，还能阻止脂肪在肝内蓄积，抑制纤维增生，促进纤维吸收而使肝硬化减轻。玉屏风散能显著增强巨噬细胞的吞噬活性；其煎剂能增加正常小鼠血红蛋白含量、脾指数及脾抗体细胞形成，并能有效改善环磷酰胺引起的白细胞总数下降、血红蛋白含量减少、脾脏及胸腺萎缩等免疫抑制现象，能增强小鼠的特异性和非特异性免疫功能。下瘀血汤抗肝硬化与肝纤维化，能改善血流变作用，改善微循环，增加组织与器官的血流灌注。鳖甲乃血肉有情之品，软坚散结，主治癥瘕，具有增强免疫及抗肝纤维化作用。方中大黄配丹参，大黄逐瘀破结，丹参活血化瘀，一破一化，力专于行，精于通畅，二者合用，相得益彰，其清瘀热、破瘀结之力倍增，荡涤血府之瘀血；现代药理学发现，大黄具有利胆护肝的作用，使血清谷丙转氨酶活性下降，肝细胞肿胀、变性、坏死程度明显减轻，促进血循环，使肝细胞恢复和再生。丹参具有保护肝细胞、促进肝细胞再生、抗肝纤维化的作用。国医大师朱良春发现，三七具有调节免疫、降脂降糖、抗氧化、抗衰老、抗肿瘤、抗炎镇痛、降酶保肝、提高白蛋白、降低球蛋白的作用。家本先生亦擅用三七治疗慢性肝炎、肝硬化。

【适应证】肝硬化、慢性迁延性肝炎。

【加减】胁痛甚者，加延胡索、五灵脂、生蒲黄、炒川楝子；腹胀甚者，加炒莱菔子、广木香、川芎；腹水者，黄芪加至 80g，再加防己、五皮饮；便秘者，炒白术改生白术 60g；消化道出血者，去土鳖虫、桃仁，加牡丹皮、白茅根、仙鹤草。经治案例，见本书"医案实录"篇。

胆蛔汤

【组成】乌梅 30g，白芍 30g，使君子 20g，川楝根白皮 15g，槟榔 15g，生大黄 10g，枳实 15g，柴胡 15g，花椒 6g，广木香 10g，虎杖 20g，干姜 10g，甘草 3g。

【方义】根据《医宗金鉴》"以蛔得酸则止，得苦则安，得辛则伏于下"的记载，乌梅味酸，花椒味辛，安蛔温脏；芍药甘草汤缓解胆总管口括约肌痉挛，减轻蛔虫的机械刺激，既解除绞痛，又有利于蛔虫退出胆道；大黄、虎杖苦寒，泄热解毒，清除胆道感染，迫使蛔虫下行，返至小肠；川楝根白皮、槟榔有驱蛔杀虫之效。观全方酸苦辛俱备，寒热同施，共奏解痉镇痛、安蛔驱蛔之功，故名曰"胆蛔汤"。

【适应证】胆道蛔虫。

【加减】呕吐不止者，用伏龙肝100g（烧木材的灶心土），水煎去渣取汁熬药；或加苏叶、黄连。偏寒证者，选加桂枝、细辛、制附片。有黄疸者，加龙胆草、茵陈、金钱草。发热者，加黄芩、黄连、虎杖。伴发胆系感染者，选加虎杖、茵陈、蚤休、黄连、龙胆草、金银花、连翘、蒲公英、紫花地丁。便秘者，加玄明粉。胁肋痛甚者，选加延胡索、五灵脂、蒲黄，白芍加量至60g。素体脾胃虚弱者，加四君子汤。经治案例，见本书"医案实录"篇。

崩漏汤

【组成】生牡蛎60g，生鳖甲30g，生地黄20g，枣皮10g，山药30g，女贞子15g，旱莲草15g，牡丹皮10g，黄柏10g，知母15g，白芍30g，地锦草15g，茜草10g。

【方义】生牡蛎、生鳖甲滋水清热；生地黄、枣皮、山药、女贞、旱莲草滋补肾水、肝阴，达"壮水之主"之意；知母、黄柏、牡丹皮清泻虚火，保真阴；配白芍养血敛阴；地锦草、茜草寓止血于活血之中。诸药合用，滋水而不腻，清火而不伤阴，敛血而不留瘀，实有滋水清火之功，对虚火崩漏有"澄源""复旧"之效，故名曰"崩漏汤"。

【适应证】虚火崩漏。

【加减】气虚者，加北沙参、麦冬、五味子、黄芪；血虚者，选加鸡血藤、丹参、熟地黄、当归；出血甚者，选加人参、麦冬、五味子、仙鹤草、马齿苋；血块多者，加三七；久漏不止者，选加仙鹤草、黄芪、黄精、桑椹子、赤石脂、贯仲炭、血余炭；便秘者，加生白术。经治案例，见本书"医案实录"篇。

女性慢性疲劳综合征方

【组成】当归10g，川芎10g，赤白芍各30g，熟地黄15g，枸杞子15g，覆盆子15g，菟丝子15g，五味子5g，仙茅10g，淫羊藿10g，山药30g，山茱萸15g，黄芪30g，黄精30g，灵芝15g，刺五加15g。

【方义】该方由四二五方加减而成，四二五方系著名妇科专家刘奉五教授经验方，该方由四物汤、五子衍宗丸加仙茅、仙灵脾、川牛膝组成。该方专治血虚肾亏所致闭经，或席汉综合征。家本先生借用此方加减，治疗女性慢性疲劳综合征，效果甚佳。五子衍宗丸与二仙配伍，既补肾阳又补肾阴，补肾阳能鼓动肾气，补肾阴能增加肾精。肾气充实，肾精充足，则可使面色鲜明红润，毛发生长，阴道分泌物增加，性欲增进，月经复来。通过长期临床观察发现，本方还有促进排卵的功能，肾气及精液充足，督脉充盈，脑髓得以濡养，脑健则可使记忆力增强，精力充沛。方中加四物汤为增强养血益阴之效；加川牛膝能补肾通经；再加入黄芪、黄精、枣皮、灵芝、刺五加，以增强补气填精、安神定志、抗疲劳、提高工作效率之功效。经长期临床验证，本方对女性慢性疲劳综合征疗效十分令人满意，故名曰"女性慢性疲劳综合征方"。

【适应证】女性慢性疲劳综合征。

【加减】偏肾阳虚者，加制附片、肉桂；偏肾阴虚者，加女贞子、旱莲草；女性激素不足者，加羊胎盘或紫河车；脾虚甚者，加四君子汤。经治案例，见本书"医案实录"篇。

排石汤

【组成】昆布30g，海藻30g，红花10g，桃仁10g，柴胡15g，赤白芍各30g，枳实15g，生大黄6g，鸡内金30g，甘草3g。

【方义】昆布、海藻均含丰富的碘质，吸收入血液和组织后，能促进病理产物和炎性渗出物的吸收，并能使病态组织崩溃和溶解，家本先生借用昆、海这一功效用于溶石、排石，故选昆、海为本方之主药；方中选海藻、甘草同用，经家本先生亲自较大量试服及长期临床观察，均未发现不良反应，反而疗效比不配甘草更佳，此乃取其相反相成作用；方中配活血化瘀之桃仁、红花，能降低结石的黏附力，使结石顺利排出；鸡内金有化坚消石之功效；配四逆散理气止痛，以解除胆道或尿路痉挛，有利于结石顺利下移；借大黄之力将结石排除。故名曰"排石汤"。

【适应证】尿路结石、胆结石。

【加减】尿路结石者，加冬葵子、海金沙、琥珀、滑石、川牛膝；湿热甚者，选加萆薢、黄柏、虎杖、土茯苓、金钱草、川木通；血尿多者，选加小蓟、地榆、白茅根、三七；肾阳虚者，减大黄剂量，加肉桂、制附片；肾阴虚者，减大黄剂量，加熟地黄、鳖甲、山茱萸；结石久治不移者，加穿山甲、皂角刺；肾绞痛者，加制乳香、制没药；胆结石者，加郁金、金钱草；湿热甚者，选加茵陈、虎杖、黄芩、黄柏；结石久治不移动者，加穿山甲、皂角刺、威灵仙；胆绞痛者，加制乳香、制没药。经治案例，见本书"医案实录"篇。

乳疬汤

【组成】生牡蛎60g（先煎），制鳖甲30g（先煎），鹿角片30g（先煎），昆布30g，海藻30g，柴胡15g，当归15g，赤芍30g，丹参30g，茯苓30g，熟地黄15g，仙茅10g，仙灵脾15g，白术15g，浙贝母15g。

【方义】柴胡、当归、赤芍、丹参、茯苓、白术仿逍遥之意，疏肝解郁，健脾和营；牡蛎、鳖甲、鹿角片乃三甲血肉有情之品，补虚散结；昆布、海藻散结软坚，且有抑制雌激素对乳腺组织的影响，因而有消疬作用。根据"乳头属肝，乳房属肾"的理论，结合西医学对本病的认识，男子中年后发生此病，多与睾丸功能低下、雄性激素分泌减少、雌激素相对增高，或肝功能损害等有关。肝病日久，穷及于肾，肾气虚损诸症，故选仙茅、仙灵脾、熟地黄配鹿角片，补肾助阳，达阴阳平衡之目的。全方共奏疏肝解郁、补肾消疬之功效，故名曰"乳疬汤"。

【适应证】乳疬（男子乳房异常发育症）。

【加减】肿块胀痛者，加白芷、全瓜蒌、橘核、枳实；乳块坚实者，加山慈菇、威灵仙、土鳖虫、桃仁。经治案例，见本书"医案实录"篇。

乳痈汤

【组成】全瓜蒌20g，蒲公英20g，金银花20g，连翘20g，昆布30g，海藻30g，鹿角霜30g，夏枯草15g，重楼10g，虎杖20g，柴胡20g，黄芩20g，皂角刺15g，浙贝母15g，露蜂房10g，酒大黄6g，甘草3g。

【方义】全瓜蒌、柴胡疏肝解郁，通乳散结。全瓜蒌宽胸散结，为治疗乳痈早期必用之要药。现代药理研究证明，柴胡皂苷有刺激肾上腺、促进肾上腺皮质功能，因而有显著的抗炎作用。蒲公英、金银花、连翘、黄芩、虎杖、夏枯草清热解毒，消散痈结。蒲公英、虎杖等对金黄色葡萄球菌有良好的抑制作用，为治疗乳腺炎之良药。昆布、海藻、皂角刺、浙贝母、露蜂房直达病所，攻结聚之邪，溃坚破结，以消痈块。昆布、海藻含碘质，能促进病理产物和炎性渗出物的吸收，并能使病态的组织崩溃和溶解。酒大黄釜底抽薪，通腑泄热，解毒散结；反佐鹿角霜血肉有情之品，不仅温阳活血散痈，而且防产后寒凉药过度，寒温协同，相得益彰。全方共奏疏肝解毒、通乳消痈之效，故名曰"乳痈汤"。

【适应证】乳痈（乳腺炎）。

【加减】热入营血者，去鹿角霜，加水牛角、牡丹皮、生地黄；红肿甚者，加炮穿山甲、王不留行、丹参；高热甚者，加石膏、知母；乳汁壅滞者，加山楂、谷麦芽、通草；便秘者，加生白术；体弱者，加明党参、当归、川芎。经治案例，见本书"医案实录"篇。

乳癖汤

【组成】炮穿山甲10g（先煎），生牡蛎60g（先煎），生鳖甲30g（先煎），鹿角片30g（先煎），柴胡15g，郁金15g，陈皮15g，青皮15g，昆布30g，海藻30g，丝瓜络20g，路路通20g，川芎10g，法半夏10g，浙贝母10g。

【方义】方中柴胡、郁金、青陈皮、丝瓜络、路路通、川芎疏肝理气，通络止痛。现代药理研究证明，疏肝理气、活血化瘀类药物可改善全身和乳房局部血液循环，促进雌激素在肝脏的灭活和改善局部组织的充血水肿状况，并可抑制组织内单胺氧化酶活力，抑制胶原纤维合成，从而促使乳腺内肿块及纤维吸收，终止或逆转乳癖的病理变化。昆布、海藻乃软坚散结、消肿止痛之良药，由于含丰富的碘，可刺激垂体产生黄体生成素，从而抑制雌激素对乳腺组织的影响，因而有消肿消癖作用。四甲（鹿角片、牡蛎、鳖甲、穿山甲）系血肉有情之品，补中有消，领药直达病所，且化瘀散结、软坚消癖；同时鹿角片具有雄性激素作用，可调节内分泌，拮抗雌激素，促进黄体水平，对乳腺增生病有直接防治作用。半夏、浙贝母涤痰化瘀，散结消肿。全方刚柔相济，攻补兼施，共奏疏肝散结、涤痰消癖之功效，故名曰"乳癖汤"。

【适应证】乳癖。乳癖是发生在乳房部的慢性非化脓性肿块，相当于西医学的乳腺增生，包括乳房囊性增生病及乳房纤维腺病。

【加减】乳房胀痛较甚者，加延胡索、香附、赤芍、炒川楝子；乳块坚实者，加山慈菇、威灵仙、土鳖虫、桃仁；胸闷胀满者，加全瓜蒌、橘核、枳实；乳头溢液者，加生麦芽。经治案例，见本书"医案实录"篇。

化癥汤

【组成】生牡蛎60g（先煎），生鳖甲30g（先煎），炮穿山甲10g（先煎），僵蚕30g，生水蛭10g，土鳖虫10g，昆布30g，海藻30g，浙贝母15g，山慈菇15g，威灵仙30g，生白术30g，枳壳15g，桃仁12g，三棱10g，莪术10g。

【方义】方中以动物药三甲（生牡蛎、生鳖甲、穿山甲）、土鳖虫、生水蛭、僵蚕等血肉有情之品为君，此类药多系"虫蚁迅速飞走诸灵"，"藉虫蚁血中搜逐，以攻通邪结"，故不仅能率众药直达癥瘕病所，活血祛瘀，软坚化癥，同时还具有攻补兼施之效，非植物、矿物药所能及，故选为消除癥瘕的主要药物（牡蛎、鳖甲炮制品具有固涩、酸收作用，不利于消癥瘕，故皆用生品，先煎 30 分钟）。昆布、海藻消痰软坚，散结化癥；西医学研究证实，昆布、海藻都含丰富碘质，吸收入血液和组织后，能促进病理产物和炎性渗出物的吸收，并能使病态组织崩溃和溶解。海藻据《现代中药药理临床应用手册》记载具有调节免疫和抗肿瘤作用，海藻中的 SFPPR 及 SFPPRR 两种多糖均有抗肿瘤作用，其粗提取物对子宫瘤 U_{14}、肉瘤 S_{180} 及淋巴 I 号腹水型的动物模型，有一定的抑制作用。因此，对癥瘕的治疗全程，始终用昆布、海藻大剂量配入方中，以消除、吸收渗出液，能获令人满意之效果。威灵仙通经络、消痰浊，对痰湿内停胞宫之癥瘕有特别疗效，故每方必重用，直至病愈。三棱、莪术、桃仁活血化瘀，配以山慈菇、浙贝母，涤痰化浊，白术、枳壳健脾理气，共履臣、佐、使之责。全方共奏消除癥瘕之功效，故名曰"化癥汤"。

家本先生认为，癥瘕由瘀血而致者，临床所见月经量多，或经期衍长，或阴道不规则出血，均因瘀血致使血不归经。只有瘀血祛，方能血运正常，需牢记：止血不忘消癥，消癥兼顾止血。应按"通因通用"的治则，尽量避免使用固涩、炭类止血药，以免出现血瘀加重、癥瘕增长的弊端。月经期可不停药，当月经量特别多时，选三七或云南白药化瘀止血为宜，亦可暂停中药 2~3 天，待出血减少，继续服化癥汤无妨。

由于癥瘕日久，非短期可愈，为防止急于求成，频繁换方更药，影响疗效，应效者不更法，守方治疗，定能有利于癥瘕早日消除。

【适应证】妇科中的子宫肌瘤、卵巢囊肿、卵巢良性囊性畸胎瘤、子宫内膜异位症、子宫腺肌病、多囊卵巢综合征等，以及其他各科凡属中医辨证为癥瘕的疾病，均可选用。

【加减】瘀血甚者，加红花；痰浊甚者，加白芥子、牙皂、苍术；情志不畅者，加柴胡、郁金、香附；围绝经期者，选加紫河车、羊胎盘、仙茅、淫羊藿、苦参、肉桂；阳虚寒湿甚者，加桂枝、制附片、干姜；湿热甚者，加金银花、苦参、虎杖；气血两虚者，加黄芪、鸡血藤、制何首乌；气阴两虚者，加北沙参、麦冬、玄参；月经量多者，去桃仁、水蛭、土鳖虫，加仙鹤草、紫草；月经衍期或阴道不规则出血者，去水蛭、土鳖虫，加紫草、生地黄、三七；白带稠黄、异味甚者，加黄柏、土茯苓、蚤休；小便频或不畅者，加肉桂、乌药、小茴香；腹痛甚者，加香附、五灵脂、生蒲黄。经治案例，见本书"医案实录"篇。

盆腔炎方

【组成】金银花 15g，玄参 15g，当归 10g，赤芍 30g，川芎 10g，虎杖

20g，蚤休 10g，败酱草 15g，白花蛇舌草 20g，生牡蛎 60g（先煎），生鳖甲 30g（先煎），甘草 3g。

【方义】金银花、玄参、虎杖、蚤休、败酱草、白花蛇舌草清热解毒；配当归、赤芍、川芎活血化瘀；生牡蛎、生鳖甲滋水清热，散结软坚。诸药共奏清热解毒、活血化瘀、散结止痛之效。此治法及方药，恰合乎治疗盆腔炎之病因病机，故名曰"盆腔炎方"。

【适应证】急、慢性盆腔炎。

【加减】热入营血者，加水牛角、牡丹皮、生地黄、酒大黄；高热恶寒者，选加柴胡、黄芩、防风、荆芥；大便秘结者，加酒大黄；热毒盛者，加紫花地丁、蒲公英、黄连、连翘；腹痛甚者，加五灵脂、生蒲黄、延胡索；腹胀甚者，加柴胡、枳实、香附；带下量多、黄稠者，选加土茯苓、薏苡仁、车前仁、黄柏、草红藤、川牛膝；腰骶部冷痛明显者，去败酱草、虎杖、蚤休，加杜仲、续断、巴戟。经治案例，见本书"医案实录"篇。

经验药物

单味药

紫河车

【功效】益气养血，补肾填精。

紫河车"禀受精血结孕之余，得母之气血居多，能峻补营血"，故对妇科中的生殖器发育不全、卵巢早衰、闭经、不孕、更年期综合征疗效较好。

1. 治女性生殖器官发育不全、不孕 紫河车乃血肉有情之品，同气相求，非草、石、木药材可比，其日用量需用至 15～20g，煎煮或装胶囊吞服，配紫石英、二仙、五子，以补肾填精、助宫发育、调养冲任、调经助孕。

病例 王某，30 岁，公务员。2008 年 4 月 7 日初诊。

患者 12 岁月经初潮，月经后期、量少，已婚 5 年，其夫精液正常，未避孕 5 年未孕。现症见：面色灰暗、少华，末次月经 2 月 6 日，经量少、色淡、3 天净，怕冷怕风，白带极少，阴道干涩，性欲减退。性激素六项：雌二醇、孕酮偏低。舌淡红，薄白苔，脉弱。诊断：原发不孕。辨证：肾气不足，冲任虚损。治法：拟益肾填精、调养冲任、调经种子法。

处方：紫河车 20g（先煎），紫石英 30g（先煎），仙茅 10g，仙灵脾 15g，肉桂 10g，枸杞 15g，覆盆子 15g，菟丝子 15g，女贞子 15g，五味子 6g，山茱萸 10g，山药 30g。18 剂，水煎服，每日 1 剂，每周 6 剂。

二诊：4 月 27 日。月经 4 月 17 日至，经量增加、色淡红、4 天净，余症同上。宗上方，30 剂，每日 1 剂，每周 6 剂。

三诊：6 月 29 日。面色红润，怕冷怕风好转，阴道干涩、性欲减退好转，经至第 3 天查性激素六项：雌二醇、孕酮恢复正常。月经分别于 5 月 20 日、6 月 21 日如期而至，经量适中、色红、4 天净。舌红苔薄白，脉细。嘱原方每周 5 剂，服至怀孕为止。2008 年 8 月 30 日电话告知：查妊娠试验阳性。2009 年国庆节携其子前来致谢。

2. 治疗闭经、卵巢早衰 紫河车胶囊配五子衍宗丸，偏肾阴虚者加六味地黄丸，偏肾阳虚者加肾气丸，调经、恢复卵巢功能效良。

病例 鞠某，34 岁，工程师，美籍华人。2005 年 2 月 12 日初诊。

患者闭经已半年，不孕 2 年，当地诊断为"卵巢早衰"，已用激素人工行月经周期治疗法 1 年余，停药后月经仍不潮至。春节返乡省亲，由家人陪同求诊于家本先生。现症见：面目虚浮，面色晦黄，眼眶黑暗，神疲乏力，形寒怕冷，末次月经 2004 年 7 月，白带清稀，性欲减退，舌淡红、质胖、边有齿印、苔薄白，脉沉细。辨证：闭经（脾肾阳虚，冲任虚损）。拟温肾填精、养血调经法。因其身居国外，中药汤剂服用不便，拟紫河车胶囊、金匮肾气丸、五子衍宗丸。嘱紫河车胶囊每次服 0.2g×10 颗，每日 3 次，金匮肾气丸早、晚各服 6g，五子衍宗丸中午服 6g，连续服 3 个月。

2005 年 5 月 20 日来电称：4 月 25 日月经至，诸症好转。嘱紫河车胶囊每次服 0.2g×10 颗，每日 3 次，五子衍宗丸早上、中午各服 6g，金匮肾气丸每晚服 6g，连续再服 3 个月。2006 年春节回国探亲，至寓所致谢，称月经周期正常，经当地复查证实，卵巢功能已恢复正常。

3. 治围绝经期综合征 紫河车配仙鹤草、仙茅、仙灵脾、浮小麦、枸杞、山茱萸、山药、女贞子、旱莲草，阴阳双补，治疗肾阴阳两虚的围绝经期综合征，效果显著。

病例 释某，50 岁，长期素食者。2011 年 1 月 15 日初诊。

患者院外多处诊断为"围绝经期综合征"，经数位医生用二仙汤、二至丸、五子衍宗丸等草木之品调治年余，疗效不佳。现症见：绝经 1 年余，颜面烘热，身体瘦弱，潮热汗出，怕冷恶风，头晕耳鸣，腰酸背冷，失眠健忘，白带稀少，舌淡红、苔薄，脉沉弱。辨证：围绝经期综合征（肾阴阳两虚）。拟肾阴阳双补法。

处方：紫河车 10g（装胶囊吞服），仙鹤草 30g，仙茅 10g，仙灵脾 15g，肉桂 6g，浮小麦 50g，枸杞 15g，山茱萸 10g，山药 30g，女贞子 15g，旱莲草 20g，黄芪 30g，黄精 30g。5 剂，水煎服，每日 1 剂。

二诊：1 月 21 日。头晕、潮热汗出好转。嘱原方再服 20 剂，每日 1 剂，每周 5 剂。

随访：连续调理月余后，诸症痊愈。

（编者注：在《中国药典》2015 年版中，紫河车及相关中成药已不再列入其中，家本先生以羊胎盘替代紫河车，临床疗效仍佳。）

三七

【功效】 散瘀止血，消肿止痛，活血补血，消瘀通脉。

三七对血证有双相调节作用，既善化（瘀）血，又善止血，既善活血，又善养血，是血证之要药。三七还具有消瘀通脉的功效，故又是治疗心血管病、肝病及多种慢性病之佳品。此外，三七还有益气保健作用。

治疗冠心病、慢性肝炎

病例 郑某，男，30 岁，医生。1970 年 4 月 4 日初诊。

患者自幼体弱，加之长期在乡村卫生院工作，生活艰苦，忙于诊务，夜间苦读，辛劳成疾，身患多种慢性疾病，无暇治疗，以致失治，病情更加严重，终致卧床不起，转第三军医大学诊治，经全面检查，出院诊断为"冠心病、慢性肝炎、慢性疲劳综合征"等疾病。现症见：面色青灰、少华，时有胸闷气短，心前区隐痛，劳累即心痛加重，必含救心丸方能缓解心绞痛，右胁肋隐隐作痛，情绪波动时疼痛加重，疲乏无力，记忆力、工作效力下降，舌淡紫、苔薄，脉迟无力。此乃胸痹、胁痛、虚劳。辨证：气滞血瘀，气虚血弱。拟活血化瘀、益气养血法。因工作繁忙，出诊巡诊多，流动性大，无法服用煎煮中药，故选三七粉 6g，纯丹参片（不含冰片）15 片，分 3 次吞服。连续服 30 天。

二诊：5 月 5 日。面色好转，胸闷痛、胁肋痛减轻。上方再连续服 60 天。

三诊：8 月 1 日。经心电图、B 超、肝功复查示：冠心病、慢性肝炎好转，胸、胁肋痛消失，面色转红，疲乏无力好转，舌淡红、苔薄白，脉弦。嘱每日三七粉 6g，直至冠心病、慢性肝炎痊愈。

随访：患者服三七粉 1 年，其间未用其他任何药品。后于 1971 年 5 月再去第三军医大学做全面复查，结果示冠心病、慢性肝炎均已愈，其他各项检查结果亦无异常。身体逐渐强壮，超强度的工作亦能胜任。从此，患者继续每天用三七粉 5g，已坚持 40 余年，从未间断，共计服三七粉约 40 公斤。

其间，未用其他治疗冠心病、慢性肝炎的药物和营养滋补品。他现年已75岁，每年健康体检，均未发现内脏疾患，各项生化指标均在正常范围内，已连续超强度从医61年，虽退休10余年，但从未停止门诊工作，如今还每天上午诊疗患者50余人次。身体健壮，面色红润，精力充沛，思维敏捷，视力、听力、体力均正常，饮食、起居、步履正常，背不驼腰不弯，并坚持每天慢走万步。2016年12月31日体检：心电图正常，肝功及各项生化指标均在正常范围内，可谓：健康老年人，是三七疗效的活"标本"。

现代药理学研究证实，三七可用于冠心病的治疗。三七乙醇提取物可使冠脉流量增加，提高心肌营养性、血流量，降低心肌耗氧量，从而改善冠心病患者的供血、供氧，恢复心肌供氧和耗氧之间的平衡。三七抗冠心病的有效成分主要是所含的黄酮苷和三七皂苷。黄酮苷有扩张冠脉作用，三七皂苷能降低心肌耗氧量，增强心排出量，具有强心作用，并有抗心律失常作用。此外，三七含有大量人参皂甙，具有人参样药理效应，能增加巨噬细胞的吞噬能力，增强人体的新陈代谢和免疫功能。

国医大师朱良春发现，三七具有调节免疫、降脂降糖、抗氧化、抗衰老、抗肿瘤、抗炎镇痛、降酶保肝利胆、提高白蛋白、降低球蛋白的作用。

家本先生认为，对三七功效的认识，应该是在化瘀止血、活血止痛这一传统认识的基础上，加以新意和补充。他根据久病必虚、久病必瘀、久病入络的病理特点，凡治疗那些久病不愈、虚实夹杂，气虚血瘀的慢性病患者，使用三七均能获得令人满意的疗效，如冠心病、病毒性慢性肝炎、胃及十二指肠溃疡、高脂血症……本案患者冠心病、慢性肝炎、慢性疲劳综合征等疾病的痊愈，至今保持健康的身体，全仗三七的功效。因此，三七不仅防病治病，还有强身健体的功效。

土茯苓

【功效】清热解毒，泄浊除湿。

土茯苓是治疗湿毒蕴结的绝妙之品。凡湿热毒盘踞，损伤胞脉的多种妇科疾病，如带下、外阴瘙痒、崩漏、月经衍期、阴蚀、淋证、梅毒等，以及心血管疾病，均有令人满意之疗效。

治疗湿毒蕴结带下（非特异性阴道炎）　土茯苓配虎杖、龙胆草、金银花、玄参、蚤休、赤芍、当归、甘草等，有清热解毒、泄浊除湿、活血化瘀之功效。主治湿毒蕴结带下。治本病每日须重用土茯苓60~120g，以此剂量，直至病愈不变。

病例　李某，女，22岁。2010年4月5日初诊。

患者行人流术多次，有盆腔炎、子宫内膜炎病史，带下黄稠月余，经某院诊断为"非特异性阴道炎"，用抗生素及常规治疗，效果不佳，遂转家本先生处治疗。现症见：痛苦病容，面色赤红，带下黄绿色、浓稠、量多、秽臭难闻，尿频尿痛，小腹疼痛，口苦咽干，小便短赤，大便不畅，舌红、苔黄腻，脉滑数。此乃湿毒蕴结之带下，拟清热解毒、泄浊除湿法，选土茯苓加味。

处方：土茯苓60g，水牛角30g（先煎），虎杖20g，龙胆草15g，金银花20g，蚤休10g，赤芍30g，薏苡仁30g，苍术15g，黄柏10g，甘草3g。5剂，水煎服，每日1剂，分3次口服，取第4煎药汁冲洗阴道后，加适量水坐浴。

二诊：4月11日。患者带下色、量、臭均有好转，小腹疼痛减轻，二便通畅，脉舌同前。效不更方，前方去水牛角，龙胆草减至10g。7剂，服、洗方法不变。

三诊：4月19日。白带微黄、量已不多，诸症均好转，阴道分泌物涂片未见异常。为巩固疗效，拟清热解毒、健脾除湿法。处方：土茯苓60g，虎杖15g，金银花15g，蚤休10g，赤芍30g，薏苡仁30g，明党参30g，白术15g，山药30g，甘草3g。18剂。

随访：服用土茯苓方30剂，湿毒蕴结之带下痊愈，其服土茯苓总量为1800g，可见土茯苓是治疗"湿毒蕴结带下"之佳品。

国医大师邓铁涛善用土茯苓30～120g与川萆薢15～120g配伍，治疗膏淋、尿浊、蛋白尿、妇人带下等属湿毒蕴结者。

国医大师朱良春治疗痛风性关节炎用土茯苓、萆薢，获得令人满意之疗效。此二药可降低血尿酸指标，祛湿、解毒、利关节而除痹。

药理学研究发现，土茯苓能解毒利尿、抗心律失常、降低动脉粥样硬化，对金黄色葡萄球菌、白色念珠菌等有较强的抑菌效果。故家本先生常常大剂量使用土茯苓治疗妇科炎性疾病及心血管疾病，均取得令人满意的效果。

苦参

【功效】清热燥湿，祛风杀虫，通利小便。

苦参善治诸多妇科疾病，如盆腔炎、阴道炎、慢性宫颈炎、经断前后诸证、外阴单纯疱疹病毒感染、淋病、尖锐湿疣、非淋菌性尿道炎等。

1. 治疗湿热虫毒带下（滴虫性阴道炎）

病例 王某，女，30岁，农民。2011年8月3日初诊。

患者有不洁性交史，外阴瘙痒，白带灰黄、量多，诊断为"滴虫性阴道炎"。经当地治疗，效果不佳，求家本先生治疗。现症见：体形肥胖，月经正常，白带黄绿脓性、呈泡沫状、有腥臭气味，外阴瘙痒，少腹痛，房事痛，苔黄滑，脉滑数。此乃下焦湿热、外感虫毒之带下。拟清热杀虫止痒法，选一味苦参。

处方：苦参50g，水煎2次，取汁约1500mL，每次口服100mL，每日服3次；余药汁冲洗阴道后，加适量温水坐浴，每日3次。连续治疗20天。

二诊：8月24日。白带正常，外阴痒止，阴道分泌物涂片未见滴虫。拟四君子汤、三仁汤，健脾除湿，以善其后。

2014年5月5日，患者因妊娠恶阻求治，诉其滴虫性阴道炎从未复发。

现代药理学研究发现，苦参有抗微生物作用；苦参碱对痢疾杆菌、大肠杆菌、变形杆菌、乙型链球菌、金黄色葡萄球菌有较强的抑制作用，有抗柯萨奇B组病毒（CVB）的作用；苦参醇浸膏在体外有抗滴虫作用，对鞭毛虫等也有一定的抑制效果。此外，苦参也有抗炎作用：苦参碱、氧化苦参碱静脉注射对多种致炎剂所引起的炎症反应有明显的抑制作用，其抗炎强度与氢化可的松相似。本案的临床疗效，亦可佐证此研究成果是可信的。

家本先生根据苦参有清热燥湿、杀虫止痒的功效，并结合现代药理研究已证实的苦参对滴虫有抑制效果，选苦参一味药治愈了滴虫性阴道炎，并将继续临床观察总结推广。

2. 治疗心烦易怒，夜寐不宁　梦交频繁

病例　徐某，女，43岁，公务员。2012年9月3日初诊。

患者月经紊乱1年，性激素六项检查结果提示卵巢功能减退，经激素疗法，疗效欠佳，转家本先生处诊治。现症见：面色暗黄，心悸气短，潮热汗出，心烦易怒，夜寐不宁，梦交频繁，头昏眼花，腰膝酸软，末次月经7月1日，月经量少，2天净，白带少，舌暗红、苔薄微黄，脉细数。此仍肝肾两虚，经断前后诸证。拟滋养肝肾、宁心安神法，选甘麦大枣汤、百合地黄汤、五子衍宗丸合方。

处方：浮小麦60g，百合50g，生熟地黄各15g，枸杞15g，覆盆子15g，菟丝子15g，五味子6g，山茱萸10g，山药30g，紫河车15g（先煎），夜交藤30g，珍珠母30g（先煎），大枣15g，甘草5g。10剂，水煎服，每日1剂。

二诊：9月12日。患者月经9月10日至，经量少，2天净，仍心烦易怒，夜寐不宁，夜夜梦交，余症均好转。上方加苦参10g，甘草加至10g。7剂，每日1剂。

三诊：9月18日。患者心烦易怒好转，夜寐安宁，梦交停止，余症均好转。效不更方，嘱按二诊方，再服30剂。

随访：复查性激素六项正常，心烦易怒、夜寐不宁、梦交未复发，月经正常，经断前后诸证均愈。

苦参的有效成分主要是生物碱和多种黄酮，其中氧化苦参碱和槐胺碱具有中枢抑制作用，表现为镇静催眠。该案患者证属肝肾阴亏，相火上扰心神，心神不宁则心烦不寐、梦交。家本先生先立滋补肝肾之方效不著，后加大苦大寒的苦参清热泻降，直折相火，加入甘草10g顾护胃气，以防苦参苦寒伤胃而取速效。此充分体现家本先生的创新性临床思维方式，即传统中医学的辨证与现代药理学知识相结合的组方思想，亦是"西为中用"的例证。

威灵仙

【功效】 祛风除湿，通络止痛，排石抗炎。

威灵仙是治疗风湿痹痛、麻木不仁的要药，还可治胆、肾结石，对痛经、闭经、霉菌性阴道炎等疗效也甚佳。

治疗湿浊带下、阴痒（霉菌性阴道炎）

病例 孙某，女，25岁，2009年4月5日初诊。

患者有不洁性生活史，外阴瘙痒，白带如豆腐渣状、酸臭气味，某院诊断为"霉菌性阴道炎"，经多地治疗，反复发作，已有1年余，近症状加重，转家本先生处诊治。现症见：身体健壮，月经正常，白带呈豆腐渣状、酸臭气味，外阴瘙痒，红肿疼痛，性交痛，阴道分泌物镜下查见霉菌，二便正常，舌红苔黄腻，脉数。此乃湿浊下注之带下、阴痒。拟除湿泄浊、抗菌止痒法，选一味威灵仙汤。

处方：威灵仙30g，水煎2次，取汁约1500mL，每次口服100mL，每日服3次；余药汁冲洗阴道后，加适量温水坐浴，每日3次，连续15天。

二诊：4月25日。白带正常，外阴痒止，外阴肿痛、性交痛愈。嘱再用上方法治疗1周，以巩固疗效。

随访：白带正常，多次查阴道分泌物镜下未找到霉菌。

现代研究证实，威灵仙的主要成分含白头翁素、白头翁内酯、甾醇、糖类、皂苷等，白头翁素对革兰阳性及阴性细菌和霉菌都有较强的抑制作用。家本先生根据威灵仙对霉菌有较强的抑制作用之药理，经临床反复验证，总结出用一味威灵仙汤治愈霉菌性阴道炎的临床经验。

鱼腥草

【功效】 清热解毒，排脓消肿，止痒祛臭。

鱼腥草是治肺痈、肠痈之要药，在妇科中亦有很多特殊作用，如对漏下、淋证、妊娠咳嗽、妊娠痔疮肛裂、外阴瘙痒、阴臭等，疗效均令人满意。

治疗外阴瘙痒、阴臭（老年性阴道炎）

病例　卓某，女，55 岁，牧民。2011 年 2 月 5 日初诊。

患者外阴瘙痒多年，外阴散发臭气特别重，经西藏某院诊断为"老年性阴道炎"，经多次治疗，效果不佳，转成都求家本先生治疗。现症见：体弱多病，面色少华，绝经已 5 年，纳呆食少，胃脘隐痛，白带黄、量多，外阴红肿瘙痒，散发恶臭气，房事后外阴灼热疼痛、臭气加重，大便稀溏，舌暗红、苔薄黄，脉细数。此乃湿热（毒）下注之阴痒、阴臭。拟清热排毒法，选鱼腥草 100g，水煎 2 次，取汁 1500mL，每次口服 150mL，每日服 3 次；余药汁分 3 次冲洗阴道后，加适量温水坐浴，每日 3 次。连续治疗 10 天。

二诊：2 月 16 日。患者白带减少，阴痒、阴臭减轻。效不更方，再按前方法，继续治疗 10 天。

三诊：2 月 28 日。阴痒、阴臭已愈，拟健脾益胃之剂，以善其后。患者体弱多病，不耐大剂苦寒之品，故用味辛、微寒的鱼腥草，内服外洗，收效显著。

现代研究证实，鱼腥草有抗菌、抗病毒、抗炎、利尿、提高机体免疫力的作用，对多种皮肤致病性真菌也有效。家本先生临床运用鱼腥草治疗感染性疾病，是以现代药理研究之成果作为用药依据。

忍冬藤

【功效】清热解毒，疏风通络，止带止痒。

治疗外阴灼热瘙痒、热毒带下（阴道嗜血杆菌性阴道炎）

病例　舒某，女，26 岁，居民。2011 年 8 月 12 日初诊。

患者外阴灼热瘙痒，白带多、有腥臭气味，经某妇科医院诊断为"阴道嗜血杆菌性阴道炎"，用乳酸液、爱尔士等治疗，效果不显，反复发病已 2 年，每于月经前后症状加剧。现症见：面色赤红，肥胖体丰，月经量多、色鲜红，白带腥臭气味，外阴红肿、灼热瘙痒，性交疼痛，阴道分泌物查见线索细胞，大便不畅，舌红苔黄，脉数有力。家本先生诊断患者乃热毒下注之带下、阴痒。拟清热解毒、止带止痒法，选忍冬藤 150g，水煎 2 次，取汁 1500mL，每次口服 150mL，每日服 3 次；剩余药汁，分 3 次冲洗阴道后，加适量温水坐浴，每日 3 次。连续治疗 10 天。

二诊：8 月 25 日。患者白带腥味减轻，外阴红肿瘙痒好转，大便已畅，舌红苔黄，脉数有力。效不更方，按上方，再用 10 天，方法同上。

三诊：9 月 6 日。白带正常，外阴不红不肿，外阴瘙痒愈，性交痛止，舌红、苔薄黄，脉滑。嘱再按前方法，治疗 7 天，以巩固疗效，以防复发。

2013 年 9 月 5 日，患者妊娠感冒就诊，自述：多次阴道分泌物涂片检查未见线索细胞，白带正常，外阴灼热、红肿、瘙痒从未复发，性交已不疼痛。

现代研究证实，银花（忍冬藤）抗菌范围较广，对金黄色葡萄球菌等革兰阳性菌有抑制作用，对志贺痢疾杆菌等革兰阴性菌也有一定的抑制作用，对钩端螺旋体亦有效。其水浸液对多种皮肤真菌均有抑制作用。银花（忍冬藤）既能抑制炎症的渗出，又能抑制炎性增生。家本先生依据忍冬藤的药理作用，用于指导临床治疗，收到令人满意的疗效。其实《新修本草》早为忍冬藤立言："凡易得之草，而人多不肯为之，更求难得者，是贵远贱近，庸人之情乎？"家本先生认为：忍冬藤药源多、运用广、价格廉、药效好，且无毒副作用，安全性强，是一味值得推广运用的佳品。

我国诺贝尔奖获得者屠呦呦教授从青蒿单味药中提炼出治疟的特效新药青蒿素，更进一步说明单味药亦是中医学宝贵遗产中非常重要的内容，是具有原创优势的科技资源。这正如诺贝尔生理学、医学奖评选委员会主席齐拉特说：中国女科学家屠呦呦从中药中分离出青蒿素应用于疟疾治疗，这表明中国传统的中草药也能给科学家们带来新的启发。经过现代技术的提纯和与西医学相结合，中草药在疾病治疗方面所取得的成就"很了不起"。由此可见，今后应更加努力发掘，传承创新，总结提高，让中医药为人类健康事业做出更大的贡献！

药 对

生牡蛎、生鳖甲

单味功用

（1）牡蛎　味咸、涩，性微寒，无毒，入肝、胆、肾经。本品为贝壳之属，质体重坠，故既能平肝潜阳，用于治疗阴虚阳亢所引起的心悸、心烦、失眠、头晕、耳鸣等症；又能软坚散结，用于瘰疬、瘿瘤、痰核、癥瘕积聚，如肝脾肿大、乳腺增生、子宫肌瘤、子宫腺肌症、卵巢囊肿等疾病。本品有抗溃疡、降血脂、抗凝血、抗血栓、促进机体免疫功能和抗白细胞下降等作用。

（2）鳖甲　味咸，性微寒，入肝、脾、肾经。本品不仅能滋肝肾之阴而潜阳，治肝肾不足、潮热盗汗，或阴虚阳亢，以及热性病、阴虚风动、手足抽搐等症；又能软坚散结，破瘀通经；还能治癥瘕积聚，如肝脾肿大、肝硬化等疾病。《医学入门·本草》称鳖甲主"女子经闭"。本品能抑制结缔组织增生，故可消散肿块；并能提高血浆蛋白含量，提高淋巴母细胞转化率，延长抗体存在时间，促进造血功能，保护肾上腺皮质功能，防止癌细胞突变；还有一定的镇静作用。

伍用功能 牡蛎为水中之物，素有海中牛奶之称，软坚散结，益阴潜阳；鳖甲乃灵动之物，散结消痞，破瘀通经。二药相伍，同类相从，相得益彰，增强软坚散结、活血化癥、扶正祛瘕的作用。

牡蛎、鳖甲伍用，出自《医级》卷七，名牡蛎鳖甲散。功效：滋水清热，散结软坚。主治：水亏潮热，邪留胁下，或水气内结，以及痞硬而痛。《朱良春虫类药的应用》称牡蛎配鳖甲去胁下坚满，消癥瘕肿块，软坚散结，用于肝脾肿大、肝硬化等。

用量用法 入煎剂，生牡蛎 30～60g，生鳖甲 15～30g，宜捣碎先煎 30分钟。

用药心得 为何治癥瘕积聚专用生牡蛎、生鳖甲配伍应用？家本先生认为，牡蛎、鳖甲炮制品具有固涩、收敛的作用，不利于消癥瘕积聚；用生品，取其软坚散结、化痰除癥而不固涩之功效，故专用生牡蛎、生鳖甲治疗癥瘕积聚的多种妇科疾病。子宫肌瘤、子宫腺肌症、卵巢囊肿，加昆布、海藻、土鳖虫、三棱、莪术、桃仁、酒大黄；闭经，加桃仁、赤芍、川芎、生山楂、鸡内金；输卵管积水，加泽泻、土茯苓、虎杖、天花粉、威灵仙；乳腺增生，加炒穿山甲、郁金、海藻、路路通、川芎、香附。由于以上病种疗程较长，故选具有化癥不伤新血、化瘀血不动血、止血不留瘀血、散瘕不伤正气、消除癥瘕的生牡蛎、生鳖甲药对，具有此特殊功效。该药对经过长期的临床疗效观察，针对以上诸疾的治疗效果甚佳。其验案参见本书"乳腺囊肿病案"。

龟甲胶、鹿角胶

单味功用

（1）龟甲胶 味甘、咸，性平。归肝、肾经。本品主治阴虚血亏、劳热骨蒸、盗汗、心悸、肾虚腰痛、脚膝痿弱、吐血、衄血、崩漏、带下等。《本草汇言》载其"主阴虚不足……妇人崩带淋漏，赤白频来，凡一切阴虚血虚之证，并皆治之"。本品能提高免疫功能，抗衰老，抗动脉粥样硬化和降低血清总脂和胆固醇，增加冠脉流量，提高心肌耐缺氧能力，对人型结核杆菌有抑制作用，对子宫有一定的兴奋作用；并有补血、解热、镇痛等作用。

（2）鹿角胶 味甘、咸，性温。归肝、肾经。本品主治虚劳羸瘦、头晕耳鸣、腰膝酸软、阳痿滑精、宫寒不孕、胎动不安、崩漏带下、吐血、衄血、咯血、尿血、阴疽等。《药性论》载其"妇人服之令有子，能安胎去冷，治漏下赤白"。本品能促进生长发育，提高机体的细胞免疫和体液免疫；并提高人体的脑力、体力，减轻疲劳，改善睡眠，增进食欲，调节新陈代谢，调节内分泌；且具有促性激素作用，亦能促进造血功能。

伍用功能　龟甲胶、鹿角胶均味甘、咸，均入肝、肾两经。同气同性，协同增强其补肾填精之功效。《证治宝鉴》卷三用龟甲胶、鹿角胶组合，形成水火并补、补肾填精的"龟鹿二仙膏"，主治水火两亏、督任两虚。龟甲胶滋肾水而养任脉之血，鹿角胶壮命门火而补督脉之精，故合用能水火并补、精血双填、督任两治。

用量用法　龟甲胶，烊化，10~15g，内服；鹿角胶，烊化，10~15g，内服。

用药心得　家本先生善用龟甲胶、鹿角胶药对，治疗妇科中因肾虚精亏、督任受损所致的多种疾病。如崩漏、月经过多、月经衍期，加紫河车、五子衍宗丸；经间出血，加熟地黄、山茱萸、山药、女贞子、旱莲草、地骨皮；子宫内膜生长不良、闭经、不孕，加紫河车、黄芪、黄精、四物汤、五子衍宗丸；带下清稀者，加紫石英、芡实、山药、车前仁；围绝经期综合征，加浮小麦、知母、百合、黄精、山茱萸、熟地黄、紫河车；房事出血，加仙鹤草、旱莲草、女贞子、地榆、赤石脂；胎漏，加补骨脂、炒白术、桑寄生、莲米、枸杞子、菟丝子、山药；恶露不绝，加补中益气汤、益母草、茜草；产后、人流后腰腹冷痛，加制附片、仙茅、仙灵脾、巴戟天、干姜、菟丝子；过多抑制综合征（避孕后闭经综合征），加紫石英、熟地黄、山茱萸、仙灵脾、菟丝子、枸杞子；席汉综合征，加紫河车、仙灵脾、仙茅、巴戟天、丹参、肉苁蓉、黄精、枸杞子、菟丝子。其验案参见本书"继发性闭经（卵巢早衰）病案"。

紫河车、紫石英

单味功用

（1）**紫河车**　中医处方名，实为胎盘，古人敬畏生命，为消除患者服药时的尴尬与不适，用诗意命名，可谓用心良苦。李时珍在《本草纲目》中引《丹书》对紫河车诗情画意般的描述："天地之先，阴阳之祖，乾坤之橐籥，铅汞之匡廓，胚胎将兆，九九数足，我则乘而载之，故谓之河车。其色有红、有绿、有紫，以紫者为良。"这就是紫河车命名的来由。

紫河车味甘、咸，性温。归肺、肝、肾经。本品补肾益精、益气养血，气血阴阳均补，可治一切虚损劳极之证。正如明·汪昂《本草备要》记载，紫河车乃"人之血气所生，故能大补气血，治一切虚劳损伤"。《中国药学大辞典》曰："然诸药总不及紫河车之妙，其性得血气之作，既非草木可比……始以血肉之属，为血肉之补，同气相求，乃无上妙品也。"家本先生认为"精不足者，补之以味"，即指用此类厚味药而言。本品对子宫发育不全、子宫萎缩、卵巢早衰、功能性子宫出血、乳汁不足、老年性阴道炎、席汉综合征等妇科疾病有良好的治疗作用，对虚劳羸弱、虚喘劳嗽、贫血、不育不孕、阳痿遗精等疗效良好。本品有提高机体免疫功能的作用，能增强机体抵抗力；能促进乳腺、子宫、阴道、卵巢、睾丸的发育；有抗过敏、抗癌、延缓衰老等作用。

（2）紫石英　味甘、辛，性温。本品为卤素化合物氟化物类萤石族矿物萤石，有镇心安神、温肺降逆、暖宫散寒的功能。主治心悸、怔忡、惊痫、肺寒咳逆，对宫寒不孕、月经不调、崩漏等疾病疗效极佳。正如《本草纲目》曰："紫石英，手少阴、足厥阴血分药也。上能镇心，重以去怯也；下能益肝，湿以去枯也。心生血，肝藏血，其性暖而补，故心神不安、肝血不足及女子血海虚寒不孕者宜之。"《神农本草经》载紫石英"甘能和中，重能降气……散寒……女子风寒在子宫，绝孕十年无子，子宫属冲脉之海，风寒入于其中，他药所不能及"。《本经疏注》曰："此药填下焦，且走肾。"紫石英甘温质重善走下焦，其性温而能温养胞宫，调补冲任，甘又能健运中焦，中气健则气血生化之源充足，胞宫得养则易受孕。现代药理研究证实，本品有兴奋中枢神经和促进卵巢分泌功能的作用。

伍用功能　紫河车、紫石英乃动物、矿物药之药对，二药伍用，有增强治疗一切虚损劳极之证的效果。

紫石英配紫河车大补精血，紫石英甘温质重能填下焦，走肾经。味辛性温而能温养胞宫，调补冲任，甘又能健运中焦，中气健则气血生化之源充足，胞宫得养则易受孕。又因其外观尖利而具通利之性。紫河车为人之胞衣，"儿孕胎中，脐系于胎，胞系母脊，真元所生"（缪仲淳语），可见其得先天之气且为血肉有情之品，可养后天之脏，非其他草木可比。故为治精气不足、子嗣难成之要药，是历代名医治疗不孕的常用药对。

紫河车乃血肉有情之物，阴阳、气血双补之品；紫石英重坠，为手少阴、足厥阴血分药，暖宫散寒，调经种子。二药相配，具温暖下元胞宫、大补精血之功，且紫石英质重降气又能通利，可引紫河车直入胞宫而生血填精，此药对是家本先生治疗不孕的常用药对。

用量用法　紫河车5～20g，研末吞服或煎服（宜捣碎先煎30分钟）；紫河车胶囊,每次0.3g/8粒,一日3次;新鲜胎盘半个至1个,煮食,每周1次。紫石英15~30g,入煎剂,宜捣碎先煎30分钟,不宜久服。

用药心得 家本先生喜将紫河车、紫石英组合为药对,名曰"二紫",治疗多种妇科疾病,疗效甚佳。如子宫发育不全、卵巢早衰,加五子衍宗丸、八珍汤;闭经(诸虚损),加四物汤、五子衍宗丸;不孕(虚寒),加二仙汤、五子衍宗丸、四物汤;功能性子宫出血(阴阳两虚),加四物汤、知柏地黄汤;老年性阴道炎,加百合地黄汤、四妙勇安汤;乳汁不足,加黄芪、黄精、八珍汤;席汉综合征,加二仙汤、归脾汤、五子衍宗丸;外阴营养不良,加百合地黄汤、五子衍宗丸。其验案参见本书"原发闭经病案"。

僵蚕、蝉蜕

单味功用

(1) 僵蚕 味咸、辛,性平,入肝、肺、胃经。本品得清化之气,故干而不腐。其气味俱薄,轻浮而升,能息内风止痉、化痰散结,惊风、癫痫夹有痰热者尤为适宜(急惊、慢惊、破伤风);祛外风止痉、止痛、止痒;咸能软坚散结,因而又能化痰。本品还有镇静、抗惊厥、抗菌、抗辐射、降压、催眠等作用。

(2) 蝉蜕 无气味,性微凉,入肺、肝、肾经。其质轻升浮,能宣肺疗哑、透疹止痒、明目退翳、息风止痉。本品尚有抗惊厥、镇痛、镇静、抗过敏等作用。

伍用功能 白僵蚕干而不腐,得清化之气,能祛风清热、息风解痉、化痰散结、通络止痉;蝉蜕质轻升散,善走皮腠,能凉散风热、透疹解痉。

二药伍用,出自《袖珍方》卷三,名曰"蝉蜕散"。功效:内服解痉;外用解毒。主治:疔疮毒肿。

国医大师邓铁涛常用僵蚕、蝉蜕药对,治疗面神经麻痹和温病湿热遏阻、卫气同病。

用量用法 入煎剂,僵蚕6~15g,蝉蜕6~10g。

用药心得 家本先生常将僵蚕、蝉蜕两药配伍,加味治疗五官科及头面诸多疾病。如声嘶失音,加木蝴蝶、大海、甘草;咽喉疼痛,加玄参、桔梗、甘草;口眼喝斜,加全蝎、白芷、防风;角膜炎,加白菊花、密蒙花、木贼;风热上扰耳鸣,加金银花、连翘、白菊花;痄腮,加连翘、桑叶、牛蒡子、甘草;百日咳,加前胡、杏仁、川贝母、海浮石;过敏性鼻炎,加麻黄、连翘、黄芩、甘草;过敏性哮喘,加麻黄、黄荆子、地龙、甘草;痤疮,加夏枯草、黄芩、酒大黄、甘草。其验案参见本书"医案实录"篇。

补骨脂、赤石脂

单味功用

（1）补骨脂　味辛、苦，性温。归肾、脾经。本品补肾助阳、固精止带、纳气平喘、暖脾止泻、温肾止崩，是脾肾阳虚及下元不固之要药。酊剂外涂可治白癜风，浸膏外涂可治外阴白斑。本品有较强的雌激素作用；有抗早孕、抗肿瘤、抗早衰、升白细胞、止血、杀虫及抗菌作用（活性成分为脂溶性成分）。

（2）赤石脂　味甘、涩、酸，性温。归大肠、胃经。本品涩肠止泻、收敛止血、固崩止带。《本草求真》载本品"催生下胎，亦是味兼辛温，化其恶血，恶血去则胞与胎自无阻耳"；《别录》称本品"主……胞衣不出"。由此可见，赤石脂活血化瘀功效之强。亦不难发现，赤石脂具有既涩血又化血的双相调节作用。本品有吸附及止泻、抗炎、止血作用。

伍用功能　补骨脂、赤石脂虽分属植物、矿物，但二药均性温，补骨脂温肾助阳，赤石脂收敛止血、固崩止带。二药合用，功效累加，具有温肾补阳、收涩止血、敛精止带的作用。

用量用法　入煎剂，补骨脂 6～10g，赤石脂 10～30g，宜捣碎先煎 30 分钟。

用药心得　家本先生善用补骨脂、赤石脂药对治疗先天禀赋不足，或肾阳不足，或肾气不充，致气化温煦失常、封藏失职、冲任不固的多种妇科疾病，其效神奇，有"塞流""澄源""复旧"之功。如崩漏，加黄芪、黄精、仙鹤草、五子衍宗丸；功能性子宫出血，加归脾汤；人工流产或产后恶露不绝，加补中益气汤；月经衍期，加五子衍宗丸、四物汤；慢性盆腔炎、宫颈炎，加二甲二四汤；带下清稀量多，加八珍汤。参见本书"功能失调性子宫出血辨证论治的心得与体会"有关内容。

大黄、丹参

单味功用

（1）大黄　味苦，性寒。归胃、大肠、肝、脾经。本品又有最富传神之名"将军"，能攻积滞、清湿热、泻火、凉血、祛瘀、解毒。生大黄泻下力强；酒大黄泻下力缓和，擅长活血，减轻腹痛，引药上行可清上焦实热，下达膀胱可清下焦热毒；大黄炭泻下作用极弱，具有凉血、化瘀、止血作用。本品有抗菌、抗病毒、抗炎解热、降低高氮质血症及调节免疫的作用，体现出大黄的清热凉血解毒功效；通过降低血液黏度、增加血容量、改善微循环及抗肿瘤等作用，体现出大黄的逐瘀通经功效。

（2）丹参　味苦，性微寒。归心、肝经。本品有活血化瘀、调经止痛、养血安神、凉血消痈的功效。前人有"一味丹参饮，功同四物汤"之美誉，此仅从活血化瘀作用相似而言，但"四物汤"既活血又补血，而丹参无直接补血作用，实为以通为补之意。由于丹参活血作用异于当归、川芎，也殊于乳香、没药，其性微寒，其用平和，是一味经、带、胎、产均可运用的妇科良药。本品有扩冠、抗凝、促进纤溶、抑制血小板聚集、抑制血栓形成、降血脂、降血糖、抗动脉粥样硬化、抗肿瘤、抑制或减轻肝细胞变性坏死及炎症反应、促进肝细胞再生、抗纤维化等作用；对多种细菌及结核杆菌有抑制作用；此外，还有增强免疫作用。

伍用功能　大黄逐瘀破结，丹参活血化瘀，一破一化，力专于行，精于通畅。二者合用，相得益彰，其清瘀热、破瘀结之力倍增，可通调下焦之血行，荡涤血府之瘀血。

用量用法　入煎剂，大黄 3～10g，丹参 10～30g。

用药心得　家本先生善用大黄、丹参药对治疗多种妇科、肝胆疾病，凡湿热瘀结、热瘀交阻、湿瘀互结之妇科诸疾，每能奏效。如痛经，加四物汤、失笑散；闭经，加桃红四物汤、生山楂、鸡内金；月经色黑量少，加二甲二四汤（生牡蛎、生鳖甲、四物汤、四妙勇安汤）；月经后期，加四物汤、泽兰、石楠藤；崩漏，加四物汤、三七、炒茜草；赤带，加虎杖、白花蛇舌草、知母、地锦草、四妙勇安汤；慢性盆腔炎、盆腔粘连，加二甲二四汤、虎杖；子宫肌瘤、子宫内膜异位，加昆布、海藻、三棱、莪术、土鳖虫、生牡蛎、生鳖甲；恶露不绝，加益母草、炒茜草、四物汤；慢性肝炎、肝硬化，加生牡蛎、生鳖甲、四逆散、玉屏风散等。其验案参见本书"月经过多病案""慢性乙型肝炎病案"。

知母、黄柏

单味功用

（1）知母　味苦，性寒。归肺、胃、肾经。本品苦寒清泻肺、胃、肾三经之火；甘寒质润，滋养肺、胃、肾三经之阴液；既清气分实热，又清相火退虚热。本品有抗菌、解热、降糖等作用。

（2）黄柏　味苦，性寒。归肾、膀胱、大肠经。本品清热解毒、泻火燥湿，对下焦湿热效尤显著，善清肾火退虚热。本品有抗炎、抗病原微生物、降压等作用。

伍用功能　知母滋太阴之燥热；黄柏伏相火上潜，治下焦湿热。二药同为苦寒，一润一燥，互相协同，上清肺热，中化湿饮，下滋肾阴，壮水以制阳光。二药同用，肺、脾、肾三脏、上中下同清，配伍巧妙，得心应手。

李时珍《本草纲目》载："古人言知母佐黄柏，滋阴降火，有金水相生之义。黄柏无知母，犹水母之无虾也。盖黄柏能制膀胱、命门阴中之火；知母能清肺金，滋肾水之源。故洁古、东垣、丹溪皆以为滋阴降火之要药，上古所未言也。盖气为阳，血为阴。邪火煎熬，则阴血渐涸，故阴虚火动之病须之。"

知母、黄柏二药伍用，出自《兰室秘藏》，名曰"疗本滋肾丸，主肾虚目暗"。《活人心统》名曰"四制黄柏丸，主治上盛、水火偏盛、消中等证"。《普济方》名曰"坎离丸，主治性热虚羸"。《万氏女科》名曰"补阴丸，主治月经再行"。

用量用法　入煎剂，知母 10～15g，黄柏 6～10g。

用药心得　家本先生善用知母、黄柏药对治疗因虚火所致的多种妇科疾病，其疗效非常显著。功能性子宫出血、排卵期出血、月经先期、月经衍期、月经量多，加生地黄、女贞子、旱莲草、牡丹皮、山茱萸、山药；慢性盆腔炎，加四妙勇安汤、生牡蛎、生鳖甲；不孕（肝旺肾虚，基础体温呈高温双相）加柴胡、白芍、五子衍宗丸；阴道炎，加四妙勇安汤、虎杖、白花蛇舌草；带下，加四妙勇安汤、土茯苓、苦参；围绝经期综合征，加浮小麦、百合、紫河车、五子衍宗丸；性欲亢进，加龟板、鳖甲、二至丸；房事出血，加四妙勇安汤、百合、白茅根；房事疼痛，加白芍、甘草。其验案参见本书"老年经断复行病案"。

枸杞子、黄精

单味功用

（1）枸杞子　味甘，性平。归肝、肾、肺经。本品养肝滋肾、润肺益精，主治肝肾亏虚、头昏目眩、视力减退、遗精崩漏、虚劳咳嗽等。由于枸杞子有滋补肝肾的作用，肝肾足，冲任满溢，月经按期而至，故能治肝肾不足所致的月经后期、月经量少、闭经、不孕等妇科疾病。本品能显著提高网状内皮系统的吞噬能力，有增强细胞免疫和体液免疫的作用，同时具有免疫调节作用。枸杞子对动物生长有刺激作用，还能抗衰老、抗突变、降血脂、保肝及抗脂肪肝、降血糖、降血压等。

（2）黄精　味甘，性平。归脾、肺、肾经。本品滋肾润肺、补脾益气，主治阴虚燥咳、劳嗽久咳、肾虚精亏、脾胃虚弱等。由于黄精有补肝肾、益冲任的作用，故能治疗肾虚所致的月经后期、闭经、不孕。本品有抗心肌缺血、增加冠脉流量、增强耐缺氧力及强心作用；能提高机体免疫功能；有抗菌作用，对伤寒杆菌、金黄色葡萄球菌及多种致病性皮肤真菌均有抑制作用，对结核杆菌有显著的治疗作用；有抗过氧化、抗衰老、降血糖、降血脂的作用。

伍用功能 枸杞、黄精均味甘，性平，均归肾、肺经。两药配对，无疑增强其补肾益精的作用。古人在《圣济总录》《奇效良方》中将枸杞子、黄精配对，由于两药皆能补精滋肾，故称"二精丸"，主治虚劳精亏之证；《景岳全书》中枸杞子、黄精配对，名"枸杞子丸"，主治肾虚精滑之证。此外，黄精还能入脾，兼以益气。故二药合用，能脾肾双补、气血同益。

用量用法 入煎剂，枸杞子 10～30g，黄精 15～30g。

用药心得 家本先生善用枸杞子、黄精药对治疗肝肾不足、脾气虚弱的多种妇科疾病，事半功倍。如月经后期、月经量少、闭经，偏气血两虚者加八珍汤，偏阴虚者加熟地黄、山茱萸、二至丸，偏阳虚者加仙灵脾、巴戟天、肉桂，阴阳两虚者加二仙汤、紫河车、紫石英；肾气不足致月经衍期、崩漏者，加紫河车、黄芪、补骨脂、赤石脂；肾精不足致子宫内膜生长不良者，加紫河车、鹿角胶、丹参、四物汤；肾气不足致带下者，加紫河车、鹿角片、黄芪、升麻、山药；肝肾不足，脾气虚弱致围绝经期综合征者，加浮小麦、紫河车、菟丝子、百合、地黄；肝肾不足致不孕者，加紫河车、紫石英、覆盆子、菟丝子、仙灵脾；肾水不足致羊水过少者，加北沙参、玉竹、山药、熟地黄、桑椹子；妊娠或产后便秘者，加生白术、制何首乌；失血性贫血者，加四物汤、仙鹤草、黄芪、补骨脂；脂肪肝，加血府逐瘀汤、生山楂、绞股蓝、丹参、泽泻；男性精子数量减少或活动力弱，加五子衍宗丸、仙茅、仙灵脾、紫河车等。其验案参见本书"继发性闭经病案"。

当归、延胡索

单味功用

（1）当归 味甘、辛，性温。归肝、心、脾经。本品甘补、辛行、温通，故有补血、活血、调经、散寒、止痛之功效，既为补血之要药，又是妇科之良药，还是外科常用药，常用于血虚、血瘀、血寒诸证。本品有抑制血小板聚集、抗血栓、抗贫血、抗心肌缺血缺氧、促进免疫功能的作用；能扩张外周血管，改善微循环；此外，还有降血脂、保肝、抗炎、抗缺氧、抗疲劳等作用。当归可兴奋和抑制子宫平滑肌，其抑制成分主要为挥发油及阿魏酸，兴奋成分主要为水溶性或醇溶性的非挥发性物质，当归对子宫的作用取决于子宫的功能状态而呈双向调节作用，这就是妇科治疗痛经、崩漏及催产的药理基础。

（2）延胡索　味辛、苦，性温。归肝、脾、心经。《本草纲目》载本品"能行血中气滞，气中血滞，故专治一身上下诸痛，用之中的，妙不可言……盖延胡索能活血化气，第一品也"，这是李时珍对延胡索治疗气滞血瘀诸痛的称赞。家本先生认为，延胡索尤对内脏诸痛有特别好的疗效，如心绞痛、胸痛、胁痛、肾绞痛、腹痛、痛经等。本品具有镇痛、催眠、镇静作用，以及抗冠心病、抗溃疡病作用。

伍用功能　当归、延胡索均味辛，性温，均入心、肝两经，同气同性，协同增强活血止痛之功效。前人早已在《全生指迷方》中用当归、延胡索组成"延胡散"，主治痛而游走，上下无常处；在《类证治裁》中用当归、延胡索组成"元归散"，主治血滞经闭；在《仙拈集》卷三中当归、延胡索组成"痛经饮"，主治行经腹痛；在《普济方》卷三三五中当归、延胡索组成"玄胡索散"，主治妇人血晕，冲心欲死者。

用量用法　入煎剂，当归 10～15g，延胡索 10～15g。

用药心得　家本先生善用当归、延胡索药对治疗妇科中的多种痛证。如痛经、子宫内膜异位症、盆腔瘀血综合征等，偏湿热者加玄参、金银花、虎杖、牡丹皮、黄柏，偏寒湿者加茯苓、艾叶、干姜、小茴香、乌药，偏阳虚内寒者加吴茱萸、肉桂、小茴香、仙茅、淫羊藿、细辛，偏气血两虚者加八珍汤，偏实证者加赤芍、桃仁、川芎、酒大黄、虎杖，偏痰瘀者加白芥子、苍术、茯苓、海藻、穿山甲，血瘀甚者加下瘀血汤。又如月经期头痛者，加川芎、白芷、羌活、全蝎等；月经期腰腿痛者，加杜仲、续断、川牛膝、木瓜等。再如月经后腹痛者，加四物汤、益母草、茜草。慢性盆腔炎腰腹痛，偏湿热者加金银花、土茯苓、蚤休、虎杖、白花舌草，偏寒湿者加肉桂、炮姜、苍术、茯苓、乌药，肝肾亏损者加五子衍宗丸，炎性包块者加生牡蛎、生鳖甲、赤芍、三棱、莪术、金银花、虎杖。产后腹痛者，加赤白芍、川芎、益母草、茜草、甘草等。房事痛者，加芍药甘草汤、四妙勇安汤。其验案参见本书"盆腔瘀血综合征病案"。

川芎、香附

单味功用

（1）川芎　味辛，性温。归肝、胆、心包经。本品既可活血又可行气，上行头目，下入血海；既可调经，又能行气开郁止痛，乃血中之气药，是妇科活血调经之要药，非常适用于气滞血瘀的痛经、经闭、月经后期、月经稀少等证。川芎秉性升散，祛风，止痛，为治头痛之要药。本品有扩张冠脉和外周血管的作用，能增加冠脉流量及心肌营养血流量，使心肌供氧量增加，促进心肌供氧和耗氧的平衡。川芎的主要成分川芎嗪和阿魏酸对子宫平滑肌的解痉有协同作用，川芎的这一作用是治疗痛经的药理基础。此外，川芎还有镇静、抗血栓、抑菌作用。

（2）香附　味辛、甘、微苦，性平。归肝、三焦经。本品为疏肝理气、调经止痛之要药。《本草纲目》称香附为"气病之总司，女科之主帅"，这是李时珍对香附的赞誉之词。《医学入门·本草》言香附"理血气，妇人仙药"，这亦是对香附在妇科中疗效的最高评价。《本草新编》说："香附不解郁，又何药以解郁？"由此可见，解郁药中香附应属首选。本品对子宫有抑制作用，使子宫平滑肌松弛，收缩力减弱；香附挥发油有雌激素样活性，故有雌激素样作用；对肠道和气管平滑肌有解痉作用。此外，香附还有镇痛解热、抗菌及抗炎作用。

伍用功能　川芎、香附作为药对，有增强行血活血、解郁止痛之效。《丹溪心法》卷二载：芎附饮主治衄血；《普济方》卷四十四载：芎香散主治男子气厥头痛，妇女气盛头痛及产后头痛。川芎是妇科活血调经之要药，香附乃"气病之总司，女科之主"，有"妇人仙药"之称，两药配对，行气活血、调经止痛，其效显著。

用量用法　入煎剂，川芎 10～20g，香附 10～15g。

用药心得　家本先生善用川芎、香附药对治疗妇科中气滞血瘀所致诸痛证。如痛经，腰腹冷痛者加干姜、艾叶、小茴香、桂枝、吴茱萸，腹部灼热者加金银花、虎杖、玄参、牡丹皮、赤芍、甘草，疼痛拒按者加桃仁、土鳖虫、当归、五灵脂、生蒲黄，疼痛喜按者加熟地黄、肉桂、黄芪、当归，经行头痛者加赤白芍、丹参、地龙、僵蚕、刺蒺藜、甘草。经前乳房胀痛者，加郁金、青皮、陈皮、路路通、竹叶、柴胡、赤白芍、甘草。妊娠头痛者，加白芍、甘草、蔓荆子、钩藤；妊娠胃痛者，加竹叶、柴胡、白芍、枳壳、甘草；妊娠腹痛者，加白芍、黄芩、白术、荷叶、甘草。产后身痛者，加当归、赤白芍、丹参、木瓜、桑枝、甘草；产后腹痛者，加益母草、茜草、当归、五灵脂、蒲黄。房事疼痛者，加赤白芍、甘草、当归、丹参、延胡索、百合、炒川楝子。其验案参见本书"高催乳素血症病案"。

第五篇

医案实录

🔓 篇首语

　　医案是医家诊治疾病的客观记录，是中医临床实践之纪实。一则好的医案，能生动地反映出医者在临床诊疗过程中运用"四诊""八纲""辨证论治"和理法方药之思想，因而有学者认为"医案是中医学发展的基石"。明代学者江瓘曾说过，医案可起到"宣明往范，昭示来学，既不诡于圣经，复易通乎时俗"的作用，所辑《名医类案》便是我国第一部内容较为系统和完备的医案著述。章太炎亦认为，"中医之成绩，医案最著，学者欲求前人之经验心得，医案最有线索可寻，循此钻研，事半功倍"。因此，学习、整理和研究古今名医名家医案，是继承和发展中医药学的重要任务，对加深中医药学理认识、提高临床诊治水平、促进中医药学术发展均具有十分重要的意义。

　　自 2002 年以来，我们在开展"长江三峡地区中医药文化发掘和中医学术经验整理研究"过程中，虽然就本土明清时期医家残存医学文献进行了深入发掘整理，也先后重刊这一时期医学文献计 30 余部近 80 卷册，其间亦不乏医案类专著或专篇，诸如万县名医王文选《亚拙医案》、陈光熙《云峰医案》及重庆温存厚的《温氏医案》等，但对近现代本土名医学术经验的系统整理重视不够，不无缺憾，这是我们日后倍加努力工作的重点。

　　家本先生幼承庭训，是郑氏医派的杰出传人，积 60 余年的临床诊疗经验，系长江三峡地区土生土长的名老中医。本篇精选家本先生医案百余例，内容涵盖内外妇儿诸科，尤以温病及妇科见长。

内科病案

心包积液（特发型）案

余某，男，61 岁，企业家。2004 年 4 月 17 日初诊。

患者于 2004 年 1 月初，因胸闷胸痛、心悸心累、气紧气短、疲乏无力等症状，经成都某三甲医院门诊部治疗数日无效，1 月 15 日入当地某三甲医院住院治疗（住院证号 210142）。该院 1 月 17 日超声检查（超声号 200401217）心包腔示：前后壁均可见片状液性暗区，最大直径 4.8cm。超声检查胸腔示：双侧胸腔均探及游离性液性暗区，于右侧胸腔后正中线至肩胛线第 8～10 肋间隙探及液性暗区，最大深度4.8cm，其表面距体表2.7cm；左侧胸腔后正中线至腋后线第8~10肋间隙探及液性暗区，最大深度4.2cm，其表面距体表2.0cm（抽出血性胸水，末查出肿瘤细胞或抗酸杆菌）。超声检查腹腔示：肝下间隙及右结肠旁沟探及线状液性暗区，肝肾间隙探及带状液性暗区，最大直径1.1cm；盆腔内探及8.3cm×7.1cm片状液性暗区。诊断：多浆膜腔积液。经常规治疗及胸腹腔、心包穿刺后，症状缓解，于2月10日出院。

患者出院后因反复胸闷胸痛10天，稍微劳累后胸痛难以忍受，于3月15日再入该院住院治疗。心超声（超声号X7916）示：心包内可见积液，液性暗区左室后壁后方2.1cm，右室前壁前方2.2cm，心尖区1.96cm。超声诊断：心包积液（中~大量）。行心包穿刺引流，心包积液病理诊断报告（病理号C192-2004）示：血性背景中仅查见变性的间质细胞及成熟淋巴细胞。经抗感染、诊断性抗结核治疗半月，由于病情加重，患者要求转上级医院治疗。

4月1日患者转入华西医院住院治疗（住院证号：0001351），4月5日心包腔内探及中量积液声像（超声号200404123）示：前心包1.0cm，后心包1.1cm，左侧心包1.4cm，右侧心包1.4cm，心尖部0.8cm，膈面心包1.9cm。超声诊断：心包积液（中量）。同时进行全面常规及特殊检查。4月6日科内会诊结论：心包积液病因不明，需更进一步完善各种常规、特殊检查，进一步临床观察，暂不进行治疗。4月12日心包腔内探及中量积液声像（超声号200404521）示：前心包1.2cm，左侧心包1.7cm，右侧心包1.4cm，心尖部0.7cm，膈面心包2.3cm。超声诊断：心包积液（中量）。4月15日通过大会诊结论：心包积液（特发型）。由于病因不明，经多次心包穿刺治疗，仍反复发生"心包积液"，建议转中医治疗。故当即求治于家本先生。

刻诊：面浮肿无华，形体消瘦，痛苦面容，胸闷胸痛，呻吟不休，心悸气短，情绪低落，寐卧不宁，二便正常，舌暗红、苔薄、脉沉弦。辨证：心脉瘀阻，胸腔停液。治法：宽胸散结，通脉止痛，化浊利水。拟小陷胸汤、温胆汤、防己黄芪汤合方加减。

处方：全瓜蒌15g，枳实15g，甘草3g，丹参30g，白术15g，茯苓15g，法半夏10g，车前仁15g，防己12g，陈皮10g，薏苡仁30g，夜交藤30g，龙齿30g（先煎）。5剂，水煎服，每日1剂。

二诊：4月23日。患者病情没有丝毫改善，胸闷胸痛频发。仔细观察其舌脉象，舌淡紫而有瘀斑、边有齿痕，脉沉缓而涩。家本先生静思许久，修正辨证：正虚邪实，心气亏虚，心血失运，血脉瘀阻，络道不通，积液心痛（主要病机）。根据此病机，重拟扶正祛邪、益气活血、宽胸行水、通络止痛之法。选黄芪丸、加味四妙勇安汤、葶苈大枣泻肺汤合方加味。

处方：黄芪60g，太子参15g，丹参30g，金银花15g，玄参15g，当归10g，炙甘草5g，葶苈子15g，大枣15g，全瓜蒌15g，枳实15g，白术15g，龙齿30g（先煎），夜交藤30g，生枣仁20g。5剂，水煎温服，每日1剂。

三诊：4月28日。患者胸闷胸痛减轻，心悸气短好转，夜寐有改善。药中病机，效不更方，前方去夜交藤，加五味子6g。5剂，水煎服，每日1剂。

四诊：5月3日。患者胸闷胸痛发作频率减少，胸闷胸痛大减，夜寐不宁。心超声（超声号20040503001）示：左室后壁后液性回声1.4cm，右室前壁前液性回声1.2cm，左室侧壁外液性回声1.5cm，右房后壁后液性回声1.5cm。超声结论：心包积液（少～中量）。治法方药同前，酌加利水、安神剂量。

处方：黄芪60g，太子参15g，金银花15g，玄参15g，当归10g，炙甘草5g，白术15g，防己15g，丹参30g，葶苈子15g，大枣15g，茯苓15g，法半夏10g，陈皮10g，全瓜蒌15g，枳实15g，琥珀10g（后下），生枣仁15g，龙齿30g（先煎）。5剂，水煎服，每日1剂。

五诊：5月9日。患者面浮肿已消，近日因情绪激动，加之操心劳累，胸闷胸痛发作频繁。按二诊方药，再服5剂，水煎服，每日1剂。

六诊：5月16日。患者胸闷胸痛好转，寐渐安宁，情绪好转，舌淡红浅紫、边齿痕、苔薄，脉缓弦。心超声（超声号20040503001）示：左室后壁后液性回声0.6cm，右室前壁前液性回声0.8cm，左室侧壁及右房后壁未见液性回声，心尖区处探及1.9cm的液性回声。结论：心包少量积液。效不更方，药味稍作加减。

处方：黄芪60g，太子参15g，金银花15g，玄参15g，当归10g，炙甘草5g，白术15g，防己15g，丹参30g，葶苈子15g，大枣15g，茯苓15g，法半夏10g，陈皮10g，全瓜蒌15g，枳实15g，琥珀10g（后下），生枣仁15g，防风10g，地龙10g。15剂，水煎服，每日1剂。

七诊：5月31日。患者面色好转，胸闷胸痛很少发作，心悸气短好转，情绪正常，舌淡红边齿痕、苔薄，脉缓而弦。守方服用，每周5剂，水煎服。连服两个月。

八诊：8月14日。患者胸闷胸痛已月余未发，面色红润，体重增加，情绪良好，寐卧安宁，舌淡红边齿痕、苔薄，脉弦。心包超声（成都市第三人民医院超声号10886）示：心包未见积液。患者及家属非常感谢。患者说：病愈后告知原经治的几位医师，他们对中医疗效都很惊讶！家本先生当即嘱其每日服三七粉6g，以巩固疗效，避免感冒、操心劳累，保证睡眠，注意休息，加强营养，戒烟控酒，少食辛辣，定期复查心超。

后追踪随访10余年，患者"心包积液"从未复发，并已恢复企业管理工作10余年。

按： 心包积液是一种难治性疾病，目前西医治疗该病主要是采用以心包穿刺、心包切开引流为主的治疗方法，但极易复发，难于根治。中医学无"心包积液"病名，根据该病临床以胸闷胸痛为主要症状，属中医"胸痹""心痛"范畴。

该患者长期操心劳累，耗气伤血，血运失畅，日久成疾，正如《金匮要略·中风历节病脉证并治》所载"心气不足，邪气入中，则胸满而短气"，故反复出现胸闷胸痛、心悸气短等诸多症状。家本先生首诊时未抓住"心气亏损，血运失畅，脉络瘀阻，液（血）停心包，心脉不通，不通则痛"的病机，故治疗无效。二诊时抓住舌淡紫、边齿痕而有瘀斑，脉沉缓而涩的"气虚血滞，心脉不通"的舌脉特征，将辨证修正为"气虚血滞，心脉瘀阻，液（血）停心包，不通则痛"，根据此病机，改拟益气活血、宽胸行水、通络止痛法。所用方药中，黄芪、太子参名曰"黄芪丸"，本方出自《本事方》，功能为补五脏之气，清心内固。现代药理研究证实，黄芪对因中毒或疲劳而陷于衰竭的心脏具有显著的强心作用，并能扩张外周血管。故本案治疗全程自始至终均重用大剂量黄芪益气补血，大补脾肺之气，补虚通络，达益气助血运通畅之目的，此系宗李东垣"重脾胃，贵元气"的治病思想。该患者长期过度操劳，加之多次心包、胸腔、腹腔穿刺，又经诊断性抗结核药物的使用，病程迁延日久，患者元气大损，倘若仅攻邪，必然更损正气，故重用黄芪以固本扶正，正复邪祛。现代药理学发现，黄芪有增强心肌收缩力、抗心力衰竭、减轻心脏负荷、抗心肌缺血、减少心肌细胞凋亡、稳定细胞膜、防止细胞受损的功能，还有明显的利尿作用。由此可见，黄芪扶正气为患者创造了治愈的条件。太子参能降低心气虚患者的心肌耗氧指数，改善心功能，亦能益气助血络运畅。丹参、当归、玄参、金银花、甘草名曰"加味四妙勇安汤"，本方出自《名医名方录·郑惠伯》，功能为活血化瘀，解痉止痛。丹参能保护心肌，扩张血管，促进组织修复，改善血液循环。现代药理研究证实，丹参对心包积液的治疗恰到好处。葶苈子、大枣名曰"葶苈大枣泻肺汤"，本方出自《金匮要略》，功能为逐水除满，消除积水。葶苈子能增强心肌收缩力，具有显著的强心和增加冠脉流量作用，对衰竭的心脏可增加输出量。现代药理学发现，葶苈子对心包积液的治疗亦恰到好处。防己利水止痛，对急性缺氧缺血的心肌损害有预防作用。瓜蒌、枳实，宽胸止痛，对急性心肌缺血有保护作用，并提高耐缺氧能力；枳实能显著增强多种心肌收缩性和泵血功能，具有强心、增加心输出量、减少心肌氧耗的作用。综上所述，本方具有消除心包积液的功效。

家本先生在辨证论治的方药中，常增添经现代药理研究证实对该病有特殊治疗效果的中药，以提高临床疗效。如本案中的葶苈子、枳实、防己等，就是在辨证用方中所加的针对心包积液有特殊治疗效果的中药。家本先生认为，此乃将中医辨证论治的方药与现代药理学证实有特殊治疗效果的中药融于同一方剂中，以取得更佳的治疗效果，这在临床治疗上是一种"中西医结合"的创新思维形式。

本案运用扶正祛邪、益气活血、宽胸行水、通络止痛法，结合西医诊断方法、检测技术、现代药理学知识，选用黄芪丸、加味四妙勇安汤、葶苈大枣汤合方加减方治疗，达到了增强心肌活力，提高肺、脾、肾功能，促进血液循环，加快心包积水的消散吸收，防止心包粘连，避免心包穿刺之痛苦，彻底治愈心包积液的目的。

假如该患者首诊遇到的是一位中医，他不做西医诊断检查，又不参考患者已有的西医检查资料，仅依据中医望、闻、问、切四诊资料，是无法了解该患者有"心包积液"的。因患者无痰涎壅盛、咳喘胸满之症状，其治疗方药中亦不会选葶苈大枣泻肺汤、防己、枳实、瓜蒌等利水、强心、止痛且对心包积液有特殊功效的药物于方中，其疗效可想而知。正因为该患者西医已确诊为"心包积液"，家本先生采用西医辨病、中医辨证的双重诊断，故在治疗全程方药中加入对本案有特殊治疗效果的葶苈大枣泻肺汤、防己、瓜蒌、枳实，以消逐积液，消散与吸收心包积液，终将心包积液完全吸收，而且未复发，取得了非常令人满意的疗效。

由此可见，采用中、西双重诊断精确探明病因，运用中医辨证论治之法，以达治本的最佳效果，这对当今的中医是非常适用的，对临床疗效的提高是肯定的。中、西医双重诊断的方式方法，对在综合性医院工作的中医更为适用，对基层医生提高诊疗水平有很大的帮助。家本先生认为，衷中参西，西为中用，采用中西医双重诊断，在辨证论治的方药中加入现代药理研究成果的中药，运用于临床攻克顽疾，这种新的思维方法值得现代中医思考，亦应不断创新，发扬推广。

心绞痛案

病案1　张某，男，70岁，退休教师。1995年6月25日就诊。

患者患冠心病近 10 年，服丹参片等药品从未间断。今因情绪激动突发心前区呈绞榨性疼痛，含硝酸甘油片数分钟缓解，数小时后心绞痛又复发，再含硝酸甘油片效果欠佳，邀家本先生出诊。刻诊：面色青灰，胸闷刺痛，痛彻背及左肩，频频嗳气，喘气不得平卧，舌质紫暗，脉细弦。此乃气滞血瘀、心脉痹阻之胸痹。拟行气祛瘀、缓急止痛法。选二散芍甘汤（验方）加味。

处方：五灵脂、生蒲黄、醋玄胡、炒川楝子、降香各 10g，赤白芍、川芎、葛根、丹参各 30g，甘草 5g。2 剂，水煎服，昼夜分 6 次服。

二诊：次日。心绞痛未再复发，脉、舌同前。嘱再进前方 25 剂，水煎服，每日 1 剂。

随访：近 3 年来未再出现心绞痛。

按： 心绞痛属于中医的胸痹范畴。其病机为气滞血瘀，脉络不通，不通则痛；采用行气活血、通络缓急止痛之法收功。家本先生在急性痛证中，凡属此病机者，皆投二散芍甘汤加味，芍甘汤、失笑散、金铃子散均具有镇痛作用。失笑散据现代药理研究证实，具有抗冠状动脉硬化及心肌缺血作用，能使冠状动脉侧支循环血管新生。芍甘汤中白芍所含芍药苷对冠状血管及外周血管亦有扩张作用，并引起血压下降。白芍总苷能减轻心肌缺血程度，减少心肌缺血范围，缩小心肌梗死面积。故三方配伍治疗瘀血型心绞痛、心肌缺血，疗效显著。根据病位的不同，分别加味治疗。本案加川芎、降香、丹参、葛根，以通心脉止痛。

病案 2 李某，女，71 岁，退休职工。2010 年 9 月 30 日初诊。

患者患冠心病 10 余年，因车祸失其子，白发人送黑发人，悲伤过度，突发心前区绞榨性疼痛，含救心丸仍不缓解，再含硝酸甘油片，疼痛缓解，数小时后再次心绞痛复发，再含硝酸甘油片效欠佳，故急诊求治于家本先生。现症见：痛苦病容，呻吟不休，面色青灰，胸前区绞痛，痛彻肩背，烦躁不安，舌紫暗红、苔薄白，脉弦细弱。此乃气滞血瘀、心脉痹阻之"心痛"。拟行气祛瘀、缓急止痛法，选三合散（验方）加味。

处方：柴胡 15g，赤白芍各 30g，枳实 15g，醋延胡索 15g，炒川楝子 10g，生蒲黄 10g，五灵脂 10g，丹参 30g，葛根 30，川芎 15g，甘草 3g。2 剂，急煎，昼夜分 6 次服。

二诊：次日。患者自述，其服药 2 小时后，胸痛渐渐减轻，服第 2 煎药后胸痛止。现症见：面色好转，情绪安定，舌脉同前。嘱服前方 7 剂，每日 1 剂，分 3 次服。

随访：患者诉心绞痛很少复发，即使复发，服上方心绞痛即止。

按：本病治以活血通络之法，以达到气畅血行、络通痛止之目的。丹参通络活血、祛瘀止痛，能扩张冠状动脉、改善微循环、降血脂、抗凝、抑制血小板聚集；川芎为"血中之气药"，活血行气、祛风止痛，可以扩张冠状动脉、改善冠状动脉供血、降低心肌耗氧量、抑制血小板聚集等；赤芍清热凉血、散瘀止痛，能扩张冠状动脉、抗心肌缺血、提高耐缺氧能力、改善微循环、解痉等；白芍养血敛阴、平肝止痛，能镇静解痉、扩张冠状动脉等。气滞明显，加炒川楝子；川芎、赤芍、丹参、醋延胡索活血化瘀止痛。

病毒性心肌炎案

李某，女，10岁，学生。1994年3月10日初诊。

患儿经四川省某三甲医院确诊为"病毒性心肌炎"，住院治疗月余，疗效欠佳，自动出院，休学在家，转求家本先生治疗。刻诊：面色少华，心悸胸闷，疲乏无力，动则气喘，午后颧红、低热，纳差欲呕，大便不畅，舌嫩淡红紫、苔薄白，脉细数无力。查体：体温37.4℃，呼吸24次/分，心率126次/分。心电图示：窦性心动过速，ST段下移、T波低平。脉症合参，辨证为气阴两虚、风热邪毒内侵之"心悸"。治以益气养阴、清热解毒、活血通脉之法。拟生脉散、玉屏风散、四妙勇安汤合方。

处方：太子参15g，麦冬10g，五味子5g，黄芪20g，炒白术10g，防风6g，金银花10g，当归5g，玄参10g，炙甘草10g，板蓝根15g，丹参20g，山药30g。7剂，水煎服，每日1剂。

二诊：3月18日。心悸懒言、疲乏无力、动则气喘、午后低热、纳差、欲呕等症好转。效不更法，宗前方去板蓝根，继服两个月余。

三诊：5月25日。面色红润，心悸胸闷、疲乏无力、动则气喘、午后颧红低热等症痊愈，舌红苔薄，脉平有力，心电图恢复正常。已复学。嘱常服玉屏风散，以提高免疫力，避免感冒。患者家长送其去原住院治疗的医院全面复查，结论：病毒性心肌炎痊愈。

随访20余年，身心健康。

按：小儿病毒性心肌炎是由各种病毒侵犯心肌引起的心肌细胞受损，属于小儿时期的一种心血管疾病。病毒性心肌炎属中医"心悸""怔忡"范畴，多因正气不足，风热或湿热邪毒乘虚入侵。本案乃气阴两虚、心失所养、血运不畅而致；表现为心悸胸闷、动则气喘、疲乏无力、午后颧红、低热等症；属本虚标实、虚实夹杂之证。家本先生以生脉散益气养阴贯穿治疗全程；佐玉屏风散抑制病毒的复制及增强机体抵抗力；配四妙勇安汤清热解毒，活血通脉；丹参具有调整心率、改善微循环的作用；板蓝根对多种病毒有抑制作用。诸药合用，药中病机，故疗效显著。

肺结核案

万某，女，19岁，学生。1964年2月16日初诊。

患者患肺结核病2年，住某结核病院，经抗结核常规治疗半年余，X线仍见双肺密度不等浸润、右上肺空洞，自动出院，转家本先生处诊治。刻诊：羸瘦枯槁，大肉尽脱，颜面无华，两颧潮红，神疲乏力，午后潮热，咳嗽咯痰，痰中带血，喘息少气，不耐劳作，失眠盗汗，闭经年余，舌淡红边齿印、苔薄白，脉细数无力。此乃阴阳两虚之"肺痨"。治以阴阳双补、扶正抗痨法。选郑氏痨瘵方（祖传验方）。

处方：紫河车1具，獭肝1具，龟板胶100g，鳖甲胶100g，北沙参300g，天麦冬各100g，五味子100g，黄芪600g，黄精150g，黄芩150g，黄连100g，百部600g，百合300g，白及200g，白薇100g，熟地黄100g，山药200g，丹参300g，白术150g。共研细末，蜂蜜为丸，每次25g，每日3次。嘱：结核病医院开的抗结核药继续按时服用，休学一年去农村疗养，每月分次煮服紫河车2具，增加营养，避免感冒及食辛辣食物，练习太极拳。

二诊：5月21日。患者面色转红，咳嗽气喘、痰中带血、失眠盗汗、神疲乏力、午后潮热等均有好转，5月9日月经至、量少，舌红边齿印、苔薄，脉细数。X线示：双肺密度不等浸润较前有所吸收，空洞缩小。效不更方，按原方剂量的3倍，再配制一料，每次25g，每日3次。

三诊：12月4日。患者面色红润，神清气爽，体重增加，咳嗽气喘、午后潮热、失眠盗汗均愈，月经正常，复习功课已不感疲倦，舌红苔薄，脉细。复查X线示：双肺浸润全部吸收、空洞愈合。嘱按原方，再配制一料，以巩固疗效。

随访：1965年春复学，同年考入某知名大学，如今年已古稀，子孙及本人身体均很健康。

按： 肺结核系由结核杆菌引起的慢性呼吸道传染病，病理特点为结核结节、干酪坏死和空洞形成。中医无肺结核病名，其临床症状与"肺痨""痨瘵"相同。

本案患者万某，自幼体弱多病，加之十年苦读，长期营养不良，不幸染上"痨虫"，初期未重视治疗，病重后住院治疗，仍未康复。其因：久病已致阴阳两虚，肺、脾、肾皆受损。此时，应留人治病，故拟郑氏祖传"痨瘵方"。该方系近代全国著名老中医郑仲宾（家本先生之祖父）的经验方，20世纪初，肺痨流行，又缺抗结核病西药，诸多久治不愈的肺痨病患者，经用郑氏"痨瘵方"治愈，其中包括郑仲宾本人。

家本先生常说，治病祛邪是为了挽留患者生命，当病体极度虚弱之时，扶正是为了留人治病。痨瘵方以扶正祛邪、留人治病为目的，首选紫河车、獭肝、龟板胶、鳖甲胶四味血肉有情之品，扶正调补阴阳、滋肾补肺，以达留人之目的。《肘后方》载"獭肝治尸注鬼注病（肺痨）"；《中药大辞典》载"獭肝主治虚劳羸瘦、肺虚咳嗽、肺结核、潮热盗汗、目翳、夜盲、咯血、便血"。现代药理研究证实，龟甲对人型结核杆菌有抑制作用，紫河车能提高机体免疫功能。生脉散益气生津，养心润肺。四黄四白（黄芪、黄精、黄芩、黄连、百部、百合、白及、白薇）扶正抗痨，驱杀痨虫。现代药理研究还证实，百部、黄连具有对人型结核杆菌的抗菌作用。白术、山药健脾养胃；熟地黄、丹参补血活血，扶正以除邪。全方共奏调补阴阳、扶正抗痨、驱杀痨虫之功。

咳嗽（肺炎）案

病案 1　殷某，男，10 岁，学生。2013 年 8 月 4 日初诊。

患者发热、咳嗽 1 周余，西医诊断为"肺炎"。经输液抗感染治疗，仍咳嗽不止，转家本先生处诊治。现症见：咳嗽频作，夜间尤甚，喉中痰鸣，痰黄胶黏成块，不易咳出，咽红肿痛，便秘，舌尖红、苔薄黄，脉数。辨病：咳嗽。辨证：肺经郁热。治法：清热宣肺，化痰止咳。自拟"止咳汤"加减。

处方：桔梗 10g，杏仁 10g，前胡 10g，虎杖 15g，鱼腥草 30g，金银花 15g，板蓝根 15g，海浮石 20g，旋覆花 10g（布包），黛蛤散 30g（布包），黄芩 15g，甘草 3g。3 剂，水煎服，每日 1 剂。

二诊：8 月 7 日。患者咳嗽减轻，痰减少、易咯出，咽红肿愈，咽痒，大便通畅，苔薄黄，脉数。宗上方，去板蓝根、旋覆花、海浮石，加蝉蜕 10g，僵蚕 10g。3 剂，每日 1 剂。

三诊：8 月 12 日。患者咳嗽止，纳差，脉舌正常。拟健脾开胃剂，以善其后。

病案 2　苏某，女，28 岁，教师。2012 年 10 月 7 日初诊。

患者于 10 月 1 日施行人流术。4 天前出现恶寒发热、咳嗽，西医诊断为"肺炎"。经用西药治疗 3 天，疗效欠佳，患者恐人流术后咳嗽若久治不愈，会成为"月子病"，故来求家本先生诊治。现症见：恶风寒，咳嗽，气壅痰盛，痰泡沫状、色白、清稀，胸部满胀，大便不畅，舌苔白滑，脉浮紧。证属风寒束肺之咳嗽。治以散寒开郁、宣肺疏风、化痰止咳法。拟止咳汤（验方）加减。

处方：桔梗 10g，杏仁 10g，前胡 10g，紫苏叶 15g，防风 10g，生姜 3 片，葶苈子 15g，莱菔子 15g，陈皮 10g，甘草 3g。3 剂，水煎服，每日 1 剂。

二诊：10 月 10 日。患者恶风寒已愈，咳嗽、气壅痰盛、胸闷胀满减轻，大便通畅。仿上方，苏叶改苏梗，去葶苈子。再服 3 剂。

三诊：10 月 14 日。患者咳嗽愈，但人流术后腹痛，白带黄、腥臭味大。治以清热解毒法，拟盆腔炎方加味，7 剂。

随访：咳嗽未复发。

按：古代医家将有声无痰称为咳，有痰无声称为嗽，有痰有声称为咳嗽；但临床上多痰声并见，很难截然分开，所以一般统称为咳嗽。

止咳方之方义，参本书"止咳方"。案一肺经郁热加黛蛤散、黄芩、金银花等，药中病机，故久咳即愈。案二风寒束肺加防风、生姜助苏叶散寒疏风，佐葶苈子、莱菔子、陈皮理气化痰，杏仁、桔梗宣降肺气，诸药共奏解表宣肺之功，故人流术后咳愈。

慢性乙型肝炎（重度）案

病案 1　张某，男，53 岁，企业家。2010 年 12 月 24 日初诊。

患者患乙肝 13 年，长期嗜酒及膏粱厚味，已连续治疗 10 余年，近期住四川省某三甲医院，诊断为"慢性乙型肝炎（重度）、脂肪肝、肝硬化"，经病友介绍来家本先生处诊治。现症见：面色黧黑，形体较胖，神疲乏力，情绪低落，睡眠不宁，性欲减退，不耐劳作，胁肋疼痛，右胁积块（肝脏肋下 2cm 触及，剑突下 3cm 触及）、按压疼痛加重，齿龈出血，大腹便便，腹胀纳呆，下肢浮肿，大便稀溏，小便微黄，舌暗红、苔薄微黄，脉沉涩。B 超检查示：肝包膜欠光滑，实质回声粗糙、不均匀，可见散在分布稍高回声结节，较大者约 1.0cm×0.9cm，形态欠规则，边界不清，内回声欠均匀，门静脉主干增粗。肝功检查示：丙氨酸氨基转移酶（ALT）798U/L（参考值 <55U/L），天门冬氨酸氨基转移酶（AST）410U/L（参考值 <49U/L），AST／ALT 0.51；总蛋白 78.9g/L（参考值 60.0～83.0g/L），白蛋白（ALB）33.7g/L（参考值 35～55g/L），球蛋白（GLB）45.2g/L（参考值 19～34g/L），白球比例（A/G）0.75（参考值 1.20～2.50）。甲胎蛋白 144.90ng/mL（参考值 <8ng/mL）。乙肝大三阳，乙肝病毒 DNA 实时荧光检测 2.05E+05copies／mL。此乃酒湿中阻，土壅木郁，肝气不疏，肝郁日久，脾失健运，气滞血瘀之"肝积"。治以疏肝理气、益气健脾、活血化瘀、消癥散积法。拟"强肝汤"（自拟经验方）。

处方：黄芪 30g，炒白术 15g，防风 10g，柴胡 15g，赤芍 30g，枳实 15g，

丹参 30g，制鳖甲 30g（先煎），土鳖虫 10g，桃仁 10g，酒大黄 3g，三七粉 10g（冲服），半边莲 15g，灵芝 10g，虎杖 15g，甘草 3g。7 剂，水煎服，每日 1 剂。嘱忌酒，少食肥甘之物。

二诊：2011 年 1 月 3 日。患者胁肋疼痛减轻，疲乏有改善，纳增，余症同前。效不更方，黄芪加至 60g，水煎服，每日 1 剂，嘱连续服 30 剂（因工作繁忙，不能定时复诊）。

三诊：2 月 5 日。患者神疲乏力、情绪低落、睡眠不宁、不耐劳作、齿龈出血等症状均有好转，胁肋疼痛已止，腹胀已除，下肢浮肿已消，舌暗红、苔薄微黄，脉涩。宗原方，加枸杞 15g，山药 30g，黄精 30g。每日 1 剂，连续服 30 剂。

四诊：4 月 6 日。患者面色转红，余症均好转，舌暗红，脉沉弦。B 超检查示：肝包膜欠光滑，实质回声粗糙、不均匀，可见散在分布稍高回声结节，较大者约 0.6cm×0.4cm，形态欠规则，边界不清，内回声欠均匀。肝功检查示：ALT 110U/L（参考值＜55U/L），AST 57U/L（参考值＜49U/L），AST／ALT 0.52；总蛋白（T/P）70.1g/L（参考值 60.0～83.0g/L），白蛋白（ALB）31g/L（参考值 35～55g/L），球蛋白（GLB）39.1g/L（参考值 19.0～34.0 g/L），白球比例（A/G）0.79（参考值 1.20～2.50）。甲胎蛋白 45ng/mL（参考值＜8ng/mL）。乙肝大三阳，乙肝病毒 DNA 定量 2.0E＋05copies／mL。肝功好转，患者增强了病愈的信心，更加主动配合治疗。宗强肝汤加减，每周 5 剂，嘱连续治疗，按嘱连续治疗 10 个月。

2012 年 3 月 11 日经四川某三甲医院复查，B 超检查示：肝包膜尚光滑，实质回声增强、不均匀，可见散在分布稍高回声结节，较大者约 0.3cm×0.4cm，门静脉主干未见增粗，内未见异常回声充填。肝功检查示：ALT 25U/L（参考值＜55U/L），AST 24U/L（参考值＜49U/L），AST／ALT 0.96；总蛋白（T/P）76.2g/L（参考值 60.0～83.0g/L），白蛋白（ALB）49.2g/L（参考值 35～55g/L），球蛋白（GLB）27.0g/L（参考值 19.0～34.0g/L），白球比例（A/G）1.82（参考值 1.20～2.50）。甲胎蛋白 2.49ng/mL（参考值＜8ng/mL）。乙肝小三阳，高精度 HBV 病毒载量（HBV－GJ）扩增阴性。患者面色红润，神清气爽，寐宁纳佳，胁肋已不疼痛，右胁积块已消失，二便正常，已能胜任繁忙工作，性欲恢复正常，舌红苔薄，脉弦。嘱每日三七粉 10g，分 3 次服。嘱定期复查肝功，继续忌酒，少食辛辣及膏粱厚味，注意劳逸结合，加强健身锻炼。

随访 2 年，2015 年 3 月 11 日经华西医院复查，患者肝功及其检验指标均全部恢复正常，面色红润，精力充沛，身心健康，2014年秋天还获得上海某高尔夫球竞赛奖。

按：乙型肝炎乃西医病名，西医辨病，病位在肝，但不等同于中医藏象中的肝。本例确诊为"乙肝"，四诊合参，属中医"肝积"范畴。肝积，指因多种原因导致的肝络瘀滞不通，肝体失去柔润，疏泄失职。临床常见右胁痛，腹胀纳差，或兼有乏力、出血、腹水、下肢浮肿等症，颇似西医学所指的肝硬化。肝积以慢性肝炎或酒精性肝硬化所致较常见。该患者因长期嗜酒及膏粱厚味，酒湿中阻，土壅木郁，肝气不疏，血行瘀滞所致，故拟强肝汤，治以疏肝理气、益气健脾、活血化瘀、消癥散积法。其方由四逆散、玉屏风散、下瘀汤三方之合方，再加灵芝、制鳖甲、丹参、三七组成基本方（方义详见本书经验方"强肝汤"条）。该例经守方治疗一年余，肝功、蛋白倒置及甲胎蛋白恢复正常，高精度HBV病毒载量（HBV - GJ）扩增阴性，临床症状消失。慢性病效不更方，守方治疗，值得关注。家本先生认为，本验案除药中病机之外，守方治疗年余，是获良效的主要经验。

病案2 何某，男，51岁，企业家。2013年1月28日初诊。

患者先后在华西医院和四川省人民医院诊断为"肝炎、肝硬化"，予以阿德福韦酯、鳖甲软肝片、肝苏颗粒治疗近1年，效果不明显。四川大学华西医院2012年7月23日B超检查示：肝脏形态未见明显异常，肝脏包膜欠光滑，实质回声增粗，不均匀，有结节感。B超诊断：肝硬化？四川省人民医院2012年7月24日CT检查报告：肝脏稍变形，比例失调，肝裂增宽，边缘不光整，实质密度粗糙，门静脉显示清楚，肝硬化？肝实质内见3个小结节影，动脉期明显强化，静脉期、延时期呈等密度或稍高密度，肝内胆管未见明显扩张，考虑肝内多发性占位性病变，血管瘤？肝内方叶见一小结节影，边界不清，直径约8mm，动脉期显示不清，门静脉期呈低密度，延迟扫描呈稍低密度，性质？肝实质内另见小囊状低密度影，水样密度，考虑肝小囊肿。双肾小囊肿，大者位于左肾，直径约1.8cm，余阴性。2012年7月31日四川大学华西医院临床免疫检验示：铁蛋白188.9ng/mL（正常参考值：24～336ng/mL）；甲胎蛋白7.94ng/mL（正常值：＜8ng/mL）；癌胚抗原3.42ng/mL（正常参考值：＜3.4ng/mL）；血清CA19 - 9：49.03U/mL（正常参考值：＜22U/mL）。经病友介绍求家本先生诊治。现症见：面色灰暗，面颊蜘蛛痣，右胁隐痛不适1年余，疲乏，偶伴腹胀，纳差，小便黄，大便稀溏，齿龈出血，舌质红紫，舌苔厚腻微黄，脉细弦。此乃正虚邪恋，肝郁气滞，脾失健运，癥瘕积聚。治以益气健脾、活血化瘀、疏肝解郁、化癥散结法，拟"强肝汤"（自拟验方）。

处方：黄芪60g，炒白术15g，防风10g，柴胡15g，赤芍30g，枳实15g，甘草3g，丹参30g，土鳖虫10g，桃仁10g，酒大黄3g，半边莲20g，三七粉（冲服）10g，赤灵芝10g，制鳖甲（先煎）40g，虎杖15g，黄精30g，五味子5g，枸杞15g，山药30g。每日1剂，水煎服，每周6剂。因患者在外地工作，嘱服半年。

二诊：7月8日。患者诉服前方1月后，右胁隐痛明显缓解，因工作流动性较大，不能及时复诊。现症见：面色转红，面颊蜘蛛痣渐退，小腹偶有胀满不适，偶有疲劳感，齿龈出血，舌红淡紫、苔薄，脉弦。效不更法，宗上方加减：黄芪60g，炒白术15g，防风10g，柴胡15g，赤芍30g，枳实15g，丹参30g，水蛭10g，桃仁10g，半边莲15g，赤灵芝10g，制鳖甲（先煎）45g，三七粉（冲服）10g，三棱15g，莪术15g，山慈菇15g，枸杞15g，山药30g，甘草3g。每日1剂，水煎服，每周6剂。因患者在外地工作，嘱按此方服半年。

三诊：2014年2月14日。患者面色转红，面颊蜘蛛痣全退，全身情况好，无明显不适。宗前方加减：黄芪30g，炒白术15g，防风10g，柴胡15g，白芍30g，赤芍30g，枳壳15g，丹参30g，桃仁10g，半边莲15g，赤灵芝10g，制鳖甲（先煎）30g，三七粉（冲服）9g，黄精30g，太子参30g，五味子10g，枸杞15g，山药30g，甘草3g。每日1剂，水煎服，每周4剂。

四诊：3月2日。患者偶有疲倦，余无不适。宗前方加减：黄芪30g，炒白术15g，防风10g，柴胡15g，白芍30g，赤芍30g，枳壳15g，丹参30g，桃仁10g，土鳖虫10g，半边莲15g，赤灵芝10g，制鳖甲（先煎）40g，三七粉（冲服）9g，黄精30g，太子参30g，五味子10g，枸杞15g，山药30g，茯苓30g，甘草3g。每日1剂，水煎服，每周4剂。

五诊：4月29日。患者疾病基本康复，无明显不适，舌脉正常，建议复查。继用前方加减：黄芪30g，炒白术15g，防风10g，柴胡15g，白芍30g，赤芍30g，枳壳15g，丹参30g，桃仁10g，土鳖虫10g，半边莲15g，赤灵芝10g，制鳖甲（先煎）40g，三七粉（冲服）9g，明党参30g，枸杞15g，山药30g，茯苓30g，山楂30g，鸡内金30g，藿香15g，酒大黄3g，甘草3g。每日1剂，水煎服，每周4剂，嘱服3个月。

六诊：8月2日。2014年7月30日肝功检查示各项已正常：甲胎蛋白2.49ng/mL，癌胚抗原4.47ng/mL，铁蛋白：55.97ng/mL。2014年7月30日B超检查示：肝脏形态大小尚可，肝脏包膜完整光滑，实质回声稍细密增强。

B超诊断：轻度脂肪肝。现症见：面色红润，饮食、二便正常，无不适之症，脉舌正常。嘱每日服三七粉6g，以巩固疗效。经过1年多的精心治疗，顽疾终愈，患者及家属感谢万分。

按： 家本先生的"强肝汤"是借用现代医药学的知识、结合传统医学理论所设计而成，具有增强机体免疫功能的作用。通过活血化瘀药改善微循环，阻断肝实质的损害，抑制纤维增生，抗肝硬化功能呈协同增效作用，有效促进肝功能恢复，提高患者的生命质量，延缓肝组织的进行性损伤。以上案例，充分体现了家本先生"扶正祛邪，祛邪不伤正"的学术思想，亦体现他一贯主张的"西医辨病、中医辨证，中西医双重诊断"的临床诊疗思想，此诊病思路对提高诊疗效果十分有利。

胃脘痛（十二指肠球部息肉）案

傅某，男，46岁，工人。1979年2月22日初诊。

患者上腹部疼痛3年余。始为左上腹，后转至右上腹，其痛点不移，进食后疼痛加剧。经多处治疗无效，于1979年2月15日经宜昌市某医院钡餐检查（X30181）示：十二指肠球部内可见指头大小钡剂呈圆形充盈缺损，边缘清晰。诊断为"十二指肠球部息肉"。动员患者立即住院，手术治疗。患者不愿手术，故回奉节求家本先生诊治。现症见：胃脘偏右胀痛、拒按，嗳气声高频频，百步之处即可听到，朝食之物至暮仍有腐臭味，进食后疼痛加剧，有厌恶、畏食感，身体消瘦，两眼眶黧黑，舌嫩紫，苔薄，脉弦。此乃肝郁气滞，血瘀胃痛。宜疏肝理气，化瘀止痛。选三散（四逆散、金铃子散、失笑散）加味。

处方：柴胡、枳实各12g，白芍、丹参各30g，甘草3g，醋延胡索、炒川楝子、生蒲黄、五灵脂、香附、甘松、厚朴、广木香各10g，莪术6g。2剂，水煎服，每日1剂。

二诊：2月24日。患者脉证同前。病久疾深，非能速效。仿原方略有加减：去甘松、厚朴、广木香，加黄连、吴茱萸各5g，川芎10g。3剂。另服消肿片（小金丹），每次2片，每日3次，以助破瘀通络止痛之力。

三诊：2月28日。患者疼痛已止，但仍脘腹胀满，嗳气频频，舌紫苔薄，脉弦。《金匮要略》载："腹不满，其人言我满，为有瘀血。"但患者气逆痞满甚急，故用活血化瘀和降逆除痞两法双管齐下。

处方：桃仁12g，红花、赤白芍、延胡索、莪术、干姜、柴胡各10g，法半夏12g，黄连、三棱各6g，甘草3g。5剂。仍另服消肿片，服法同前。

四诊：3月8日。患者嗳气大减，仍痞满不适，饮食不香，舌紫嫩。病久正伤，胃气虚弱，施攻补兼用之法。

处方：丹参、明党参各 20g，茯苓、枳实、生牡蛎各 15g，法半夏、白术、莪术、三棱各 10g，桃仁 12g，生姜 3 片，甘草 8g。3 剂。消肿片继服。

五诊：3 月 11 日。患者食量渐增，胃气渐复，但仍胃脘胀满不适，嗳气不止。拟破血下瘀重剂，桃仁承气汤加减。

处方：桃仁、酒大黄、柴胡、枳实各 12g，桂枝、三棱、莪术各 6g，甘草 3g，红花 10g，丹参 20g，三七粉 3g（冲服）。2 剂。消肿片续服。

六诊：3 月 14 日。患者服上方大便日行数次，形如柏油，嗳气停止，脘痞胀满消失。宗前法加减。

处方：桃仁 12g，酒大黄、桂枝各 6g，柴胡 12g，白芍 15g，枳实、红花、莪术、广木香、青皮、陈皮各 10g。3 剂。

通过上述六诊，患者疼痛、嗳气、脘腹胀满等疾均除。其恐胃病（十二指肠球部息肉）未除，于 1979 年 4 月再去宜昌原诊断医院准备手术，当即入院，经院方钡餐检查（X30181）示：原病灶已不存在。复查仍无，未给任何治疗，即日出院。

水肿（急性肾小球肾炎）案

任某，男，40 岁，农民。1980 年 12 月 30 日初诊。

患者半月前突发面部浮肿，渐至全身，经当地治疗无效，求家本先生就诊。现症见：全身水肿，阴囊肿如铃，行动不便，腰痛尿少，咽红痛，面色暗，唇紫，舌紫少苔，脉沉涩。尿常规示：尿蛋白（＋＋），红细胞 0～2/HP，颗粒管型 0～2/HP，透明管型 0～2/HP。血压 160/98mmHg。既往无肾炎及肾盂肾炎史。考虑为"急性肾小球肾炎"。素有瘀血，今因外邪侵犯，水道不通，溢于肌肤而成水肿"风水"。宜宣肺利水，活血化瘀。

处方：麻黄 6g，赤小豆 20g，白茅根 30g，连翘、白芍、丹参、北沙参各 15g，地龙、红花、桃仁、车前子、当归各 10g。4 剂，水煎服，每日 1 剂。

二诊：1981 年 1 月 3 日。患者水肿退，身痛，舌紫，脉沉迟，余同前。风水已减，重用活血化瘀治其本。血府逐瘀汤略加变更 3 剂，每日 1 剂。

三诊：1 月 6 日。患者水肿全消，舌紫，脉涩。尿常规示：尿蛋白（＋），颗粒管型 0～1/HP，余（－）。仍进血府逐瘀汤 3 剂，每日 1 剂。

四诊：1 月 10 日。患者尿常规示：尿蛋白（＋），红细胞 0～1/HP，白细胞少许，颗粒管型 0～1/HP，透明管型 0～1/HP。舌紫，脉弱。属肾气虚损，瘀血未尽。用益肾活血法，选用桃红四物汤加益肾汤（近人验方，药用苍术、白茅根、黄芪、黄精）。3 剂，每日 1 剂。

五诊：1月13日。患者腰痛，舌紫，脉沉涩。续上方4剂，加服桂附八味丸，早晚各1次。

六诊：1月17日。患者尿蛋白（＋），颗粒管型0~1/HP。腰痛，舌紫苔薄，左脉沉弱，右脉略弦。益肾汤合六味地黄汤加桃仁、红花，10剂，每日1剂。

七诊：2月3日。患者腰痛大减，尿蛋白微量，各种管型已无，舌紫，脉细。宗1月10日方，加服桂附八味丸（早晚各1次），以善其后。

3月20日查：尿常规正常，血压120/80mmHg，病告痊愈，并已参加生产劳动月余。

鼓胀（肝硬化腹水）案

柳某，男，56岁，工人。1975年4月16日初诊。

患者1972年患肝炎，近1个月来腹胀满，胁痛，有数十年嗜酒史，经县医院诊断为"肝硬化腹水"。现症见：面色晦暗，头面部多处红斑赤缕，目赤，齿衄，腹部胀大如鼓，腹壁绷紧，青筋外露，脐突，脐腹刺痛，肝脾因腹胀均无法触及，饮食尚可，尿黄、量甚少，唇青紫，舌暗紫而润，苔薄微黄，脉弦。蛋白定量：白蛋白2.0g/L，球蛋白3.2g/L。肝功检查示：血清麝浊试验（TTT）26U，C.C.F.T（＋＋＋）。此为肝脾瘀血，兼有湿热之鼓胀。宜活血化瘀，清热化湿。仿茵陈蒿汤、血府逐瘀汤加减治之。

处方：茵陈15g，酒大黄、柴胡、赤芍、生地黄、川芎、桃仁、红花、地龙、牵牛子各10g，川牛膝15g，桔梗8g，白茅根30g，半边莲20g。3剂，水煎服。每日1剂。

二诊：4月19日。患者腹胀略有好转，尿量增多。原方再进3剂，每日1剂。

4月23日、29日，5月2日数诊均守原方。

六诊：5月8日。患者腹部肿胀已消，能在右胁下二指处触及质中等硬度的肝脏和左胁下三指处触及脾脏。目赤、齿衄好转，尿转清，尿量显著增多，舌紫暗而润，脉涩。继用活血化瘀法，拟桃红四物汤合四逆散加酒大黄、半边莲为基本方。宗上方加减，每日1剂，服至同年9月2日，计服百余剂。

七诊：9月3日。患者腹部平坦，脐平，头面部红斑赤缕渐退，肝质较前变软，脾脏缩小一指，胃纳尚可，舌紫，脉细涩。立补肝柔肝、活血软坚法。宗强肝（经验方）汤之意。

处方：黄芪、鳖甲（先煎）30g，当归、白芍、秦艽、白术、桃仁、首乌各10g，党参15g，酒大黄、土鳖虫各3g。每日1剂，服至次年3月，共服

200 剂左右。

八诊：1976 年 3 月 9 日。患者蛋白定量：白蛋白 4.2g/L，球蛋白 2.1g/L。肝功已正常，已能胜任体力劳动。病已基本治愈，停止服药。

1980 年 10 月 18 日，患者复查肝功及蛋白定量，均已正常，并能参加重体力劳动。

按：形成瘀血的原因除跌打、刀枪等创伤外，常由于外感六淫和内伤七情，导致气滞血瘀。瘀血为诸因之果（病理产物），一旦形成又为多病之因（致病因素），因果恶性循环，往往形成复杂难治之症，故有"顽症痼疾多有瘀"之说。

唐容川云："凡瘀血，急以祛瘀为要。"根据"异病同治"的原则，不论何种疾病或疾病的任何阶段，凡是反映出"瘀血"这一共同特征，或兼有"瘀血"症状者，都应采用或佐以活血化瘀法。在具体应用时则应分清瘀血与其他病证的因果关系、主从关系，以及疾病的新久、病体的强弱、正邪的盛衰等不同情况，选方用药。如胃脘痛病案症多且杂，虚实互见，其根本原因是血滞中焦，影响气血运行。宗《黄帝内经》"去宛陈莝""疏其血气，令其条达"之论，立活血化瘀之法。治疗过程中，一直紧紧抓住主要矛盾——瘀血。三年之疾，辄收良效。水肿案则采用活血化瘀与宣肺利水相结合，顾此而不失彼。鼓胀案后期，又强调攻补兼施而用补肝柔肝、活血软坚法。

瘀血之为病，病程往往较长，获效亦非一日之功，应有方有守。如鼓胀案在 1 年多的疗程中一直以活血化瘀法为主，终获显效。连续使用酒大黄达 1 年余，约 3000g，未出现任何副作用。《神农本草经》云：大黄"下瘀血，血闭寒热，破癥瘕积聚"。说明大黄不愧为活血化瘀之良药，"推陈致新"之妙品。

——以上胃脘痛、水肿、鼓胀三案，见于家本先生《山东中医杂志》
1983 年 1 月刊资料

脂肪肝案

次某，女，45 岁，牧民。2014 年 2 月 15 日初诊。

患者高血脂多年，轻度脂肪肝伴肝功异常 1 个月，停经近 4 个月，末次月经 2013 年 10 月 17 日，经色暗红，夹大量血块。2014 年 1 月 8 日华西医院女性激素检查示：孕酮 0.5ng/mL（正常参考值：3.34～25.56ng/mL），雌二醇 197.2pg/mL，睾酮 22ng/mL，卵泡生成素 3.0mIU/mL，泌乳素 31.9ng/mL（正常参考值：2.8～29.2ng/mL）。肝功检查示：甘油三酯 2.25mmol/L，总胆固醇 7.34mmol/L，低密度脂蛋白 4.56mmol/L，谷氨酰转肽酶 498U/L，丙氨酸氨基转移酶110U/L，天门冬氨酸氨基转移酶105U/L，碱性磷酸酶274U/L。肝部B超检查示：轻度脂肪肝。CT检查示：胆囊内团块影，颈椎骨质增生。现症见：闭经已4个月余，睡眠难，易早醒，伴偏头痛，长期便秘，小便黄，情绪不稳定，易怒，时悲伤欲哭，舌质淡红，舌边略紫，苔薄黄微腻，脉弦数。辨证：肝郁脾虚，湿热蕴结，瘀阻冲任。治法：疏肝健脾、清利湿热、活血调经法。拟逍遥散合茵陈蒿汤加减。

处方：当归15g，赤芍30g，柴胡15g，茯苓30g，炒白术15g，茵陈30g，炒栀子15g，酒大黄5g，叶下珠30g，垂盆草30g，地耳草30g，五味子10g，川芎15g，白芷15g，丹参30g，生山楂30g，虎杖15g，金钱草30g，郁金15g，淮小麦30g，陈皮10g。7剂，水煎服，每日1剂。

二诊：2月24日。患者头痛缓解，仍有恶心，情绪有改善，大便每日1次，略稀。于当日到华西医院复查肝功：AST 56U/L，ALP 396U/L，GGT 324U/L。余生化指标已恢复正常。仿上方加减。

处方：当归15g，赤芍30g，柴胡15g，茯苓30g，炒白术15g，茵陈30g，炒栀子15g，酒大黄3g，叶下珠30g，垂盆草15g，地耳草30g，五味子10g，川芎15g，丹参30g，生山楂30g，虎杖15g，金钱草30g，郁金15g，淮小麦30g，陈皮10g，苏梗10g。7剂。水煎服，每日1剂。

三诊：3月1日。患者晨起仍恶心，伴头痛，当日月经至，月经色红、量中等。拟小柴胡汤合茵陈蒿加减。

处方：柴胡15g，法半夏10g，明党参30g，黄芩15g，茵陈30g，炒栀子15g，郁金15g，金钱草30g，女贞子30g，旱莲草15g，鸡内金30g，生山楂30g，赤芍30g，丹参30g，川芎15g，益母草15g，灵芝30g，陈皮10g，酒大黄5g，地耳草15g，叶下珠15g，垂盆草15g。3剂。水煎服，每日1剂。

四诊：3月5日。患者晨起仍恶心，欲呕，伴头痛，经行第2天，月经量多、色暗红、血块多。3月4日华西医院CT示：胆囊内团块影，余（-）。仿上方加减。

处方：柴胡15g，法半夏10g，明党参30g，黄芩15g，茵陈30g，炒栀子15g，郁金15g，金钱草30g，女贞子30g，旱莲草15g，五味子15g，地耳草30g，鸡内金30g，半边莲15g，白花蛇舌草15g，生山楂30g，赤芍30g，丹参30g，川芎15g，益母草15g，灵芝30g，陈皮10g，酒大黄5g。5剂。水煎服，每日1剂。

五诊：3月8日。患者恶心欲呕明显缓解，仍偶有头痛，大便干、每日2~3次，情绪易波动，焦虑紧张，悲伤欲哭，舌质淡红，苔薄白，脉弦。宗上方加减。

处方：当归15g，赤芍30g，柴胡15g，茯苓30g，炒白术15g，茵陈30g，炒栀子15g，酒大黄5g，灵芝30g，叶下珠30g，垂盆草30g，地耳草30g，川芎15g，白芷15g，丹参30g，生山楂30g，虎杖15g，金钱草30g，郁金15g，浮小麦30g。14剂。水煎服，每日1剂。

六诊：3月22日。患者近两日出现晨起头痛，余无特殊不适。3月21日华西医院肝功检查示：丙氨酸氨基转移酶11U/L，天门冬氨酸氨基转移酶16U/L，谷氨酰转肽酶96U/L（正常参考值：45U/L），碱性磷酸酶124U/L（正常参考值：15～215U/L），胆固醇5.09mmol/L（正常参考值：2.33～5.2mmol/L），高密度脂蛋白2mmol/L（正常参考值：1.1～1.68mmol/L）。

处方：当归15g，赤芍30g，柴胡15g，茯苓30g，炒白术15g，垂盆草15g，鸡骨草15g，金钱草30g，茵陈30g，炒栀子15g，酒大黄3g，五味子15g，枸杞15g，女贞子30g，丹参30g，川芎10g，白芷15g。水煎服，每周5剂，连续调治3个月。

患者于当年10月12日带其女来诊，询问其肝功及月经，诉10月3日复查肝功正常，月经每月按时行经，经量、经色正常，头痛愈。

后随访4年，肝功正常。

按： 该患者长期肝气郁结，并长期居住在高寒地区，加之过食肥甘厚味，脾虚失运，致湿热内蕴，瘀浊阻滞脏腑，冲任失调，而致轻度脂肪肝伴肝功异常、继发性闭经。此案例以逍遥散合茵陈蒿汤、小柴胡汤合茵陈蒿加减交替运用，并用叶下珠、垂盆草、地耳草、五味子降酶保肝，丹参、赤芍、生山楂活血降脂、调经；邪之所凑，其气必虚，故后期使用灵芝、明党参、枸杞、女贞子、旱莲草保肝降脂，顾护正气，扶正除邪。药虽普通，直中病机，故疗效甚佳。

慢性尿路感染案

李某，女，64岁，退休职工。2013年1月5日初诊。

患者反复尿频、尿急、尿痛10年。7天前食羊肉后感尿痛，尿道口不适，伴全身酸软，无畏寒、发热，无肉眼血尿，无腹痛及明显腰骶胀痛，白带量无明显增多。患者自行予洁尔阴熏洗，口服金钱草冲剂4天，自觉症状缓解，停药后再次感尿痛较前加重，无明显肉眼血尿，伴下腹轻度隐痛，疼痛无转移，无放射，无明显腰骶胀痛。遂今日求家本先生诊治，现症见：尿痛、尿急、尿频，阴道深部灼热，腰酸软，盗汗，神疲，寐不宁，口燥咽干，大便干结，唇红干，舌体瘦小，舌质红、少苔，脉细数。尿常规示：白细胞

（+），隐血（＋－）。白带常规示：清洁度为Ⅲ度。妇科检查示：外阴老年式、充血甚，阴道畅通，黏膜见点状充血，宫颈充血，宫颈无举摆痛，宫体后位，萎缩变小，无压痛，双附件区无明显压痛。证属气阴两虚之淋证。治以益气养阴、清热利湿法，方用清心莲子饮加减。

处方：柴胡15g，黄芩15g，石莲子15g，知母10g，黄柏10g，女贞子15g，墨旱莲15g，百合30g，虎杖15g，白花蛇舌草30g，北沙参30g，麦冬10g，五味子5g，地骨皮15g，金钱草30g。5剂，水煎服，每日1剂。

二诊：1月12日。患者尿痛明显缓解，盗汗止，神疲、唇红好转，口干，舌红少苔，脉细。守上方加减：柴胡15g，黄芩15g，石莲子15g，知母10g，黄柏10g，女贞子15g，墨旱莲15g，百合30g，石斛10g，白芍30g，北沙参30g，麦冬10g，五味子5g，地骨皮15g，玉竹10g。10剂，水煎服，每日1剂。

以后每次复诊，均以上方为基础，加减化裁，巩固治疗1个月余，病情未再复发。门诊随访半年，淋证痊愈。

按：家本先生认为，患者年迈，肾气亏损，加之病程较久，反复发作，故加重肾虚，进一步耗伤肾阴，阴虚火旺，湿热久滞，水道通利不畅，湿热下迫膀胱，久病不愈，湿热不除，气阴更虚。方中柴胡、黄芩配伍升清降浊，调和表里，和解少阳，清少阳之邪热；百合、知母、黄柏、地骨皮清泻虚火，而保真阴；女贞子、墨旱莲滋阴凉血；石莲子、金钱草、虎杖、白花蛇舌草清利湿热，清热解毒；北沙参、麦冬、五味子益气生津，气阴双补。全方共奏益气养阴、清热利湿之功，故药到病除。

肾绞痛案

病案1 陈某，男，30岁。1998年5月5日初诊。

患者素有尿结石、肾绞痛病史，曾多次肾绞痛住院治疗，今晨腰部疼痛，放射至小腹部，呈阵发加剧。现症见：右腰部呈阵发性绞痛，并放射至同侧少腹及腹股沟，频频嗳气，恶心呕吐，小便不畅，尿色暗红，舌苔薄黄，脉弦有力。此乃气滞血瘀之腰痛。拟行气祛瘀、缓急止痛法，选"三合散"（自拟方）加味。

处方：柴胡15g，赤白芍各30g，枳实15g，五灵脂15g，炒蒲黄15g，延胡索15g，炒川楝子15g，川木通10g，冬葵子15g，川芎15g，甘草3g。3剂，水煎服。

二诊：5月8日。患者述：服药约2小时腰痛即止，舌脉同前。改用"排石汤"（自拟方）。

处方：昆布 30g，海藻 30g，红花 10g，桃仁 10g，柴胡 15g，赤白芍各 30g，枳实 15g，生大黄 6g，鸡内金 30g，甘草 3g。10 剂，每日 1 剂。

随访发现，当服排石汤 8 剂时，经小便排出如黄豆大小结石 3 粒。自此以后，从未发生肾绞痛。

按： 现代药理研究证实，四逆散具有解痉作用，能改善微循环、抗血小板凝聚、降血脂及改善血黏度。失笑散、金铃子散均具有镇痛作用。家本先生依据以上三方的药理研究成果，拟成"三合散"，经临床反复验证，"三合散"的解痉、镇痛作用显著增强。

病案 2 王某，女，52 岁。1982 年 6 月 24 日就诊。

患者有肾绞痛、尿石症病史，曾 3 次住院治疗。今日腰痛复发，呈阵发性加剧。现症见：左腰阵发性绞痛，并放射至同侧少腹及腹股沟，频频嗳气，恶心呕吐，舌红苔薄白，脉沉细弦。尿常规检查示：红细胞（＋）。此乃素体肝肾精血不足，脉络失养，兼气机阻滞之腰痛。治以缓急止痛、疏肝理气法，拟芍药甘草汤方加味。

处方：白芍 60g，甘草、柴胡、枳实、川芎、香附、川木通、延胡索、巴戟天各 10g，杜仲、续断、益母草各 15g。3 剂，水煎服。

患者服药 2 小时左右腰痛即止，嘱服六味地黄丸以善其后。随访至今，未再复发。

按： 芍药甘草汤为中医临床常用的和阴缓急、舒挛止痛方剂。芍药苦酸阴柔，能养肝血、疏脾土、缓挛急，可伍味甘性缓之甘草，使酸甘化阴，筋得恢复，经脉舒利，共奏缓急止痛之功。现代药理学研究已证实，本方具有显著的解痉、镇痛、镇静及抗炎作用，能够明显地松弛内脏平滑肌，从而解除其痉挛状态，使疼痛得以缓解。

石淋（输尿管结石）案

李某，男，29 岁，农民。2008 年 5 月 4 日初诊。

患者腰痛、血尿，经当地医院诊断为"左侧输尿管中段结石"，建议手术取石。患者不愿手术，经当地医院治疗，服数十剂排石中药，未见结石排出，近腰痛、血尿频发，经病友介绍来家本先生处诊治。现症见：面色灰暗，痛苦呻吟，腰痛不能直立，尿痛、尿血、尿不畅，大便秘结，舌红、苔薄黄，脉弦。尿常规示：红细胞（＋＋＋），白细胞（＋）。X 片示：左侧输尿管上段 0.6cm×0.8cm 阳性结石影。辨证属石淋。治以通淋止痛、活血祛瘀、软坚散结、溶石排石法。自拟"昆海排石汤"加味。

处方：昆布 30g，海藻 30g，红花 10g，桃仁 10g，柴胡 15g，赤白芍各

30g，枳实15g，生大黄6g，鸡内金30g，冬葵子15g，海金沙15g，琥珀10g（后下），川牛膝15g，穿山甲10g（先煎），皂角刺20g，制乳香10g，制没药10g，甘草3g。4剂，水煎服，1日2剂。

二诊：5月6日。患者腰痛好转，大便1日3次，小便通畅，尿痛、尿血好转。效不更方，生大黄改酒大黄，7剂，水煎服，每日1剂。

三诊：5月14日。患者述服上方6剂时，突然腹绞痛，尿程中断，窘急难忍，大汗淋漓，触及阴茎有物体阻塞，急乘车至医院急诊，途中屏气用力排出如花生米大小结石。要求拍X片，以了解是否结石已全部排出，当即拍X片示：无结石阴影存在。患者及家属万分高兴，频频致谢。

按：传统治疗尿石的方药不够理想，故试图寻找新的方药——使结石从大化小，以利排出。考虑到昆布、海藻都含丰富的碘质，吸收入血液和组织后，能促进病理产物和炎性渗出物的吸收，并能使病态组织崩溃和溶解，选其为本方之主药，验之临床确有溶石化石之功。方中选海藻、甘草同用，经家本先生亲自试服及大量临床运用，均未发现不良反应，反而疗效比不用甘草更好。活血化瘀之桃红能降低黏附力，使结石顺利排出。冬葵子、海金沙通淋滑窍；鸡内金、琥珀消结除石，借大黄之力排出体外。

胆绞痛案

病案1 杨某，女，32岁，1973年12月1日初诊。

患者有胆石多年，近因生气，频频右胁肋绞痛，今晨疼痛剧烈求治。现症见：右肋呈阵发性绞痛，并反射至同侧肩胛下，频频嗳气，呕吐苦水，口苦口干，便秘，舌黄滑，脉弦数。此乃气滞血瘀之胁痛。拟缓急止痛、疏肝利胆法，选"三合散"（自拟方）加味。

处方：柴胡15g，赤白芍各30g，枳实15g，五灵脂15g，生蒲黄15g，醋延胡索15g，炒川楝子15g，酒大黄6g，虎杖20g，甘草3g。2剂，急煎，昼夜分6次服。

二诊：次日。患者肋痛大减，大便通畅，舌脉同前。投"排石汤"（自拟方）。

处方：昆布30g，海藻30g，红花10g，桃仁10g，柴胡15g，赤白芍各30g，枳实15g，生大黄6g，鸡内金30g，金钱草30g，郁金15g，甘草3g。15剂，每日1剂。

后随访发现，胆绞痛从此未复发，经B超检查，胆石已消失。

按：本案所用方剂是由四逆散、金铃子散、失笑散三方组合的合方，故曰"三合散"。方中四逆散缓急止痛，失笑散活血祛瘀止痛，金铃子散行气止痛，三方合用，其治疗功效，是三个基础方疗效的累加及协同的增效作用，故能提高行气祛痛、活血通络、缓急止痛之功效。

病案 2　杨某，女，36 岁。1977 年 12 月 11 日就诊。

患者 16 年前行胆囊切除术、胆总管探查术，发现泥沙样结石。11 年前胆囊造影：胆总管有 0.8～1cm 大小的结石。15 天前出现胁痛，阵发性加剧，呕吐。住某院治疗半个月，仍发作频繁。现症见：右胁呈阵发性绞痛，并反射至同侧肩胛下，频频嗳气，呕吐苦水，口苦口干，巩膜无黄染，舌红少津，苔薄，脉细弦。此属阴血素亏，肝胆脉络失养，兼气机不畅之证。治以缓急止痛、疏肝利胆，用"三合散"（自拟方）加减。

处方：白芍 90g，甘草、鸡内金、柴胡、枳实、郁金、炒川楝子、醋延胡索、酒大黄、虎杖各 10g。每日 1 剂，水煎服。

二诊：12 月 17 日。患者服 6 剂后，胁痛、呕吐止。拟"胆道排石汤"（验方）加减。

处方：白芍 30g，茵陈 20g，虎杖 15g，柴胡、枳实、郁金、鸡内金、山楂、炒川楝子各 10g，甘草 3g。10 剂后，自觉症状完全消失，遂停药。1 年多后，在某医院做胆道静脉造影，提示未发现结石。

按：心、胆、肾绞痛案，分别属中医"心痛""胁痛""腰痛"范畴，临床症状各异，病因不同。以上两案之病机均为气滞血瘀，脉络不通，不通则痛；因此，均采用行气活血、祛瘀通络、缓急止痛之法。三合散之功效与以上病案之病机一致，故达到了立竿见影的效果。由此可见，三合散产生的功效，是三方相合的累加和协同作用，这就是获得满意疗效的根本原因。家本先生对心、胆、肾绞痛，经临床反复观察，仅用三方其中的一方或两方，其疗效均不如三合散合方效佳。家本先生感悟到：以合方的形式来研究组创新的方剂，好比是在前人已有的成果基础上前进，远比自己以药物重新组方更为直接、简捷、效佳，故应更进一步发扬光大。

胆结石案

郑某，女，48 岁，农民。2013 年 7 月 12 日初诊。

患者右胁及胃脘痛近 10 年，近来反复发作且疼痛加重，经当地 B 超检查诊为"胆结石（泥沙样）"，建议手术取石。患者不愿手术，前来求家本先生诊治。现症见：慢性病容，右胁隐痛，时疼痛加重，嗳气矢气则疼痛减，情绪急躁，口苦口干，大便秘结，腹部柔软，肝脾不大，舌红、苔黄滑，脉弦。证属气滞血瘀之胁痛。治以理气止痛、活血化瘀、通下腑实、利胆排石法，拟"排石汤"（自拟方）加味。

处方：昆布 30g，海藻 30g，红花 10g，桃仁 10g，柴胡 15g，赤白芍各 30g，枳实 15g，生大黄 6g，鸡内金 30g，茵陈 30g，虎杖 25g，黄芩 15g，皂角刺 15g，威灵仙 30g，甘草 3g。7 剂，水煎服，每日 1 剂。

二诊：7 月 20 日。患者胁痛减轻，大便通畅，余症同前。生大黄改酒大黄，15 剂，每日 1 剂。

三诊：8 月 10 日。患者诸症好转，经 B 超复查示：肝胆脾胰正常。拟四君子汤、四逆散加味调养，以善其后。

随访：胆石症未复发。

按：中医学认为，胆结石属中医"胁痛""黄疸"范畴。情志失调等致肝胆的疏泄功能受到抑制，胆气升降失司，胆汁疏泄失常，郁结于体内，日久结为砂石。感受湿热之邪或嗜酒肥甘，化生湿热，或脾湿郁而化热，湿热蕴蒸，则胆升降失司，胆汁郁滞于体内，久而成石。在治疗上宜以疏肝理气解郁、清热利胆排石为主，选家本先生验方"排石汤"（方义参见本书"排石汤"加味）效果显著。现代药理研究证实，茵陈可促进胆汁分泌，增加胆汁固体物、胆汁酸及胆红素排出量，同时还具有解热镇痛、消炎、增强免疫力等疗效。大黄与枳壳可增加胆汁分泌量，促进胆囊收缩，有利于排石。

蛔厥（胆道蛔虫病）案

病案 1 邵某，男，12 岁。1982 年 7 月 9 日上午急诊。

患者上腹疼痛，突发突停。呕吐蛔虫 3 条，某医院诊为"胆道蛔虫病"。住院治疗 3 天，腹痛、呕吐仍频频发作。现症见：上腹及右胁阵发性绞痛，有钻顶感，频频呕吐，腹肌紧张、拒按，脉弦有力，苔薄。此乃蛔虫上扰，阻碍气机，痉挛作痛。治以安蛔利胆、缓急止痛法，拟芍药甘草汤加味。

处方：白芍 60g，甘草、酒大黄、柴胡、枳实、厚朴、醋延胡索、炒川楝子各 10g，茵陈、乌梅各 15g，黄连 6g。

1 剂后，患者胁腹痛、呕吐大减。仿前方加减 2 剂，加服驱虫净 300mg，分 2 晚服完。胁腹痛已止，并排出蛔虫 30 多条。

病案 2 李某，男，10 岁，学生。1993 年 4 月 4 日急诊。

患者上腹部疼痛，突发突停，呕吐蛔虫 2 条，某院诊断为"胆道蛔虫病"，住院治疗 2 天，腹痛、呕吐仍频频发作，转求家本先生中医诊治。现症见：上脘及右胁肋阵发性绞痛，有钻顶感，腹肌紧张、拒按，频频呕吐，便秘，舌淡红，苔薄白，脉弦有力。辨证属蛔厥。治以安蛔利胆、缓急止痛法，拟"胆蛔汤"（自拟方）加减。

处方：乌梅 30g，白芍 60g，使君子 20g，川楝根白皮 15g，炒槟榔 15g，生大黄 5g，枳实 15g，柴胡 15g，花椒 6g，广木香 10g，虎杖 15g，干姜 5g，甘草 3g。2 剂，水煎服，1 日量。

二诊：次日。患者胁腹痛大减，呕吐止，大便通畅。效不更方，白芍改至 30g，生大黄改酒大黄，再服 3 剂，每日 1 剂。

三诊：4 月 8 日。患者近 2 日排出蛔虫 10 余条，胁腹痛愈。拟四君子汤加味，调理以善其后。随访多年，胆蛔症未复发。

病案 3　冉某，男，11 岁，学生。1980 年 4 月 12 日初诊。

患者 6 天前开始腹痛，近 1 日来症状加重，先为阵发性剧痛，后转为持续性疼痛，阵发性加重，伴发热，呕吐胃内容物及蛔虫 1 条，经当地诊断为"胆道蛔虫病"，治疗 5 天后，转家本先生处诊治。现症见：急性痛苦面容，巩膜轻度黄染，体温 39.5℃，腹平欠软，剑突下偏右压痛，反跳痛，肌紧张，墨非氏征（＋），肝、脾未扪及，肠鸣音存在。血常规：白细胞总数 21.5×10^9/L，中性粒细胞 84%，嗜酸性粒细胞 10%，淋巴细胞 6%。舌红、苔黄滑，脉弦数有力。辨病：胆道蛔虫。辨证：肝胆湿热之蛔厥。治以安蛔止痛、清热解毒、利胆除湿法，自拟"胆蛔汤"加减。

处方：乌梅 30g，赤白芍各 30g，茵陈 30g，川楝根白皮 15g，黄连 6g，虎杖 20g，蚤休 10g，生大黄 5g，枳实 15g，柴胡 15g，黄芩 15g，花椒 6g，广木香 10g，甘草 3g。4 剂，水煎服，每日 2 剂。

二诊：4 月 14 日。患者体温降至 38.1℃，腹疼痛、呕吐减轻，大便已 2 次，舌红、苔薄黄，脉弦。原方生大黄改酒大黄，再服 5 剂，每日 1 剂。

三诊：4 月 19 日。患者体温降至 37.1℃，巩膜黄染消退，疼痛、呕吐大减，已与同龄儿童玩耍。血常规示：白细胞总数 11.5×10^9/L，中性粒细胞 74%，嗜酸性粒细胞 10%，淋巴细胞 16%。舌红、苔薄黄，脉弦。仿上方。

处方：乌梅 15g，白芍 30g，使君子 20g，川楝根白皮 15g，炒槟榔 15g，雷丸 10g，酒大黄 3g，枳壳 10g，柴胡 15g，花椒 3g，虎杖 15g，甘草 3g。5 剂，水煎服，每日 1 剂。

四诊：4 月 24 日。驱除蛔虫 20 余条，诸症愈，拟四君子汤加味，以善其后。

随访：胆道蛔虫病、胆囊炎未复发。

病案 4　陈某，男，20 岁。1974 年 3 月 9 日就诊。

患者近日时有心窝部阵发性剧痛，有钻顶感，痛时四肢厥冷，辗转不安，缓解后如常人。呕吐频繁，呕吐物先为胃内容物，后为胆汁，吐蛔虫 2 条。二便正常，既往无类似病史。现症见：发热，体温 38℃，脉搏 85 次/分，血压 170/76mmHg。发育正常，神志清楚，腹部平软，剑突下偏右明显压痛，无反跳痛及肌紧张，未扪及包块，肝脾未扪及，肝浊音界存在，肠鸣音正常，心肺（－），皮肤、巩膜无黄染。血常规示：白细胞总数 $11.2 \times 10^9/L$，中性粒细胞72%，淋巴细胞20%，嗜酸性粒细胞8%。大便镜检蛔虫（＋＋＋）。西医诊断为"胆道蛔虫病"。中医辨证属蛔厥。耳针（两侧）取神门、交感、胆；体针取迎香透四白、人中强刺激。阿托品0.1mg加注射用水至1mL（每穴量），在中脘、胆囊二穴做穴位注射，并服食醋100g。经以上治疗，疼痛及呕吐减轻。又煎"胆蛔汤"2剂，昼夜分6次服。

二诊：次日。患者已无明显疼痛，拟柴胡疏肝散加虎杖、酒大黄、炒槟榔、川楝根白皮，水煎服。并用驱虫净300mg，分2次睡前服，共排蛔50余条，第4天即告痊愈。

随访：至今未复发。

病案5　何某，女，10岁。1975年10月19日就诊。

患儿5天前开始腹痛，近1日来症状加重，先为阵发性剧痛，后转为持续性疼痛，阵发性加重，伴发烧、呕吐胃内容物及蛔虫数条，二便正常，既往无类似病史。体检：体温39.8℃，脉搏104次/分，血压100/70mmHg。发育正常，营养中等，神志清楚，呈急性痛苦病容，巩膜轻度黄染。腹平欠软，剑突下偏右压痛，反跳痛，肌紧张，未触及明显包块，墨菲征（＋），肝、脾未扪及，肝浊音界存在，肠鸣音正常，心肺（－）。血常规示：白细胞总数 $22.6 \times 10^9/L$，中性粒细胞84%，淋巴细胞7%，嗜酸性粒细胞9%。苔黄滑，脉弦数有力。西医诊断：胆道蛔虫病并发胆囊炎。中医辨证：肝胆湿热之蛔厥。

治疗：耳针（两侧）取神门、交感、胆，留针1小时；体针取迎香透四白、人中。阿托品0.1mg加注射用水至1mL（每穴量），取中脘、胆俞、阳陵泉做穴位注射。痛点拔罐30分钟。5%稀盐酸30mL即服。10%葡萄糖1000mL，维生素C 2g，静脉滴注。口服四环素片，每次0.5g，每日4次。胆蛔汤2剂，24小时服用。

次日来诊，其母代述，患儿服1剂后大便1次，体温降至38℃，疼痛、呕吐减轻。2剂服完时，患儿翌晨大便2次，体温降至37.6℃，疼痛及呕吐大减，已能玩耍。舌红，苔薄黄，脉弦。拟茵陈四逆散加虎杖、黄连、黄芩、玄参治之。

3天后复查：白细胞总数 $12.6 \times 10^9/L$，中性粒细胞75%，淋巴细胞18%，嗜酸性粒细胞7%。拟以胆蛔汤2剂，驱除蛔虫30余条，经治7天痊愈。随访至今，未见复发。

按： 胆道蛔虫病是常见的急腹症之一，与中医学记载的"蚘（蛔）厥"颇为吻合。根据"急则治标""缓则治本"的治疗原则，关键在于迅速、准确地施以耳针、体针、火罐等综合治疗，达到解痉镇痛、退蛔止呕之目的，以尽快缓解绞痛及呕吐，以治其标；既减轻患者痛苦，亦有利于患者接受安蛔利胆、驱蛔杀虫的治疗。

本病多由外因刺激（如受寒、发热、饥饿、驱蛔不当等）和周身或消化系统功能紊乱（胃酸分泌减少、肠管蠕动失常等），以致蛔虫上窜，钻入胆道而发病。因此，迫使蛔虫退出或排出胆道是当务之急。根据《医宗金鉴》载"以蚘得酸则止，得苦则安，得辛则伏于下"，本疗法所拟胆蛔方，取芍药甘草汤，缓解胆总管口括约肌痉挛，减轻蛔虫的机械刺激，既解除绞痛，又利于蛔虫退出胆道；乌梅之酸，花椒之辛，安蛔温脏；大黄、虎杖、黄连之苦寒，泄热解毒，清除胆道感染，防止结石形成，另驱蛔下行，迫使上窜之蛔虫（或残体）反至小肠；川楝根白皮、槟榔有驱蛔杀虫之效。观全方酸苦辛俱备，寒温同施，共奏解痉镇痛、安蛔驱蛔之功。此病往往寒热错杂，又有寒热孰多孰少之别，加之患者有素体的差异，故临床时当随症加减化裁，方能提高疗效。

本病最易并发急性胰腺炎、急性胆囊炎、胆道出血、感染性休克，以及胆囊或胆道穿孔致胆汁性腹膜炎等。所以，凡有并发症者，除加重清热解毒中草药用量之外，并配合大剂量抗生素及补液、抗休克等紧急措施，纠正脱水、水电解质及酸碱平衡紊乱，恢复机体内环境的生理稳定性，以治疗并发症。本疗法具有解痉镇痛快、排蛔率高、疗程短、复发率低、副作用小、花钱少、易于在农村推广等优越性。

　　　　　　——本文据家本先生刊于《中级医刊》1988 年 7 期之资料整理

慢性胆囊炎案

钟某，男，55 岁，教师。2010 年 9 月 5 日初诊。

患者 3 年前患急性胆囊炎，经多次治疗，未痊愈，嗜食烟酒及肥甘之物，反复胁肋及胃脘疼痛，近日疼痛加重，经某院 B 超及胃镜检查，诊断为"慢性胆囊炎、慢性胃炎、脂肪肝"。转中医科诊治。现症见：形体肥胖，面色灰暗、少华，慢性病容，右胁肋疼痛，反射同侧肩胛下痛，胃脘胀痛，生气或饮酒或过食脂肪、辛辣食物后疼痛加剧，频频嗳气，大便不畅，小便黄臭，舌暗紫、苔黄滑，脉弦数。此乃气滞血瘀，中焦湿热之胁、胃痛。拟行气活血、清热除湿法，选"三四汤"（自拟合方）加减。

处方：柴胡 15g，赤白芍各 30g，枳实 15g，当归 10g，川芎 10g，玄参 15g，金银花 15g，虎杖 15g，黄芩 15g，郁金 15g，茵陈 20g，甘草 3g。7 剂，水煎服，每日 1 剂。嘱禁酒、肥甘及辛辣食物，避免生气。

二诊：9 月 13 日。患者右胁肋痛好转，胃痛减轻，大便通畅，小便清长，脉舌同前。效不更方，上方加明党参 30g，炒白术 15g。守方 30 剂，每周 5 剂。随访：胁肋、胃脘痛止，B 超查胆囊炎愈，胃镜查胃炎好转。

按："三四汤"由《伤寒论》之四逆散、《太平惠民和剂局方》之四物汤、《验方新编》之四妙勇安汤这三个带"四"字的方组合成的合方，故曰"三四汤"。方中四逆散疏肝解郁，缓急止痛；四物汤活血调血；四妙勇安汤清热解毒，活血止痛。三方合方后的功效，非单一方功效的累加，而具有治疗多种慢性炎症的新功效。家本先生用"三四汤"治疗慢性盆腔炎、慢性浅表性胃炎、慢性胆囊炎、慢性前列腺炎等，效果显著。三方分而视之，均非治疗慢性炎症的主方。然三方合用治疗诸多慢性炎症，效果甚佳，这可谓是一种"新功效"。现代药理研究证实：四逆散能调节人体免疫功能，对巨噬细胞吞噬功能具有明显的促进作用；四物汤能增强细胞免疫功能，增强吞噬细胞的吞噬功能，明显抑制非特异性炎症反应；四妙勇安汤具有抗炎、抑菌作用。三方合用的"三四汤"，具有增强人体免疫功能、改善炎性组织微循环、促进炎性组织修复愈合的作用。由此可见，合方不仅有两首以上方剂相加的功效或协同作用，而且还可发挥"新功效"的作用。因此，家本先生认为，对合方还需长期研究总结、运用推广。

胃痛（慢性胃炎）案

张某，女，30 岁，农民。2006 年 3 月 5 日初诊。

患者 2 年前患急性盆腔炎，经多次治疗，未痊愈，常反复腰、腹及胃脘疼痛，遇劳累、房事后疼痛加重，白带色黄、有异味，某院诊断为"慢性盆腔炎、慢性浅表性胃炎"，转家本先生处治疗。现症见：末次月经 3 月 4 日，月经色暗、量少、有异味，胃脘隐隐疼痛，大便秘结，小便微黄，舌暗红、苔黄滑，脉数。此乃气滞血瘀，中、下焦湿热之胃痛。拟行气活血、清热除湿法，自拟"三四汤"合方加味。

处方：柴胡 15g，赤白芍各 30g，枳实 15g，当归 10g，川芎 10g，生地黄 10g，玄参 15g，金银花 15g，虎杖 15g，蚕休 10g，黄柏 10g，苍术 15g，甘草 3g。7 剂，水煎服，每日 1 剂。

二诊：3 月 13 日。患者腰、腹、胃痛好转，白带黄色变浅，白带异味减轻，大便已畅通，舌脉同前。效不更方，患者因农忙季节，不便前来就诊，故在前方中加明党参 30g，去黄柏。25 剂，每日 1 剂，每周 5 剂。

10 月 6 日正值中秋节，夫妇进城游玩，顺便前来询问，自诉月经已正常，腰、腹、胃痛止，劳累后、房事后亦不再痛，白带正常，末次月经 8 月 11 日至，色量正常，妊娠试验阳性，问是否需要服药。刻诊：慢性盆腔炎、慢性胃炎已愈，舌脉正常。告知按时去妇产科例行检查即可，不必服药。

随访：次年足月顺产双胞男婴，母子正常。

按：慢性胃炎属于中医"胃脘痛""胃痞"等范畴。胃为六腑之一，六腑以通为用，以通为顺，以降为和。方中柴胡升举阳气，转旋枢机，疏肝解郁，调气散结；白芍养血敛阴，和营止痛，柔肝体，养胃阴；甘草有类皮质激素样作用，能调节机体免疫功能。方中白芍配甘草，养肝胃之阴，缓肝胃之急；柴胡和白芍配伍，一散一收，补泻兼顾。全方体现行气活血、清热除湿之功，以达康复之目的。

呕血（上消化道大出血）案

王某，男，55 岁。1981 年 4 月 10 日就诊。

患者素体肥胖，嗜烟酒 30 余年，患高血压病 15 年。4 小时前患者突然头痛头晕，大汗淋漓，频频呕吐，呕吐物先为食物残渣、咖啡色水液，后为大量鲜血。当即送某医院，诊断为"上消化道急性大出血伴高血压危象"，收治入院。入院后经止血、降压处理，吐血未止，邀家本先生会诊。现症见：神志清楚，面赤气粗，呕血频频，头痛如劈，烦躁欲死，头晕目眩，动则呕血更甚，胸腹胀痛拒按，口渴饮引，进水即呕，舌红苔黄燥，脉弦数，血压 240/140mmHg。此乃阳明热盛、胃络大伤之证。急用清胃泻火止血之法，嘱停用他药，急予生大黄 30g，水煎取汁，兑生三七粉 5g，频频口服。家本先生亲护床旁，密切观察药后病情变化。患者服药 1 小时许，头痛目眩减轻，至 2 小时许，泻出大量黑色粪水（约 3000mL），顿时胸腹胀痛消失，呕血亦止，血压降至 180/100mmHg，脉症平静，患者安卧至翌晨。续投玉女煎加减 3 剂，除血压仍偏高外，余症消失。后随访多年，呕血未复发。

按：患者嗜酒 30 余年，胃热内蕴，熏灼血络，迫血妄行，导致吐血，正如《临证指南医案·吐血》载："酒热戕胃之类，皆能助火动血。"家本先生说：清胃泻火是当务之急，若杯水车薪，难灭此"火"。故投重剂大黄，以釜底抽薪，清热泻火止血，唐容川《血证论》说"大黄止血，今人不知，惜哉"，此为救命于顷刻之策。

便血（上消化道出血）案

杨某，男，20 岁，农民。1982 年 12 月 23 日初诊。

患者素体健壮，数天前出现黑大便，经当地治疗无效，转某院被诊断为"上消化道急性出血"，收治入院。入院后经中、西药及输血等治疗近10日，仍便血不止，病情日趋严重，转请家本先生诊治。现症见：患者面色萎黄，神疲乏力，胃寒喜暖，心悸气短，胸闷腹胀，大便色黑而稀溏，一日3次，舌质淡、苔黄白而滑，脉弱。实验室检查示：血红蛋白5.5g/L，红细胞2.26×10^{12}/L，大便隐血试验强阳性。予益气摄血之法，用归脾汤加减治疗1周，计6剂。

二诊：12月31日。患者病情未减，反而胸闷、腹胀加重，并增加呕恶、厌食诸症，舌质红、苔黄白厚腻，大便隐血试验强阳性。修正辨证为湿热蕴结，损伤脉络之证。故治法改为利湿化浊、清热止血，拟甘露消毒丹加减。

处方：藿香、茯苓、黄芩、法半夏、川木通各10g，茵陈、地锦草、滑石各15g，薏苡仁30g，草豆蔻、石菖蒲各6g，甘草3g。3剂，每日1剂，水煎服。

患者服此方3剂，共4日，病情好转，大便由黑转黄，呕吐已止，余症减轻。大便隐血试验由强阳性转为弱阳性。继服此方3剂，又4日，隐血转阴，胀满、呕恶消除，饮食增加，舌质淡、苔薄白。中焦湿热已除，继以调补气血之法收功。

按：此案首诊辨证有误，治疗误用益气摄血剂，故便血加重。其后修正，宗温病学术思想，辨证修正为湿热蕴结、损伤脉络，改用甘露消毒丹，利湿化浊而获效。家本先生说：这足以说明中医辨证论治的重要性，亦更加体现用温病学术思想指导非"温病"的其他各科疾病治疗的可行性。

饭醉案

王某，女，27岁，公务员。2014年6月13日初诊。

每当餐后昏昏欲睡，持续大约半小时之久，过此时刻清醒如常，已有1年余，经多方治疗无效，由病友介绍至家本先生处。现症见：形体偏胖，面色青黄、少华，反复感冒，大便稀溏，月经后期、量少，白带黄带腥味，舌淡红、苔薄白，脉弱。此乃脾肾两虚。诊断：饭醉、月经不调。辨证：脾肾气虚，冲任失调。治以补肾健脾、醒醉调经法。拟紫河车、玉屏风散、四君子汤合方。

处方：紫河车20g（先煎），黄芪30g，防风10g，炒白术15g，明党参30g，茯苓30g，苍术15g，甘草3g，葛根30g，陈皮10g，虎杖15g，土茯苓30g。7剂，水煎服，每日1剂。

二诊：6月20日。患者餐后昏昏欲睡减轻，白带异常好转。效不更方，宗前方，再服7剂。

三诊：6月27日。患者餐后昏昏欲睡已愈，6月25日月经如期而至、色红量中、4天净，白带正常，面色好转，大便成形。患者生育要求迫切。拟补肾益气、调补冲任法，选二紫、四君、五子加减。

处方：紫河车15g（先煎），紫石英30g（先煎），明党参30g，炒白术15g，茯苓30g，熟地黄15g，川芎10g，枸杞15g，覆盆子15g，菟丝子15g，山药30g，甘草3g。15剂，水煎服，每日1剂，每周5剂，至孕为止。

四诊：9月15日。患者诸症已愈，现已妊娠1个月。

随访：患者饭醉从未复发；次年5月顺产一女婴，母女健康。

按：饭醉指饭后昏倦欲睡的一种病症。该病见《杂病源流犀烛·不寐多寐源流》，又称食后昏困，临床报道鲜见。该患者系脾肾两虚，不仅月经后期、量少，更有甚者，饭后头昏欲睡，此因脾气虚弱，不胜食气所致。选血肉有情之品紫河车补肾填精，四君子汤健脾益胃，黄芪、防风、葛根、陈皮补气升阳，虎杖、土茯苓祛湿醒脾。药中病机，饭醉年余之苦短期而愈。

三叉神经痛案

病案1　王某，男，53岁。1968年2月20日初诊。

患者头痛反复发作数年，近10天加剧，经某医院诊断为"三叉神经痛"，服止痛片和酒精封闭，效果不佳。现症见：面色青灰，痛苦面容，呻吟不休，手捧头部，左头角及左眼眶呈阵发性、针刺样掣痛，触动"扳机点"可导致疼痛发作，舌紫暗苔薄，脉细弦有力。此乃西医"三叉神经痛"，属中医瘀血头痛证。拟活血祛瘀、通络止痛法，选活络效灵丹加味。

处方：当归、制乳香、制没药各10g，丹参、川芎、白芷、赤芍、葛根各30g，蜈蚣2条，全蝎6g（后下）。3剂，水煎服，每日1剂。

二诊：2月23日。患者头痛大减，触动"扳机点"疼痛已不再发作，舌仍紫暗，脉细弦。效不更方，前方川芎、白芷各减至15g，制乳香、没药各减至6g，再进5剂而愈。

后随访数年，三叉神经痛未复发。

按：家本先生早期运用活络效灵丹时，按原方所注，用生乳香、没药，患者服后呕吐、纳呆。考虑乳香、没药均系树脂，生药煎煮取汁，其挥发油成分刺激胃黏膜使胃难于受纳，故呕吐、纳呆。后改为醋制乳香、没药，减少其挥发油成分，服后不再呕吐、纳呆，因而疗效显著提高。

病案2　李某，男，53岁。1983年1月22日就诊。

患者头痛近10天，服止痛片和酒精封闭及服中药数剂无效。某医院诊为"三叉神经痛"。左头角及左眼眶呈阵发性、火灼样掣痛，触动"扳机点"可导致发作，左眼微赤，有灼热、异物感，口苦，舌红苔薄黄，脉弦数。证属肝阴不足，风火上扰。治以平肝祛风、缓急止痛法，选芍药甘草汤加味。

处方：白芍60g，甘草、刺蒺藜、白菊花、地龙、蝉蜕各10g，葛根、钩藤（后下）各15g，全蝎5g（后下）。水煎服。

患者服4剂后（第3剂时白芍加至90g）头痛大减，左眼眶麻木、发痒，左眼角内仍有异物感，舌红苔中心带灰色，脉弦。肝经风火渐平，前方白芍减至30g，余药稍加更动，再进3剂。头痛基本控制，眼眶麻木、发痒及眼内异物亦减轻。改用四物汤加白芷、刺蒺藜、蝉蜕、白僵蚕、白菊花治之，服5剂。除原疼痛部位发痒外，余症全部消失，仿上再进3剂。随访至今，未复发。

病案3 李某，女，50岁，公务员。2012年5月6日初诊。

患者头痛反复发作10余年，经某院诊断为"三叉神经痛"，近5天疼痛加重，服止痛片亦难止痛，转家本先生处诊治。现症见：面色青灰，痛苦病容，呻吟不休，手捧头部，右头角及右眼眶呈阵发性、针刺样掣痛，触动"扳机点"可导致疼痛发作，舌紫暗红，苔薄白，脉细弦有力。辨证为瘀血头痛。治以活血祛瘀、通络止痛法，自拟"痛证方"加味。

处方：制乳香10g，制没药10g，丹参30g，当归10g，赤白芍各30g，川芎10g，全蝎10g（后下），葛根30g，蜈蚣3条（后下），白芷15g，羌活15g，甘草3g。3剂，水煎服，每日1剂。

二诊：5月8日。患者头痛减轻，触动"扳机点"已不再导致头痛发作，舌仍紫暗，脉弦。效不改方，前方蜈蚣改至2条，再进7剂。

随访2年，患者三叉神经痛从未复发。

按：三叉神经痛属中医学"面痛""头痛""头风""偏头痛"等范畴。头为诸阳之会，清阳之府，面为阳明所主，五脏六腑之气血精华皆上注于头面。头面部位唯风可到，风寒入侵，或风热上袭，或情志所伤，肝气郁滞，郁而化火上扰清空，或阳明热甚，胃火熏蒸，循足阳明经上攻头面，均可导致气血经络凝滞不通，不通则痛，以致出现头面部疼痛。基本病机为风、火，久则痰、瘀阻络作祟。

家本先生说：案一、三属瘀血头痛，故拟活络效灵丹加味取效。案二属肝阴不足、风火上扰头痛，故以芍药甘草汤治之。后方中芍药、甘草为君，取其酸甘化阴缓急止痛；丹参为臣，养血通络；佐以全蝎、地龙息风解痉，通络止痛，助君止痛；白芷辛温发散，通窍止痛；川芎活血行气，性偏疏通，上升头面，外达肌肤。诸药合用，共奏疏通经络、息风解痉、活血止痛之功。

痿证（重症肌无力、进行性肌营养不良症）案

病案1　杨某，女，63岁。1990年2月1日就诊。

患者近1个月来双眼睑下垂，不能自行启闭，伴有复视，咀嚼及吞咽困难，手无力端碗、梳头，步履艰难，尤以午后为甚。经某三甲医院诊断为"重症肌无力"，转家本先生处诊治。舌淡紫、边有齿印，苔薄，脉缓。诊为痿证，属气虚络阻所致。西医诊断为重症肌无力。拟补气、活血、通络之剂，选补阳还五汤加味治之。

处方：黄芪60g，当归、川芎、赤芍、红花、桃仁、地龙各10g，葛根30g，麻黄6g。每日1剂。

服至9剂，患者眼睑下垂、咀嚼吞咽困难、肢软无力均有好转；再服45剂，诸症愈。

按：重症肌无力多属中医"痿证"范畴。患者素体虚弱，加之劳倦伤中，致使正气更虚。由于因虚致瘀，脉络瘀阻，筋脉肌肉失养，故见语塞、睑垂、咀嚼吞咽困难、四肢肌肉无力等症。用补阳还五汤补养气血、活血通络，佐葛根、麻黄载药上行并外达肌腠以通脉络，故获令人满意之疗效。

病案2　黄某，男，9岁。1990年3月1日就诊。

患儿双上肢无力，写字、端碗困难两月余，双下肢软弱无力，行动艰难月余，四肢肌肉已萎缩。经某院治疗半月无效，转重庆医科大学儿童医院，诊断为"进行性肌营养不良症"，建议找中医治疗。现症见：面色无华，神疲纳差，手无力握笔、拿筷、端碗、洗脸、握拳，步履艰难，行动迟缓，生活不能自理。苔薄，脉弱。家本先生诊为痿证，此系脾胃虚弱、气血不足、脉络失运所致。治以补气养血、健脾通络法，选补阳还五汤加味。

处方：黄芪60g，当归、川芎、赤芍、桃仁、红花、地龙、党参、白术各10g，葛根、山药各30g，麻黄6g。每日1剂，水煎分3次服。

患者服至30剂，面色已红润，精神饱满，手能握笔。写字、行走已如常人，并能参加体育锻炼，四肢肌肉渐丰。随访半年，痿证痊愈，20岁时参军卫国。

按：患儿素体脾胃虚弱，后天失养，气血化源不足，气血虚亏，经脉失养，脉络失运。致使手不能握物，足不能正常步履，四肢肌肉萎缩。所以，用补阳还五汤补养气血、活血通络，佐党参、白术、山药以健脾益胃，取葛根载药以达肌腠，麻黄温经散寒以通脉络，使脾胃健、精微足、气血旺、脉络通、肌肉丰，其痿自愈。

罕见落发案

彭某，男，40 岁，木匠。1986 年 12 月 10 日就诊。

患者素体健壮，2 月前，晨起后发觉满头乌发在一夜之间全部脱光，一根不留，无任何不适，经多方医治无效。现症见：身体健壮，表情忧郁，头皮光亮，头部微感畏风，苔薄白，脉弦。家本先生诊断为瘀血阻络，治以活血化瘀、通络之法。拟桃红四物汤加减。

处方：红花、桃仁各 12g，当归、赤芍、地龙、生地黄、熟地黄各 12g，葛根、白芷各 30g，麻黄 6g。30 剂，水煎服，每日 1 剂。另用生姜 250g 煎煮，取汤约半面盆，待温热适宜时洗头，每日 2 次，早晚用生姜片涂擦按摩头部，至有热感为止。

服上方 3 剂及外治后，自觉头部微热，已不畏风，并开始长出色白细软的新发，再服原方 27 剂。1 个月后头发全部长出，发黑且多。随访 10 个月余，头发乌黑如故。

按：发为血之余，血虚落发多是逐渐而缓慢地脱落，该患者显然不属此类。因此，首先应考虑为血瘀阻络。故拟桃红四物汤活血化瘀，麻黄、白芷、葛根等辛散通络之品载药上行，使活血化瘀之药直达病所；佐血肉有情之品地龙以助之。外用生姜洗、擦，亦有温通脉络之功。落发属常见病症，一夜满头乌发全部落光者，实属罕见，故将此验案报道分享给各位同仁。

儿科病案

幼儿久咳（肺炎）案

陈某，女，4 岁。2000 年 10 月 3 日初诊。

家长诉：患儿咳嗽已两月余，两月前患肺炎，经西医治疗，X 光检查、血常规检查各项指标皆恢复正常。求诊家本先生，现症见：咳嗽、夜间尤甚，痰不多，汗多，口渴多饮，咽肿而不红，舌嫩红，苔少，脉细数。辨证：气阴两伤之咳嗽。治以益气养阴、润肺止咳法，拟百咳方（验方）、黛蛤散合方加味。

处方：麦冬 10g，天冬 10g，炙百部 10g，黄精 10g，百合 10g，炙紫菀 10g，枳壳 10g，射干 6g，青黛 10g（布包），海蛤粉 25g，甘草 3g。2 剂，水煎分 6 次服，每剂服 2 天。

二诊：10 月 7 日。患者咳嗽减轻，夜间汗多，余症同前，仿前方加桑叶、白薇各 10g，青黛、海蛤粉各减 5g。再服 3 剂。

随访：患者长达两月余之久的咳嗽痊愈。

按： 小儿有发病容易、传变迅速的病理特点。根据这一病理特点，外感风寒或风热极易致小儿咳嗽。家本先生用二冬、炙百部、百合、黄精等药皆有润肺之功，其中麦冬还能养阴、益胃生津、清心除烦，炙百部还能止咳，百合既止咳又能清心安神，黄精又能滋阴润肺、补脾益气以强其母（肺）；甘草既止咳，还能补益脾气，缓和诸药；天冬清肺降火，滋阴润燥；射干、炙紫菀、枳壳皆能化痰止咳，还能防滋阴之品不致壅滞；黛蛤散清肺热，化痰止咳，治痰火郁结。纵观全方，具有滋阴润肺、化痰止咳之功。

麻毒闭肺（麻疹合并肺炎）案

李某，男，8 岁。1995 年 4 月 2 日初诊。

患儿发热、出疹 3 天，咳嗽、气喘 2 天，未接种过麻疹疫苗，经当地治疗效果不佳，转来家本先生处诊治。现症见：发热，体温 39.8℃，全身出现玫瑰色丘疹，摸之碍手，面红目赤，烦躁口渴，咳喘鼻扇，便秘尿黄，舌红苔黄，脉洪数。此系麻毒闭肺，且有陷营之势。治以清热解毒、宣肺通腑法，选升降散合麻杏石甘汤加味。

处方：僵蚕、蝉蜕、姜黄、黄芩、杏仁、虎杖、鱼腥草各 10g，麻黄、生大黄各 5g，石膏 30g，甘草 3g。2 剂，水煎服，昼夜分 6 次服，每 4 小时 1 次。

二诊：次日。患儿便通热退，体温 37.6℃，咳喘鼻扇大减。宗前方麻黄改为麻绒，生大黄改为酒大黄，加生地黄、牡丹皮各 10g，2 剂。

三诊：4 月 5 日。患儿疹全消退，热退身凉，咳嗽减轻，舌红少津苔薄，脉细。拟沙参麦门冬汤加减，养阴益气，消除余邪，以善其后。

按： 麻疹闭肺是麻疹的逆证之一，由于抗生素的广泛使用，近年来单用中药治疗的病例报道鲜见。本例采用纯中医药治疗，说明辨证准确，方药恰当，疗效亦十分令人满意。麻毒闭肺，历以宣肺开闭治之，家本先生多采用通腑开闭的升降散治疗，这不仅是依据肺与大肠相表里的理论，更重要的是长期临床所见，腑气一通，肺气即宣，喘咳鼻扇很快缓解，故肺炎喘咳愈。对于"麻疹闭肺"，家本先生在辨证的基础上配伍升降散治之，收效更显。

流行性乙型脑炎案

王某，男，6 岁。1990 年 8 月 2 日初诊。

患儿高热惊厥，被当地医院诊断为"流行性乙型脑炎"，按常规治疗仍高热惊厥，昏迷不醒，邀家本先生会诊。现症见：发热，体温 39.5℃，头痛呻吟不休，颈项强直，神昏惊厥，5日未大便，舌红绛，苔黄厚，脉数有力。此乃温病暑邪毒热侵袭阳明，且入心营。治以荡阳明腑实、清心开窍法，选白虎承气汤、三黄泻心汤加味。

处方：石膏30g（先煎），知母10g，生大黄6g，玄明粉10g，枳实10g，黄连6g，黄芩10g，栀子10g，竹叶10g，生地黄30g，甘草3g。2剂，水煎，昼夜分6次鼻饲，每4小时1次。

二诊：次日。患儿昨晚先泻出燥屎数枚，后泻出奇臭粪便甚多，神志已清，惊厥已止，体温降至37.8℃，头痛减轻，项渐灵活。改清瘟败毒散加减，半月痊愈。

按：家本先生认为，"温病下不厌早"，即指此类证候而言。热毒已成燎原之势，扬汤止沸，不如釜底抽薪，故选大黄、玄明粉及早通腑抽薪，白虎汤清热泻火，三黄泻心汤泻火解毒，火焰即自灭。

手足口病案

黎某，女，3岁。2010年8月16日初诊。

患儿发热3天39℃，诊断为"手足口病"，经抗生素常规治疗3天效不佳，转诊求家本先生诊治。现症见：发热39.3℃，咽红，扁桃体肿大，口腔多个疱疹，手足及臀、腰部可见较多疱疹，伴有瘙痒，大便不畅，舌红苔薄黄，脉数。此乃风毒侵袭，热郁三焦。治以辛凉宣透、升清降浊法，拟升降散加味。

处方：僵蚕15g，蝉蜕10g，姜黄5g，大黄3g，青蒿10g，黄芩10g，连翘10g，竹叶10g，虎杖10g，甘草3g。2剂，水煎服。每日1剂。

二诊：8月18日。患儿热退，体温37.4℃，口腔及全身疱疹渐消退，大便已通，舌红苔薄黄，脉数。效不更方，去青蒿、虎杖，加玄参、麦冬各10g，再进3剂。随访3年，愈后未复发。

按：手足口病是由肠道病毒引起的传染病，引发手足口病的肠道病毒有20多种（型），其中以柯萨奇病毒A16型（CoxA16）和肠道病毒71型（EV71）最常见。由于小儿为稚阴稚阳之体，感受疫毒病邪之后，传变迅速，防止邪气由气分传入营血，若按温病常规治法，往往延误时机，既加重病情又延误病程。家本先生治疗瘟疫和伏气温病时，主张先发制病，以安未受邪之地，从而有效地防止病情传变。瘟疫瘟毒发病，不外毒、热、瘀、滞四字，把病邪尽快控制在卫气营血的浅层阶段，先发制病，祛邪以救正，防止其内传，是提高温病急症疗效的关键。采用川东夔门郑氏温病流派经验，急下可以防传变，故用治疗温病表里三焦大热之升降散，阻断邪入心营之势，使瘟疫毒邪及时排除，药中病机，取效显然。

水痘重症案

黄某，女，10岁，学生。1965年7月12日初诊。

家本先生农村巡回医疗时，悉该村水痘流行，当巡诊至黄家，发现姊妹三人同时患水痘，其中老大病情特别严重。现症见：身体健壮，发热，体温40.2℃，烦躁不安，痘疹密布全身，殊少空隙，根盘红，疹痘紫红，点粒水疱混浊，多处痘疹已抓破，局部已化脓，全身皮肤溃烂面大，口鼻血痂，面部血性分泌物多，口渴欲冷饮，大便干结，舌红苔黄，脉数有力。此系痘毒炽盛，病机同温病热入营血证。治以清热解毒、凉营益阴法，投清营汤加减。

处方：犀角1g（水牛角代，水煎兑服），生地黄30g，丹皮10g，赤芍20g，玄参15g，黄芩15g，虎杖15g，金银花20g，蒲公英20g，紫花地丁20g，连翘15g，生大黄6g，黄连6g，甘草3g。2剂，水煎服，一日量。

二诊：次日。患儿体温退至38.4℃，大便已通畅，烦躁不安好转，痘转红色。效不更法，上方生大黄改酒大黄，3剂，每日1剂。

三诊：7月15日。患儿体温退至37.1℃，未溃痘疹渐次收敛结痂，局部化脓患处亦渐愈合。拟养阴清热剂，以善其后。

按：水痘多见于儿童。家本先生当年24岁，初出茅庐，经验欠丰，从未见如此严重的水痘，其临床表现颇似教材中的"天花"，加之其从未看见过天花病患者，只听导师讲过天花之凶险危重，唯恐误诊，当即特约请防疫站专家会诊，排除天花后，按水痘毒热炽盛之证治之，投清营汤加味而取效。

妇科病案

月经后期案

李某，27岁，农民。2014年5月20日初诊。

患者月经延后7~60天不等，已2年多，此次月经过期15天未至。素有月经过期不至，注射黄体酮后月经即行。然此次注射黄体酮后已8天，月经仍未至，故前来求诊。现症见：身体肥胖，近1年体重增加15斤左右，素喜冷饮、肥甘之品，末次月经4月5日，月经色暗红，月经量中，行经时小腹冷痛不适，月经血中夹较多黏液，睡眠尚可，大便不畅，舌淡胖苔白滑，脉沉迟。辨证为寒凝血瘀。治以温经活血、养血调经法，拟四物汤、桂枝茯苓丸、二仙合方。

处方：当归10g，川芎10g，赤芍30g，熟地黄15g，桂枝10g，茯苓30g，桃仁 10g，牡丹皮 10g，仙茅 10g，仙灵脾 15g，柴胡 15g，香附 15g，苍术 15g，紫石英 30g（先煎），生山楂 30g，鸡内金 30g，泽兰 15g，益母草 15g，茜草 10g。5 剂，水煎服，每日 1 剂。

二诊：5 月 26 日。患者 5 月 25 日月经至，余症好转。按原方加减，调理 1 个月，月经如期而至。

后随访 8 个月，月经正常。

按：月经后期多因素体阳虚，或久病伤阳，阳虚内寒，或血为寒凝，胞脉不畅，脏腑失于温养，生化不及，气虚血少，冲任不足，血海不能按时满溢致经期错后。正如《血证论·卷四》载："血寒者，水不温也，因见经水后期，黯淡清冷之状，以及凝滞疼痛兼作。四物汤加茯苓、桂枝、黑姜、甘草等药"。家本先生以四物加桂枝、茯苓为主方以温经活血，养血调经，再加上仙茅、仙灵脾、紫石英温补肾阳，同时有促黄体样作用，调整内分泌；生山楂、鸡内金既消脂减肥，大剂量使用也可活血通经；柴胡、香附行气疏肝调经；泽兰、益母草、茜草活血通经而不伤血，故寒凝血瘀之月经后期痊愈。

月经先期案

王某，17 岁，学生。2007 年 3 月 4 日初诊。

患者 13 岁月经初潮，月经周期为 18~23 天，月经先期已连续 3 年。末次月经 2 月 19 日，经至先期 16 天，经色红、质稠、量多、5 天净，素喜食辛辣食物。现症见：面色红润，面、背痤疮多，口干渴，白带量多、色黄，大便干、不畅，脉滑数，舌红苔黄。此乃热邪扰动冲任，迫血妄行，致使月经先期。证同温病"气营两燔"之病机，治以清营凉血、固冲调经法，选犀角地黄汤加减。

处方：水牛角 30g（先煎），金银花 20g，玄参 20g，生地黄 15g，地骨皮 15g，生地榆 15g，知母 15g，黄柏 10g，虎杖 15g，女贞子 15g，白茅根 30g，酒大黄 5g，甘草 3g。7 剂，水煎服，每日 1 剂。嘱禁食辛辣食物。

二诊：3 月 13 日。患者面、背痤疮好转，白带量减少，白带黄好转，大便通畅，舌红苔薄黄，脉滑。拟上方，去酒大黄，加僵蚕 20g，再服 7 剂。

三诊：3 月 26 日。患者月经 3 月 20 日至，经色、量正常，经 4 天净。嘱下个月经期前一周再服二诊方 7 剂，以巩固疗效。

随访 3 年，月经正常。

按：月经先期而量多者，多属热（火）邪扰动冲任，迫血妄行所致。正如《傅青主女科》载："夫同是先期而来，何以分虚实之……先期者火气之冲，多寡者水气之验。故先期而来多者，火热而水有余也。"本例乃热邪扰动冲任，迫血妄行而月经先期。家本先生采用温病清营凉血法，邪热得清，冲任得固，故立竿见影。由此可见，非温病，但其病机与温病"气营两燔"相同，故按温病学术思想指导治疗，效果显著。

月经过多案

黄某，16岁，学生。2009年3月3日初诊。

患者13岁月经初潮，月经量多已2年余，素喜肥甘及辛辣食物，身体肥胖。现症见：末次月经3月2日，周期正常，经色鲜红、量甚多（每天用7~8片卫生巾）、经色暗红、臭秽、夹小血块，少腹痛拒按，烦躁好动，口渴喜冷饮，便秘，尿黄，舌红、苔黄滑，脉滑数有力。此乃内热扰及血海，冲任受损，而致"月经量多"，证同温病"热入营血"之病机。治以清营凉血、解毒调经法，选清经汤加减。

处方：金银花20g，玄参20g，炒当归5g，甘草3g，生地黄15g，地骨皮15g，生地榆15g，知母15g，黄柏10g，虎杖15g，白茅根30g，牡丹皮10g，栀子10g，酒大黄5g。7剂，水煎服，每日1剂。

二诊：3月13日。患者月经5天净，经量减少，烦躁好动、口渴好转，大便畅通，舌红、苔薄黄，脉数。效不更法，宗上方去酒大黄、栀子，加女贞子、旱莲草各15g。每周服5剂，连服4周，以巩固疗效。随访1年，月经正常。

按：素喜肥甘及辛辣，热入营血，内扰冲任，乘经行之时，迫血下行，故月经量多；邪热化火成毒，故经色暗红且臭秽难闻。家本先生按温病"热入营血"辨证施治，营血得清，血海则宁，故月经量多获显著疗效。

青春期功能性子宫出血案

苏某，18岁，学生。2008年8月7日初诊。

患者素体阳盛，不规则子宫出血2年，经某院诊断为"青春期功能性子宫出血"。现症见：末次月经7月23日，昨日突然阴道大量出血、色深红、质稠，至今仍出血甚多，面红口渴，便秘，尿赤，脉洪数，舌红、苔黄滑。此乃热邪扰动冲任，迫血妄行而致"崩中"，同温病热入营血证。治以凉血散血法，选犀角地黄汤加减。

处方：水牛角30g（先煎），生地黄30g，玄参20g，地骨皮15g，地榆炭15g，知母15g，黄柏10g，虎杖15g，白茅根30g，牡丹皮10g，栀子10g，酒大黄5g，甘草3g。3剂，水煎服，每日1剂。

二诊：8月10日。患者阴道出血止，余症好转，拟四妙勇安汤、知柏地黄汤加减，调治月余。

随访 3 年，月经正常。

按：西医学青春期功能性子宫出血相当于中医"崩漏"的范畴。家本先生根据患者素体阳盛，内蕴热邪，热灼冲任，迫血下行，发为"崩中"之理，按温病"热入营血"之病机和叶天士"入血就恐耗血动血，直须凉血散血"之治则，投犀角地黄汤加减，立竿见影。由此可见，温病学术思想指导妇科急重症救治亦是非常适用的。

月经衍期、原发性不孕案

洪某，30 岁，公务员。2010 年 5 月 10 日初诊。

患者月经周期正常，经衍 10 ～ 15 天净，已有 1 年余，原发性不孕。求家本先生诊治，现症见：末次月经 2010 年 5 月 2 日至，月经量少色深，衍期至今未净，形体消瘦，面色暗、颧红，五心烦热，夜寐不宁，心烦易怒，舌红绛、少苔，脉细数。此乃肝肾阴虚，虚火灼伤营血，扰动冲任，致月经衍期、不孕，同温病虚火妄动之病机。拟清营凉血、滋阴降火法，选"滋水清火止崩汤"（自拟方）。

处方：生地黄 15g，女贞子 20g，墨旱莲 15g，牡丹皮 10g，山茱萸 20g，山药 30g，知母 15g，黄柏 10g，地骨皮 15g，地榆 15g，益母草 15g，茜草 10g。5 剂，每日 1 剂，水煎服。

二诊：5 月 15 日。患者月经昨日已净，余症同前。宗前方，去益母草、茜草、地榆，加紫河车 20g，百合 30g，生枣仁 30g。7 剂，水煎服，每日 1 剂。

三诊：5 月 22 日。患者心烦易怒、五心烦热、夜寐不宁均已好转，白带微黄，舌红苔薄，脉细弱。仿前方，去黄柏，加北沙参 30g，麦冬 10g，五味子 6g。12 剂，每日 1 剂。

四诊：6 月 9 日。患者月经昨日至，色红、量增多，面色红润，舌红苔薄，脉滑。宗前方，加益母草 15g，茜草 10g。5 剂，每日 1 剂。

五诊：6 月 11 日。患者月经昨日净，余症均好转。嘱每次月经前 10 天，服四诊方 7 剂，连续调治 3 个月。

随访：患者月经正常，2011 年 8 月剖腹产一女婴，母子健康。

按：月经衍期，亦称"经期延长""月水不断""经事延长"。家本先生根据患者素体阴虚，体弱多病，阴虚内热，营血受损，扰动冲任，致月经衍期不净或月经不调而不孕者，采用温病学滋阴降火、清营凉血法，不仅治愈了月经病，而且治愈了不孕症。

崩漏（功能性子宫出血）案

病案1 李某，33 岁，公务员。2014 年 8 月 10 日初诊。

患者不规则子宫出血 10 年，末次月经 2014 年 7 月 18 日，7 天净，经色鲜红，月经量前 3 天少，7 月 28 日阴道出血，色红，至今未净。现症见：面色少华，疲倦乏力，五心热，口干不欲饮，白带不多，睡眠尚可，但易惊醒，二便正常，舌红苔薄黄，脉细数。辨证为肝肾阴虚，热扰冲任之崩漏。治以补肾滋阴、固冲止血法，自拟"滋水清火止崩汤"加减。

处方：女贞子 15g，旱莲草 15g，山茱萸 10g，山药 30g，熟地黄 15g，生地黄 15g，知母 15g，黄柏 10g，夜交藤 30g，生酸枣仁 15g，太子参 20g，麦冬 15g，五味子 10g，黄芪 30g，百合 30g，益母草 15g，炒茜草 10g，仙鹤草 30g，白茅根 30g。7 剂，水煎服，每日 1 剂。

二诊：8 月 15 日。患者阴道仍有出血，色淡红，仍疲倦，口干。宗前方加减。

处方：女贞子 15g，旱莲草 15g，山茱萸 10g，山药 30g，熟地黄 15g，生地黄 15g，知母 15g，黄柏 10g，夜交藤 30g，生酸枣仁 15g，太子参 20g，麦冬 15g，五味子 10g，百合 30g，益母草 15g，炒茜草 15g，仙鹤草 30g，白茅根 30g，天花粉 15g，玄参 15g。7 剂，水煎服，每日 1 剂。

三诊：8 月 22 日。患者 8 月 16 日月经至，前 3 天经量少，后 4 天经量正常，7 天净；余症好转。仿原方加减。

处方：女贞子 15g，旱莲草 15g，山茱萸 10g，山药 30g，熟地黄 15g，知母 15g，黄柏 10g，夜交藤 30g，生酸枣仁 15g，太子参 20g，麦冬 15g，五味子 10g，百合 30g，益母草 15g，炒茜草 15g 仙鹤草 30g，白茅根 30g，玄参 15g。7 剂，水煎服，每日 1 剂。

四诊：8 月 29 日。患者 8 月 27 日少量阴道出血，血色红；疲倦，口干，余无异常。仿原方加减。

处方：女贞子 15g，旱莲草 15g，山茱萸 10g，山药 30g，熟地黄 15g，知母 15g，黄柏 10g，夜交藤 30g，生酸枣仁 15g，太子参 20g，麦冬 15g，五味子 10g，百合 30g，益母草 15g，炒茜草 15g，仙鹤草 30g，白茅根 30g，玄参 15g，金银花 15g，重楼 10g，甘草 3g。7 剂，水煎服，每日 1 剂。

五诊：9 月 7 日。患者阴道出血至今未净，量不多，色红；疲乏好转。前方加减。

处方：女贞子 15g，旱莲草 15g，山茱萸 10g，山药 30g，熟地黄 15g，知母 15g，黄柏 10g，夜交藤 30g，生酸枣仁 15g，太子参 20g，麦冬 15g，黄芪

30g，黄精30g，五味子10g，百合30g，益母草15g，炒茜草15g，仙鹤草30g，白茅根30g，玄参15g，甘草3g。7剂，水煎服，每日1剂。

六诊：9月19日。9月9日阴道出血止，患者9月15日月经至，经色红、量少、质较前略稠，前3天量少，第4天量增多，7天净；睡眠差，易早醒。原方加减。

处方：女贞子15g，旱莲草15g，山茱萸10g，山药30g，熟地黄15g，知母15g，黄柏10g，夜交藤30g，生酸枣仁15g，太子参20g，麦冬15g，黄芪30g，黄精30g，五味子10g，百合30g，益母草15g，白茅根30g，玄参15g，甘草3g。7剂，水煎服，每日1剂。

七诊：10月10日。患者9月24日B超检查示：子宫内膜厚0.8cm。白带清稀呈水状，仍早醒，口干，大便稀。拟二黄、五子、三仙汤合方加减。

处方：黄芪45g，黄精30g，枸杞15g，菟丝子15g，覆盆子15g，五味子10g，鹿角片30g（先煎），煅龙骨30g，煅牡蛎30g，山茱萸10g，山药30g，仙茅10g，仙灵脾15g，仙鹤草30g，益母草15g，生茜草10g，鸡血藤30g，丹参30g。7剂，水煎服，每日1剂。

八诊：10月17日。患者10月14日月经至，提前1天，月经量少、色红；仍早醒，经前手心热。拟五子合三仙汤加减。

处方：枸杞15g，女贞子15g，菟丝子15g，覆盆子15g，五味子10g，旱莲草15g，黄芪45g，黄精30g，山茱萸10g，山药30g，熟地黄15g，仙茅10g，仙灵脾15g，仙鹤草30g，生牡蛎60g（先煎），生鳖甲30g（先煎），酸枣仁20g，夜交藤30g。7剂，水煎服，每日1剂。

九诊：11月2日。患者月经7天净，23～28日白带中夹少量血丝，仍易疲倦，余好转。拟五子衍宗丸合滋水清火止崩汤加减。

处方：枸杞15g，女贞子15g，菟丝子15g，覆盆子15g，五味子10g，旱莲草15g，黄芪30g，黄精30g，山茱萸10g，山药30g，熟地黄15g，赤灵芝30g，夜交藤30g，知母15g，黄柏10g，生牡蛎60g（先煎），生鳖甲30g（先煎）。7剂，水煎服，每日1剂。

十诊：11月10日。患者11月5日白带夹少量红色血丝，大便正常，寐差易醒。仿前方加减。

处方：枸杞15g，菟丝子15g，覆盆子15g，女贞子15g，旱莲草15g，黄芪30g，黄精30g，山茱萸10g，山药30g，熟地黄15g，知母15g，黄柏10g，夜交藤30g，生酸枣仁15g，百合30g，益母草15g。5剂，水煎服，每周5剂，连续调治2个月。

2015年1月19日，患者因感冒求治，告知月经已正常3个月。

2016年8月来诉，已顺产一女婴，体健。

按：功能性子宫出血在育龄期妇女较为常见，但该患者持续出现功能性子宫出血达10年，实属罕见，辗转多方求医无效。家本先生认为，该患者病久、失治致阴血亏虚，虚热内生，致功血迁延难愈。宗《素问·阴阳别论》"阴虚阳搏，谓之崩"之旨，辨证为"虚火崩漏"，故拟滋水清火止崩汤治之。选用女贞子、旱莲草、山茱萸、山药、熟地黄、生地黄补肾滋阴，生脉饮、仙鹤草益气养阴摄血，白茅根、生地黄、茜草清热凉血，为基本方。功血止后以补肾益气，调冲任为要，故方选五子衍宗丸加二至丸、三仙（仙茅、仙灵脾、仙鹤草）、山茱萸、山药、熟地黄为基本方，以恢复肾-天癸-胞宫轴功能，使经调、功血愈。家本先生认为，凡妇科的出血性疾病不能妄用炭药，亦不能过早使用收敛止血剂，否则易留邪留瘀，致疾病迁延难愈；妇科出血性疾病应以调周为根本，不能血止就停药，一定要将月经周期调理正常3个周期再停药。妇科出血性疾病，不能见血止血，需针对病因治疗，病因祛除后，不止血而血自止。家本先生治疗妇科出血性疾病的思路与西医的雌孕激素联合治疗法不谋而合，具有很大的推广价值，值得同道借鉴。

病案2　李某，19岁，学生。2013年8月5日初诊。

患者月经紊乱6年，阴道不规则出血20余天就诊。患者13岁月经初潮，周期2个月~6个月不定，经期6天~30天不定。现症见：末次月经2013年7月14日，月经量不多、色红、无血块、持续至今未净、不疼痛，形体消瘦，神疲乏力，咽干口燥，五心烦热，大便干结，小便色黄，舌红苔薄黄，脉细数。妇科检查未见异常。妇科彩超示：子宫大小约3.4cm×4.5cm×4.8cm，子宫内膜厚0.4cm，双侧附件区未见异常。查性激素示：促卵泡生成激素（FSH）6.53mIU/mL，促黄体生成素（LH）8.89mIU/mL，雌二醇（E_2）84pg/mL，孕酮（P）0.52ng/mL，睾酮（T）0.25ng/mL。基础体温单相。辨证为虚火崩漏，阴虚血热。治以养阴清热、固冲调经法，自拟"滋水清火止崩汤"加减。

处方：生地黄15g，地榆15g，地骨皮15g，女贞子15g，墨旱莲15g，北沙参30g，麦冬10g，五味子5g，地锦草15g，海螵蛸10g，茜草10g，知母10g，黄柏10g，仙鹤草30g。5剂，水煎服，每日1剂。

二诊：8月10日。患者服上药两天后，阴道出血止，神疲好转，口燥咽干好转。守上方加减化裁：生地黄15g，地榆15g，地骨皮15g，女贞子15g，墨旱莲15g，北沙参30g，麦冬10g，五味子5g，黄精30g，山药30g，山茱萸

15g，知母10g，黄柏10g，仙鹤草30g。10剂，水煎服，每日1剂。

以后每次复诊，均以此方为基础，加减化裁，并按中药人工周期疗法治疗，治疗第3个周期时，月经周期、经量均恢复正常。月经22天，复查性激素：P15.3ng/mL，恢复排卵，BBT监测双相，高温相13天。门诊随访1年月经正常。

按：虚火崩漏之病，因素体阴虚，先天禀赋不足，肾气虚损，或后天失养，均能扰动冲任，冲任不固，而致虚火崩漏。故家本先生自拟"滋水清火止崩汤"。方中生地黄、地榆、地骨皮凉血止血；女贞子、墨旱莲滋阴凉血；北沙参、麦冬、五味子益气生津，气阴两补；黄精、山药、山茱萸滋补肾水、肝阴，达"壮水之主"之意；知母、黄柏清泻虚火，而保真阴；地锦草、海螵蛸、茜草、仙鹤草寓止血于活血之中。诸药合用，滋水而不腻，清火而不伤阴，敛血而不留瘀，实有滋水清火之功，对虚火崩漏有"澄源""复旧"之效。

病案3 李某，15岁，学生。1997年4月15日初诊。

患者先天禀赋不足，体弱多病，13岁月经初潮。不规则阴道出血2年，经某院妇科诊断为"青春期功能性子宫出血"。于4月14日晚突然阴道大出血，已用卫生纸4包。现症见：形体消瘦，头晕，心悸，口渴，汗出，心烦易怒，五心热，便秘，阴道血流如注，其色鲜红，舌红绛少津，脉细数无力。诊为虚火血崩，急与生脉饮口服，每次2支，每日3次。并拟滋水清火止崩汤。

处方：生地黄、山萸肉、山药各30g，女贞子、旱莲草、地骨皮、地榆各15g，知母、黄柏、牡丹皮、白芍、茜草各10g，酒大黄4g，甘草3g。2剂，水煎，昼夜服。

二诊：次日。患者阴道出血大减，余症亦减轻。原方再进3剂，每日1剂。

三诊：4月19日。患者血崩已止，唯阴虚之象仍在，嘱多食甲鱼、胎盘等血肉之品。拟六味地黄汤加减，调治月余，以善其后。

随访：两年来，患者月经正常，体健活泼。

病案4 陆某，25岁，营业员。2011年5月4日初诊。

患者行多次人流术，术后阴道不规则出血已1年余，经多地诊治，效果不佳，5月3日突然阴道大出血。现症见：面色少华，头晕心悸，潮热颧红，五心烦热，腰膝酸软，心烦易怒，阴道出血甚多，伴有小血块，其色殷红，少腹隐痛，舌红绛、少苔，脉细数。证属虚火血崩。治以滋水清火、祛瘀止崩法，拟滋水清火止崩汤加减。

处方：生牡蛎60g（先煎），生鳖甲30g（先煎），生地黄20g，山茱萸10g，山药30g，女贞子15g，旱莲草15g，牡丹皮10g，黄柏10g，知母15g，白芍30g，地锦草15g，生茜草10g，三七粉6g（冲服）。2剂，水煎服，每日2剂。

二诊：次日。患者阴道出血减少，已无血块，余症同前，阴虚证候减轻。拟前方去三七，再服5剂。

三诊：5月9日。患者阴道出血止，阴虚证候减轻。拟紫河车胶囊、知柏地黄丸，调理月余，以善其后。

随访：2014年2月3日患者顺产一女婴，母女健康。

病案5　王某，14岁，学生。2012年5月24日初诊。

患者素体虚弱多病，12岁月经初潮，不规则阴道出血2年余，经华西医院诊断为"青春期功能性子宫出血"。于5月23日晚突然阴道大出血，已用卫生巾3大包，急诊救治。现症见：形体消瘦，面色无华，心慌心悸，头昏疲乏，汗多口渴，心烦易怒，五心热，大便不畅，阴道血甚多，其色鲜红，舌红绛少津、苔薄黄、脉细数无力。辨病：青春期功能性子宫出血。辨证属虚火血崩。治法：益气塞血、滋水清火法。急服生脉饮口服液以"塞流"，每次2支，6小时1次，1日4次；拟滋水清火止崩汤加减。

处方：生牡蛎60g（先煎），生鳖甲30g（先煎），北沙参30g，黄芪30g，生地黄20g，山茱萸10g，山药30g，女贞子15g，旱莲草15g，牡丹皮10g，黄柏10g，知母15g，白芍30g，白茅根30g，甘草3g。2剂，水煎服，每日2剂。

二诊：次日。患者阴道出血大减，余症亦好转。原方再服3剂，每日1剂。

三诊：5月28日。患者血崩已止，阴虚体征仍明显，拟五子衍宗丸、六味地汤加减，调治两个月余。

随访：月经正常，体质改善。

病案6　王某，28岁，农民。1995年8月10日初诊。

患者于1994年行人工流产术，术后反复阴道不规则出血，经多方治疗，效果不佳，8月9日突然阴道大出血。急诊于家本先生，现症见：形体消瘦，面色少华，头晕心悸，潮热颧赤，五心烦热，腰膝酸软，心烦易怒，阴道出血色鲜红、量甚多，伴有小血块，少腹隐痛，舌红绛少苔，脉涩细数。诊为虚火崩漏。拟滋水清火止崩汤加减。

处方：生地黄、山药、地榆、山茱萸、地骨皮各30g，女贞子、旱莲草各15g，知母、黄柏、牡丹皮、白芍、茜草各10g，三七粉6g（吞服），甘草3g。2剂，水煎服。

二诊：8月12日。患者阴道出血减少，已无血块，余症同前。再进3剂。

三诊：8月15日。患者阴道已不出血，阴虚证候减轻。拟大补阴丸加减，调治月余，并嘱禁食辛辣之物，慎房事。

随访：1997年10月患者顺产一男婴，母子健康。

按：《素问·阴阳别论》曰："阴虚阳搏，谓之崩。"李东垣指出："妇人血崩，是肾水阴虚，不能镇守胞络相火，故血走而崩也。"家本先生认为，素体阴虚，先天禀赋不足，或房劳过度，生育（人流）过多，耗伤阴血或五志化火，真阴耗亏，或温邪久羁，营阴耗损等原因均可导致肾阴虚损（肾水不足）。肾水不能涵肝木，致使肝阳偏亢而藏血失职；肾水不能上济心火，则心火独亢，血热妄行，致使冲任扰动而不固，故虚火崩漏形成。临床以阴道出血如注，色鲜，阴道灼热、干涩，常伴有心烦易怒、手足心热、两颧发赤、口舌干燥，舌红少苔，脉细数等为其主症。此系肾水不足所致，其开泄过度系因虚火，阴虚是本，火热是标。故治以滋补阴血为主，以治其本；佐清热之品以治其标。家本先生指出，运用滋水清火止崩汤滋水而不腻，清火而不伤阴，敛血而不留瘀，对虚火血崩有"澄源"之功效，因而疗效颇佳。

原发闭经案

孙某，22岁，学生。2012年3月18日初诊。

患者18岁前从未行经，后经某医院诊断为"原发性闭经"，靠西药人工周期治疗，方能行经，停药就无月经。后家属抗拒西医激素治疗，遂于今日求家本先生诊治。现症见：末次月经2011年10月23日，系用补佳乐加黄体酮后经至，月经色淡、量少、无块、不痛、3天净；平素白带量少，体瘦，面色萎黄，乳平，体毛多，神疲，夜尿多，大便正常；舌淡、苔薄白，脉沉细。今妇科彩超示：子宫前位，大小约3.8cm×2.0cm×3.5cm，子宫内膜厚0.3cm，双侧卵泡6～8个，最大卵泡约0.8cm，余无异。3月18日，性激素检查示：FSH 6.65mIU/mL，LH 19.34mIU/mL，泌乳素（PRL）7.69ng/mL，E_2 39.56pg/mL，P 0.47ng/mL，T 0.66ng/mL。妇科检查示：外阴发育正常。辨证为原发闭经，肾气不足。治以补益肾气、调理冲任法，拟二紫、二仙、二胶、五子合方加味。

处方：紫石英30g（先煎），紫河车20g（先煎），覆盆子15g，枸杞子15g，菟丝子15g，五味子5g，茺蔚子15g，仙茅10g，淫羊藿10g，黄精30g，山药 30g，山茱萸 15g，北沙参 30g，麦冬 10g，鹿角胶 10g（另包烊化），龟甲胶 10g（另包烊化）。5 剂，水煎服，每日 1 剂。辅以针灸埋线方法，配穴为中脘、天枢、关元、子宫穴、血海、足三里、三阴交，每月 1 次，连续 3 个月。并嘱其坚持每日监测基础体温。

二诊：3 月 25 日。患者服上方后白带增加，神疲好转，仍腰膝酸软，纳谷欠佳，腹胀，大便正常，余同前。守方加减：紫石英 30g（先煎），紫河车 20g（先煎），覆盆子 15g，枸杞子 15g，菟丝子 15g，五味子 5g，杜仲 15g，仙茅 10g，淫羊藿 10g，鸡内金 30g，枳壳 15g，炒白术 10g，白芍 30g。10 剂，水煎服，每日 1 剂。

三诊：4 月 9 日。患者腹胀好转，纳佳，面色好转，白带增加，腰膝酸软明显好转，二便正常，基础体温升高 10 天。守上方加减化裁：紫石英（先煎）30g，紫河车 20g（先煎），覆盆子 15g，枸杞子 15g，菟丝子 15g，五味子 5g，杜仲 15g，当归 10g，川芎 10g，赤芍 30g，枳壳 15g，鸡血藤 30g，丹参 30g，泽兰 10g。7 剂，水煎服，每日 1 剂。

四诊：4 月 16 日。患者 4 月 13 日经至，月经色红、少许小血块、量不多，每日用卫生巾 2 张，小腹隐痛，月经 3 天净。嘱其继续原方坚持治疗半年。

随访：患者每月行经 1 次，色量均可。2013 年 6 月 24 日妇科彩超示：子宫前位，大小约 4.5cm×3.2cm×4.5cm，内膜厚约 0.5cm。月经第 3 天性激素检查示：FSH 5.34mIU/mL，LH 6.25mIU/mL，PRL 5.49ng/mL，E_2 62.56pg/mL，P 0.50ng/mL，T 0.25ng/mL。

按：原发性闭经多因先天禀赋不足，肾气未充，天癸已至而未盛，胞宫未盈，无血可下，以致月经当潮不潮。家本先生拟"二紫、二仙、二胶、五子合方"（自拟经验方），以达到补益肾气、调理冲任之目的，方中紫石英、紫河车温补肾阳，补益精血；枸杞子、覆盆子、菟丝子、茺蔚子补肾益精；仙茅、淫羊藿温肾阳、补肾精、调冲任；黄精、山药、山茱萸滋补肾水、肝阴；北沙参、麦冬、五味子益气生津，气阴两补；鹿角胶、龟甲胶乃血肉有情之品，二药参合，一阴一阳，阴阳双补，通调任、督之脉，故能大补肾阴肾阳，疗虚扶羸。辅以针灸埋线，以调冲任。在此基础上，经前又及时加用活血引经之药，使冲脉之血归于正道，下盈胞宫，故月事正常。

继发性闭经案

罗某，43 岁，研究员。2014 年 1 月 21 日初诊。

患者月经初潮 15 岁，末次月经 2013 年 10 月 20 日，停经已 3 个月，素有月经量少，月经色暗，质淡。在当地县医院做性激素检查示：E_2 15.34pg/mL，P 0.30ng/mL，LH 8.38mIU/mL，FSH 18.9mIU/mL，PRL 20ng/mL。2013年12月17日363医院B超检查示：右侧卵巢1.6cm×1.7cm囊性回声，宫颈0.6cm囊肿，余（－）。现症见：面色少华，乳房胀痛，疲倦乏力，腰酸，头晕，睡眠质量差，易早醒，情绪不稳定，白带量少，质清稀水样，舌质淡红、苔薄白，脉弦细。辨证为肝郁肾虚，气血亏虚。治以补肾益气、养血调经、疏肝解郁法，投以"二紫四二五汤"（自拟方）。

处方：紫河车20g（先煎），紫石英30g（先煎），枸杞15g，菟丝子15g，覆盆子15g，女贞子15g，当归10g，川芎10g，赤芍30g，熟地黄15g，仙茅10g，仙灵脾15g，鹿角胶15g（烊化），黄芪30g，黄精30g，鸡血藤30g，益母草15g，柴胡15g，郁金15g，路路通15g。7剂，水煎服，每日1剂。

二诊：2月18日。患者服上方后，月经于2月5日至，经量不多、色暗红、6天净，乳房胀痛已5天，乳房有硬块，乳头硬痛，白带多、呈清稀水样，舌质淡红，苔薄白，脉弦细。拟逍遥散加减：当归10g，赤芍30g，柴胡15g，茯苓30g，炒白术15g，生鳖甲30g（先煎），生牡蛎60g（先煎），郁金15g，青皮10g，陈皮10g，路路通15g，丝瓜络15g，川芎10g，熟地黄15g，玄参15g，金银花15g，甘草3g。7剂。水煎服，每日1剂。

三诊：3月2日。患者乳房胀痛缓解，清水样白带减少，面部少许痤疮，当天白带中夹少量血丝。拟上方加减：生鳖甲30g（先煎），生牡蛎60g（先煎），当归10g，赤芍30g，柴胡15g，茯苓30g，炒白术15g，郁金15g，青皮10g，陈皮10g，路路通15g，八月札15g，川芎10g，熟地黄15g，玄参15g，金银花15g，甘草3g，益母草15g，生茜草10g。7剂，水煎服，每日1剂。

四诊：3月15日。患者月经3月3日至，月经量少、颜色暗红、质清稀、5天干净，经前、经期疲倦乏力很明显，伴头晕、耳塞，现乳房基本不痛，偶尔长少许痤疮，睡眠质量差，容易早醒。仿上方加减：当归10g，赤芍30g，柴胡15g，茯苓30g，炒白术15g，郁金15g，川芎10g，熟地黄15g，枸杞15g，菟丝子15g，五味子10g，覆盆子15g，女贞子15g，黄芪30g，黄精30g，生枣仁20g，夜交藤30g。7剂，水煎服，每日1剂。

五诊：3月23日。患者睡眠好转，面色淡红，乳房未出现疼痛，白带已正常。拟二紫四二五方加减：紫河车20g（先煎），紫石英30g（先煎），枸杞15g，菟丝子15g，覆盆子15g，五味子10g，当归10g，川芎10g，赤芍30g，熟地黄15g，仙茅10g，仙灵脾15g，黄芪30g，黄精30g，鸡血藤30g，益母草15g，生茜草10g。14剂，水煎服，每日1剂。

六诊：4月5日。患者此次月经于4月2日至，月经量很少、血色淡红、3天净，伴头晕、乏力2天。治以益气养血调经法，拟八珍汤加减：明党参30g，炒白术15g，茯神30g，黄芪30g，黄精30g，当归10g，川芎10g，熟地黄15g，赤芍30g，紫河车20g（先煎），丹参30g，葛根30g，鸡血藤30g。14剂，水煎服，每日1剂。

七诊：5月3日。患者此次月经于5月1日至，月经量较前略有增加，月经颜色红，4月27日白带中夹少量血丝，经行前仍有轻微头晕、乏力，睡眠好，小腹轻微胀满不适。拟补肾填精、养血调周的二紫、四物、五子加减。

处方：紫河车20g（先煎），紫石英30g（先煎），枸杞15g，菟丝子15g，覆盆子15g，五味子10g，当归10g，川芎10g，赤芍15g，熟地黄15g，仙茅10g，仙灵脾15g，仙鹤草30g，枳壳15g，生白术30g。14剂，水煎服，每日1剂。

八诊：5月18日。患者近来工作压力大，精神紧张，再次出现乳头疼痛、乳房压痛，睡眠时好时坏，仍有疲乏。拟逍遥散加减。

处方：柴胡15g，当归10g，赤芍30g，川芎10g，茯苓30g，郁金15g，青皮10g，陈皮10g，路路通15g，八月札15g，蒲公英30g，橘核15g，生鳖甲30g（先煎），生牡蛎60g（先煎），黄芪30g，炒白术15g，生枣仁30g，夜交藤30g，丹参30g，鹿角霜30g（先煎），甘草3g。7剂，水煎服，每日1剂。

九诊：5月31日。患者当日经至，月经量中等、伴少量血块，仍有轻微头晕，四肢疲乏无力，乳房疼痛明显缓解。拟八珍汤加减。

处方：当归10g，川芎10g，赤芍30g，黄芪30g，炒白术15g，明党参30g，鸡血藤30g，香附15g，枸杞15g，菟丝子15g，山药30g，益母草15g，生茜草10g，丹参30g。7剂，水煎服，每日1剂。

十诊：6月10日。患者仍疲倦乏力，头晕，近3日睡眠差，入睡困难，工作压力较大，舌质淡红，苔薄白微腻。拟补中益气汤加减。

处方：黄芪30g，明党参30g，生白术20g，炒苍术15g，当归10g，陈皮10g，升麻10g，竹叶柴胡15g，茯神30g，远志6g，五味子10g，枸杞30g，菟丝子15g，覆盆子15g，紫河车20g（先煎），葛根30g，丹参30g，鸡血藤30g，川芎10g，赤芍30g，生地黄10g，熟地黄10g。14剂，水煎服，每日1剂。

十一诊：7月5日。患者6月29日经至，经量正常、颜色红、不伴血块，此次月经前及经期未出现头晕、疲倦、乏力，睡眠好，余无不适。患者因工作出差，予以加味逍遥丸和内补养荣丸调理善后。

2014 年 9 月 28 日，患者陪家人来就诊，悉知其近 3 个月月经正常，此次月经于 9 月 25 日至，经色、经量均很正常，无明显不适。并于当日去 363 医院复查女性激素：E_2 34.31pg/mL，LH 7.1mIU/mL，FSH 12.14mIU/mL，PRL 8ng/mL，P 0.35ng/mL，T 24.67ng/mL。患者非常满意，连声称谢！

随访 4 年，月经正常。

按：该患者由于在科研单位从事科研工作，工作压力很大，加上家庭琐事，致肝气郁结，乳络不通，故经前乳房胀痛。思伤脾，致气血亏虚，不能上荣于头，则头晕；不能下行血海，冲任亏虚，故月经停闭。该案例充分体现了家本先生辨病与辨证相结合的诊病思想，根据月经周期的不同阶段分别给予疏肝通络、调补气血和补肾益精治疗，同时结合现代药理学知识调整内分泌。家本先生认为：紫河车平补阴阳，具有雌激素和孕激素的药理作用；菟丝子有类雌激素样作用；地黄、黄精、山茱萸有促进优势卵泡形成，改善内分泌功能及低雌激素环境，促进子宫内膜生长；仙茅、仙灵脾、鹿角霜、紫石英等补肾温阳药有调节下丘脑－垂体－卵巢轴的功能，对促卵泡生成激素、促黄体生成素等有明显的调节作用。故该患者经过近 6 个月调理，月经周期、经量及女性激素均恢复正常。

继发性闭经（卵巢早衰）案

宋某，37 岁，公务员。2014 年 3 月 20 日初诊。

患者 15 岁月经初潮，经期 3~7 天，周期 28~32 天，自诉停经 4 个多月。就诊当日在华西医院 B 超检查示：子宫大小为 3.5cm×4.4cm×4.3cm，内膜居中，厚 0.1cm（单层）。性激素检查示：E_2 21.1pg/mL，P 0.23ng/mL，LH 32.4 mIU/mL，FSH 50.8mIU/mL。现症见：面色萎黄无光泽，潮热汗出，白带少，阴道干，性欲淡漠，脱发，全身酸痛，脚跟疼痛，腰痛，易疲倦，阵发性心悸，睡眠质量差，焦虑，情绪急躁，舌淡红、少苔，脉细弱。辨证为肝郁肾虚之闭经。治以疏肝滋肾、养血调经法，拟二紫二胶五子衍宗丸合方。

处方：紫河车 20g（先煎），紫石英 30g（先煎），鹿角胶 15g（烊化），龟甲胶 15g（烊化），枸杞 15g，菟丝子 15g，覆盆子 15g，五味子 10g，女贞子 15g，百合 30g，当归 10g，熟地黄 15g，山药 30g，枣皮 10g，川芎 10g，赤芍 30g，黄芪 30g，黄精 30g，夜交藤 30g，丹参 30g，柴胡 15g，郁金 15g。30 剂，水煎服，每日 1 剂。

患者电告：服上方 25 剂后，于 2014 年 4 月 21 日月经至，经色红、量中等、夹少许血块，阴道干、性欲下降、疲倦有明显改善，睡眠好转。嘱按原方再服30剂。

2014年8月电话随访：患者诉现每月按时行经，经量、颜色正常，余症也有不同程度地改善，性激素六项已正常。

按：卵巢早衰，是指女性40岁以前出现卵巢功能减退的现象。卵巢早衰（POF）的发病率占成年女性的1%～3%，近年呈逐渐上升趋势。卵巢早衰的病因复杂，确切病因及机制尚不明确，已公认的与其发病密切相关的因素有遗传、自身免疫疾病、感染等。某些原因造成始基卵泡先天减少或调节卵泡成熟的任一环节被阻断，导致卵泡闭锁速度加快。轻者导致较早的卵泡排空，重者导致性腺萎缩。另外，自身免疫性疾病、性腺感染、性腺染色体异常及不良理化因素影响均有可能导致卵巢功能的早衰。

家本先生认为，该患者15岁初潮，说明肝肾先天不足，一年前由于高龄生产时大出血，过多耗损精血，加之素有情绪不畅，肝气郁结，气血失和，以致精血亏虚，冲任不足，血海不能按时满盈，所以过早闭经。重用紫河车、鹿角胶、龟甲胶等血肉有情之品，补肾填精，促进优势卵泡形成，改善内分泌功能及低雌激素环境，促进子宫内膜生长；五子衍宗丸同时具有类激素及促性腺激素样作用，以及促进排卵作用。通过调理肾－天癸－胞宫轴，使其血海按时充盈，故月经按时而至，卵巢早衰、闭经得以治愈。

原发性痛经案

病案1　张某，18岁，学生。2012年3月5日初诊。

患者12岁月经初潮，周期正常，每逢月经来潮第1天开始小腹疼痛拒按，经色暗红，经量少、有块，块排痛稍减，疼痛持续3天，需服止痛药方能坚持学习。现症见：末次月经3月5日，周期正常，经色暗红、量少、经行不畅，腹痛剧烈、拒按，乳房胀痛，舌质暗，边见瘀点，脉弦涩。因疼痛剧烈，由家长从学校接出送诊于家本先生处。辨证为气滞血瘀之痛经。治以活血祛瘀、行气止痛法，拟活络效灵丹加味。

处方：当归10g，丹参30g，制乳香6g，制没药6g，赤芍30g，川芎10g，香附10g，柴胡15g，益母草15g，茜草10g，五灵脂10g，生蒲黄10g，枳壳10g，甘草3g。2剂，水煎服，每日1剂。

二诊：3月7日。患者服上药第1剂痛经大减，经色转红，经行畅，小血块甚多；继进1剂，痛止。因其在校读书，服中药不便，故暂停中药，嘱其经净3天后做妇科B超检查，排除器质性疾病。

三诊：3月12日。患者月经干净3日，当日妇科B超检查示：子宫前位，大小约4.9cm×3.1cm×4.3cm，内膜厚约0.4cm，双侧卵巢大小正常，右侧卵泡4~5个，最大约0.5cm，左侧卵泡3~4个，最大约0.4cm，余无异常。嘱其下次月经前7天，服用上方5剂，连续治疗3个月经周期。

门诊随访1年，未见痛经，月经色、量均正常。

病案2 王某，20岁，北大学生。2008年2月1日初诊。

患者13岁月经初潮，原发性痛经。此次月经1月31日至，经色暗红、量少，经前腹刺痛，痛有定处，其痛处拒按，经至痛减，舌暗红、苔薄，脉弦。证属瘀血阻塞胞络。治以活血祛瘀、行气止痛法，拟痛证方加味。

处方：丹参30g，当归10g，赤白芍各30g，川芎10g，制乳香6g，制没药6g，益母草15g，泽兰10g，茜草10g，香附15g，延胡索15g，甘草3g。3剂，水煎服，每日1剂。

二诊：2月4日。患者月经量增多，经色暗红，伴小血块甚多，腹痛止。嘱返京后，下次月经前7天，服上次方药5剂，连续治疗3个月经周期。2009年春节前，患者由京返蓉途中出现感冒、咳嗽，前来诊治，悉原发性痛经的痼疾已愈。

按：痛经属痛证范畴。究其痛证之病机，不外乎"不通则痛""不荣则痛""诸痛属心"之说。但家本先生认为，痛证的主要病机是"不通则痛"，凡气血受到寒邪凝滞，或热邪壅遏，或湿邪阻遏，或湿热蕴蒸，或饮、食、虫、石闭结，或跌仆损伤等病理因素的影响，均能导致气血凝滞、经脉瘀阻、络脉不通，而出现郁滞、冲逆和瘀结等病变，故经脉或躯干或脏腑等局部疼痛发生，痛经病机亦然。既然如此，活血化瘀、通络止痛就应是痛证的基本治法。根据其治法，临床中凡遇内、外、妇、伤科之痛证，因瘀血凝滞者，均用专方活络效灵丹加味治疗，无不取效，故称"效灵丹"。根据现代药理研究，乳香、没药、五灵脂等有降低子宫内膜前列腺素含量，缓解子宫痉挛收缩的作用，因此止痛作用十分明显。家本先生初期运用该方时，按张锡纯原方所注，均用生乳香、生没药，服后则呕吐、纳呆，患者不愿继续治疗。因其乳香、没药均系树脂，生药煎汁取液，其树脂成分胃难于受纳，故见呕吐、纳呆。所以家本先生改为制乳香、制没药，减少其树脂成分（成人每日量各6g~10g）后，患者服用后不再呕吐、纳呆，因而疗效显著提高。

带下病（霉菌性阴道炎）案

余某，27岁，职员。2013年4月13日初诊。

患者月经前后反复白带多、异味重，外阴瘙痒半年。现症见：末次月经3月24日至，月经周期正常、色红、量中、少许小血块、不痛、5天净，白带增多、色黄、渣状、异味重，伴外阴瘙痒，体胖，大便干结，小便黄，舌红、苔黄厚腻，脉弦。妇科检查示：外阴已婚式，阴道畅、充血甚、大量黄稠状分泌物、异味，宫颈中度糜烂，子宫前位、质中、常大，宫体轻按压痛，双附件未扪及异常。TCT检查示：未查见上皮内病变及恶性肿瘤细胞，炎症中度，HPV阴性。阴道镜检查示：慢性宫颈炎（宫颈柱状上皮异位）。白带常规示：清洁度为Ⅳ度，霉菌（+）。辨证为湿热蕴结下焦之带下。治以清热利湿除带，拟二甲、四妙勇安汤、四妙散合方加味。

处方：生牡蛎60g（先煎），生鳖甲30g（先煎），当归10g，玄参15g，忍冬藤30g，虎杖15g，白花蛇舌草30g，败酱草15g，苍术15g，黄柏10g，川牛膝15g，薏苡仁30g，苦参10g，甘草10g。5剂，水煎服，每日1剂。

二诊：4月20日。患者白带明显好转、异味消失，二便正常，舌红、苔薄黄，脉弦。效不更方，守方加减。

处方：生牡蛎60g（先煎），生鳖甲30g（先煎），当归10g，玄参15g，忍冬藤30g，甘草3g，虎杖15g，白花蛇舌草30g，败酱草15g，丹参30g，鸡血藤30g，川牛膝15g，赤芍30g，益母草15g。5剂，水煎服，每日1剂。

三诊：5月3日。患者末次月经4月25日至，月经色红、量中、有少许小块、5天净，经期小腹隐痛；月经净后白带微黄、量不多、异味减轻，外阴瘙痒止。白带常规检查示：清洁度为Ⅱ度，余无异常。在上方基础上加玉屏风散，增强阴道黏膜抵抗力。

处方：生牡蛎60g（先煎），生鳖甲30g（先煎），当归10g，玄参15g，忍冬藤30g，甘草3g，虎杖15g，白花蛇舌草30g，败酱草15g，黄芪30g，防风10g，生白术30g。10剂，水煎服，每日1剂。

自此以后，患者每次月经前后7天，服上方7剂，连续用药3个月。

随访：患者霉菌性阴道炎未再复发，带下病愈。

按： 患者反复病发霉菌性阴道炎，多为外感湿毒，毒蕴化热，湿热之邪裹挟熏蒸，胶结难分，流注下焦，蕴结胞宫胞脉，损伤任带之脉，使任带失固而成带下。方中生牡蛎、生鳖甲滋水清热，二甲乃血肉有情之品，有促进人体免疫功能增强的作用；四妙勇安汤具有抗炎、抑菌、镇痛，改善局部组织微循环等药理作用；虎杖、白花蛇舌草、败酱草清热解毒抗炎；苍术、黄柏、川牛膝、薏苡仁清热利湿；苦参、甘草清热燥湿止痒。家本先生常在患者炎症控制后，为防止阴道炎反复发作，在守方基础上加玉屏风散，因而使霉菌性阴道炎反复发病大大减少。玉屏风散具有增强巨噬细胞的吞噬活性，黄芪多糖成分能增强黏膜的免疫功能。由于全方具有协同增强免疫功能、改善炎性细胞浸润、改善组织微循环、促进组织修复的功能，故能控制霉菌性阴道炎不再复发。

带下病案

钟某，28 岁，农民。2008 年 8 月 8 日初诊。

患者 2008 年 7 月中旬人流术后，白带增多、色黄，近来白带色绿黄如脓、臭秽难闻，少腹疼痛，口苦口干，便秘，尿黄量少，舌红，苔黄滑，脉洪数。此乃热毒带下，同温病气分热盛证之病机，治以清热解毒、凉营泻火法。选五味消毒饮、四妙勇安汤加减。

处方：蒲公英 20g，紫花地丁 20g，金银花 15g，红藤 30g，土茯苓 60g，当归 10g，玄参 15g，虎杖 20g，黄柏 10g，败酱草 15g，桃仁 10g，牡丹皮 10g，酒大黄 6g，甘草 3g。5 剂，水煎服，每日 1 剂。

二诊：8 月 13 日。患者白带量减，带色黄，带臭秽气减，少腹痛减，便通，尿量增加，舌红、苔黄，脉数。宗前法，前方酒大黄减至 3g，再服 5 剂，每日 1 剂。

三诊：8 月 18 日。患者前症均好转，仿前方加减，调治 1 个月。

随访：患者带下痊愈，2009 年 10 月 1 日顺产一男婴。

按：带下病起急者，病位较浅，相对易治。本例病机为热毒灼伤任、带脉，故带下黄绿如脓、臭秽难闻，同温病气分热盛证病机，家本先生按温病清热解毒泻火法，以治气分热盛，选五味消毒饮、四妙勇安汤加减，清热解毒、凉营通腑，以安未受邪之地，防热毒入营血，达到了缩短病程、防止疾病传变加重的目的。带下非温病，但其病机与温病气分热盛证病机一致，故按温病治法，获效甚佳。

子淋（尿路感染）案

姬某，26 岁，农民。2008 年 7 月 3 日初诊。

患者妊娠 5 个月余。现症见：急性痛苦面容，尿频、尿急、尿痛、尿热、尿少 2 天，口渴不思饮，便秘，舌质红，苔黄滑腻，脉滑数。此乃湿热下注之子淋。同温病气分热盛之病机。治以清热除湿、通淋安胎法，拟清心莲子饮加减。

处方：柴胡 15g，黄芩 15g，石莲子 15g，金银花 15g，连翘 15g，生地黄 15g，栀子 10g，车前草 15g，甘草梢 3g，酒大黄 5g。2 剂，昼夜分 6 次服。

二诊：次日。患者尿频、尿急、尿痛、尿热好转，大便通。上方去酒大黄，加生白术 30g，3 剂，每日 1 剂。

三诊：7 月 8 日。患者尿频、尿急、尿痛、尿热、尿少已愈，舌红苔薄，脉滑。拟清热安胎剂 5 剂，以巩固疗效。

随访：足月顺产双胞胎，母子平安，尿路感染未复发。

按：子淋多属妊娠期尿路感染，其治法要注意治病与安胎并重。此例属湿热下注之子淋，从温病学角度考虑，证属"气分热盛"尚未入营，治以清热除湿、通淋安胎法，为先安未受邪之地，故用酒大黄以釜底抽薪，防止热邪入营入血。酒大黄虽有动胎之虑，但《黄帝内经》有"有故无殒亦无殒也"的明训。家本先生认为：妊娠有病之时，药虽重病受之，胎无恙。

子嗽案

病案 1　柴某，30 岁，律师。2003 年 9 月 9 日初诊。

患者妊娠两月余，咳嗽不已 5 天。现症见：干咳少痰，咳甚时痰中带血，两颧红赤，口干咽燥，午后潮热，失眠盗汗，胎育不良，舌红少苔，脉细滑数。辨证为阴虚燥热之子嗽，同温病秋燥燥热伤肺之病机。治以润燥养阴、清肺止嗽，佐以安胎；选百咳方加减。

处方：百合 30g，炙百部 10g，生地黄 15g，麦冬 10g，天冬 10g，射干6g，黄精 30g，黄芩 15g，地骨皮 15g，知母 10g，白芍 15g，荷叶 15g，甘草3g。5 剂，水煎服，每日 1 剂。

二诊：9 月 15 日。患者咳嗽减轻，咽干潮热减轻。仿前方，再服 5 剂。

三诊：9 月 21 日。患者咳嗽止，前症均好转。拟六味地黄汤加减，调治月余。

随访：足月顺产一女婴，母女健康。

按：患者素体阴虚，又值秋燥时令，燥热伤肺，加之孕时精血聚以养胎，不能上达以润肺，故秋燥伤肺之子嗽发生。其治法有别于感染引起的咳嗽，宜养阴润肺、止嗽安胎。子嗽让医者"头痛"，因咳嗽太久或剧烈咳嗽常对胎气有影响，故容易致患者流产或早产。家本先生按温病学"上燥治气"之意，拟润燥养阴、清肺止嗽，佐以安胎之剂，收到令人满意之疗效。

病案 2　任某，32 岁。2012 年 5 月 12 日初诊。

患者孕 6 个月，咳嗽 20 余天。1 个月前患者淋雨后恶风、头痛、咽痛，孕期其家人担心药物对胎儿有影响，故自熬姜汤及大量饮水等治疗，3 天后感冒症状基本消失，数日后出现咳嗽，干咳无痰，自熬冰糖梨子水，服数日无效，咳嗽日渐加重，夜不能寐，小腹隐痛，胎动频繁，因担心影响胎儿，经病友推荐请家本先生诊治。现症见：孕妇咳嗽不已，干咳无痰，口燥咽干，午后潮热，手足心热，心慌气短，失眠盗汗，小腹隐痛，大便不畅，小便正常，舌红少苔，脉细滑数。辨证为妊娠咳嗽，阴虚肺燥。治以滋阴润肺、止嗽安胎法，方用百咳方（经验方）加减。

处方：百合 30g，炙百部 10g，炙紫菀 10g，天冬 10g，麦冬 10g，北沙参 20g，五味子 5g，桑白皮 15g，地骨皮 15g，黄芩 15g，白芍 15g，生白术 15g，杜仲 15g，续断 15g。2 剂，水煎服，两日 1 剂。嘱：饭后服药，每次 100mL。饮食清淡，不食或少食香燥之品及味咸的菜肴，忌生冷，勿贪凉。

二诊：5 月 16 日。患者咳嗽明显好转，上述症状均得到缓解。守上方继续加减治疗。

处方：百合 30g，炙百部 10g，北沙参 20g，麦冬 10g，五味子 5g，黄芩 15g，白芍 15g，生白术 15g，杜仲 15g，续断 15g。3 剂，水煎服，两日 1 剂。

随访：患者服 5 月 16 日方后咳嗽愈，于 2012 年 8 月 20 日剖腹产一子，母子平安。

按：子嗽（即妊娠咳嗽）出自《诸病源候论》卷四十二。家本先生指出，子嗽可因伤风感冒引起，其治法相近于一般的伤风感冒，但有一部分治疗咳嗽的中药、西药对胎儿有影响，所以千万不能乱投药。除了因外在感染引起外，还有部分患者只要一怀孕就咳嗽，一直咳到胎儿生出才停止，这些准妈妈们本来就是阴虚之人，在此时精血聚以养胎，则阴更虚，不能上达以润肺，故而咳嗽不已、损及胎儿。此类患者的治法不同于感染引起的咳嗽，应当重于养阴润肺、止嗽。因其咳发于妊娠期间，尤须注意胎孕。治疗必须治病与安胎并举，对过于降气、豁痰、滑利等碍胎药物必须慎用。家本先生认为，子嗽按外感、内伤之病因病机辨证论治，但需注意两点：一是勿用伤动胎气之药；二是治嗽兼安胎。子嗽久治不愈，易伤及胎儿，故应治疗与顾护胎元并重，慎用降气、滑利、动血之药，以免引起堕胎、小产。

子痫案

陈某，25 岁，农民。1968 年 8 月 9 日初诊。

患者妊娠 8 个月余，发热 2 日，体温 38.8℃。今突发四肢抽搐约 1 小时，请家本先生出诊。现症见：神志不清，面目红赤，烦躁不安，便秘，尿黄，舌红、苔薄黄，脉弦数。此乃热极生风之子痫；证同温病邪热内炽，引动肝风证之病机。治以清热凉肝、息风止痉、安胎保产法，选羚羊钩藤汤加减。

处方：羚羊角 1g（先煎），钩藤 30g（后下），白菊花 10g，桑叶 10g，生地黄 15g，竹茹 10g，白芍 30g，甘草 3g，酒大黄 5g。2 剂，鲜荷叶煮水煎药，昼夜频频服。当服药 2 小时左右时，排出臭便甚多，热退，抽搐止，神志清醒，情绪安定。

二诊：次日。患者热退身凉，疲乏，纳差，舌红，脉细数。以滋阴凉血、清热安胎为法，拟保阴煎加减，调治半月余。

随访：当年 9 月顺产一男婴，母子健康，其子现已业医。

按：子痫为妊娠危急重症。本例内热上扰心神，故神志昏迷不清，烦躁不安，热极肝风内动，风火相扇，故筋脉挛急、四肢抽搐，发生子痫。此病机属温病热极生风之证，故急投清心凉肝、息风止痉剂。方中羚羊角、钩藤、白菊花、桑叶凉肝清热，息风止痉；生地黄、竹茹养阴清心；白芍、甘草缓急止痉；家本先生根据《黄帝内经》"有故无殒亦无殒也"之训，大胆用酒大黄釜底抽薪，泄热除邪；荷叶清热安胎。全方共奏清心安神、平肝息风、止痉安胎之效。

产后高热案

病案 1　李某，23 岁，教师。1967 年 9 月 2 日初诊。

患者系第 3 胎难产，产钳拉下胎儿，产后高热 2 天，经当地治疗高热不退，接家本先生出诊。现症见：寒战高热，体温 41.3℃，头痛如劈，烦躁口渴，小腹疼痛，恶露量少、色暗，尿少，便秘，舌深红、苔黄厚，脉滑数有力。此乃产时感染邪毒，直入胞宫，瘀热互结，致使高热。治以清热解毒、通瘀之法，拟银翘白虎汤、桃核承气汤合方加减。

处方：金银花、连翘各 20g，石膏 50g（先煎），知母 15g，桃仁、牡丹皮、枳实、酒大黄各 10g，玄明粉 6g（兑），柴胡、黄芩各 12g，甘草 3g。2 剂，水煎服，昼夜分 6 次服。

二诊：次日。患者寒战已除，高热已退，体温 38℃，二便已通，恶露增多，烦躁大减，舌红苔黄，脉滑数。按昨日方去玄明粉，酒大黄减至 6g。再进 3 剂，每日 1 剂，随访痊愈。

按：因邪热互结，致使产后高热，故选银翘白虎汤以清热解毒，佐桃核承气汤以通腑下瘀，配柴芩和解毒邪，达清热解毒、通腑下瘀之效。药中病机，瞬息寒战除、高热退，可见纯中药治疗高热的疗效亦能令人满意。

病案 2　王某，26 岁，农民。1971 年 3 月 2 日初诊。

患者难产，经产钳取出胎儿，产后高热 2 天，经当地医治，高热不退，接家本先生出诊。现症见：寒战高热，体温 41.5℃，头痛如劈，烦躁口渴，小腹疼痛，恶露量少、色暗、秽臭，尿少色黄，大便秘结，舌红、苔黄滑，脉滑数有力。此乃产时感染热毒，热毒直入胞宫，致产后高热，其病机同温病气分热盛之证。治以清热解毒、通腑除邪之法，拟银翘白虎汤、桃核承气汤合方加减。

处方：金银花 20g，连翘 20g，石膏 50g（先煎），知母 15g，桃仁 10g，虎杖 20g，枳实 10g，酒大黄 10g，玄明粉 6g（冲服），柴胡 15g，黄芩 15g，甘草3g。2剂，水煎，昼夜分6次服。

二诊：次日。患者寒战已除，高热已退至体温38℃，二便已通畅，恶露增多，烦渴大减，舌红苔黄，脉滑数。效不更法，按昨日方，去玄明粉，酒大黄减至6g。再进4剂，每日1剂。

随访：患者已痊愈。

按：古虽有"产前宜凉，产后宜温"之说，但叶天士《温热论》则认为："至于产后之法，按方书谓慎用苦寒，恐伤其已亡之阴也。然亦要辨其邪能从上中解者，稍从证用之，亦无妨也。"家本先生指出，本例病机为热毒之邪在气分，尚未入营入血。此刻应以祛邪为治疗关键，选银翘白虎汤以清气分之热，解毒除邪；佐桃核承气汤以通腑除邪，釜底抽薪，先安未受邪之地，以防邪毒侵入营、血；配柴芩和解除邪。全方共奏清热解毒、通腑除邪之效。

产后痉证案

王某，21岁，农民。1966年10月8日初诊。

患者系第1胎足月产，因地处偏远山区，在家滞产2天，其母未按常规消毒自行接生，产后6天出现阵发性四肢抽搐，经当地医治无效，接家本先生出诊。现症见：头项强直，四肢阵发性抽搐，牙关紧闭，恶风怕光，恶露未净，脉弦有力。此乃产时感染邪毒，内陷筋脉，致使拘急发痉。治以祛风解毒、缓急止痉之法，拟五虎追风散、玉真散、芍药甘草汤加减。

处方：制南星、制白附子、防风、白芷、羌活、蝉蜕、僵蚕各10g，白芍60g，蜈蚣3条，全蝎（后下）、酒大黄、甘草各6g。2剂，水煎取汁，昼夜分6次鼻饲给药。

二诊：次日。患者四肢抽搐减轻，已能微微张口吞服少许汁液，头项能轻度活动。效不更方，嘱继昨方，再进5剂，水煎服，每日1剂，分多次灌服。

三诊：患者抽搐全止，头项活动自如，能自食稀粥，苔薄，脉弦。拟四物汤合玉真散加减。

处方：10月13日。当归、生地黄、川芎、制南星、制白附子、防风、白芷、蝉蜕、僵蚕各10g，白芍30g，全蝎6g（后下），甘草3g。5剂，水煎服，每日1剂。

四诊：10月18日。患者肢体活动自如，能下床活动，生活自理，全身乏力，饮食欠佳，舌淡红苔薄，脉弱。拟八珍汤加味调治，以善其后。

随访：患者多年无恙。

按：产后痉证为古人所称"新产三病"之一，属产后急重症，多因感染邪毒所致。自开展新法接生以来，此病已少见。本例患者产时感染邪毒，直窜经络，致使拘急抽搐发痉。故选制南星、制白附子、防风、白芷、羌活以驱散经络中之贼风邪毒，佐蝉蜕、僵蚕、蜈蚣、全蝎解毒息风止痉之品，配白芍、甘草达缓急止痉之效。患者牙关紧闭，难以服药，采用鼻饲给药，既解决服药难，又防止强行灌药损伤齿、舌及药汁呛入气管的弊端。急症采用昼夜给药，以加强疗效、缩短病程，亦是救治成功的原因之一。

恶露不绝案

病案1　李某，23岁。1965年9月20日就诊。

患者3个月前自然分娩，而后恶露淋沥至今。现症见：体质强壮，面色黧黑，痛苦面容，午后发热，胸腹胀痛，小腹疼痛拒按，自觉有块状物，大便色黑，小便自利，恶露色暗、量少、质稠，舌质紫暗，脉沉弦。证属瘀血阻于胞宫，阻碍气血运行，血不归经。治以破瘀活血，采用桃红四物汤加水蛭治疗。

处方：桃仁、归尾、川芎、赤芍、生地黄各9g，红花3g，水蛭2.4g（研末另吞服）。2剂，水煎服。服2剂后诸症减轻，恶露反增多，此乃瘀血渐消之佳兆。效不更方。前方水蛭减量为1.5g，再服3剂，恶露止。

1989年4月随访：患者其后月经正常，亦无其他妇科疾病。

按：恶露不绝属气虚、血热者多见，属血瘀者较少。家本先生在近60年的临床中，属血瘀者仅见6例，均采用桃红四物汤加水蛭治愈，意在"通因通用"。投水蛭、桃仁、红花以破血逐瘀，入四物汤以养血调血，相辅相成，使瘀祛而血不伤，故收效甚显。

病案2　蔡某，26岁，教师。2002年8月22日初诊。

2002年8月1日剖腹产，恶露未净，求家本先生诊治。现症见：恶露色深红，质稠量多，过期不绝，口苦口渴，心烦易怒，手足心热，舌红，苔薄黄，脉弦数。此乃邪热扰动胞宫，恶露不绝，同温病热入营血之病机。拟清营凉血、安宫净露法，自拟"滋水清火止崩汤"加减。

处方：水牛角30g（先煎），生地黄15g，玄参15g，知母15g，黄柏10g，女贞子15g，墨旱莲15g，地锦草15g，败酱草15g，地榆15g，牡丹皮10g，栀子10g，益母草15g，甘草3g。3剂，水煎服，每日1剂。

二诊：8月25日。患者恶露量减，烦渴好转，舌红，苔薄，脉数。仿上方，去水牛角、黄柏、栀子，加玄参15g，北沙参30g。3剂，每日1剂。

三诊：8月29日。患者恶露净，舌脉正常。拟八珍汤加减，以善其后。

后随访多年，患者经带正常。

按：由于产后病属气虚、血瘀者多见，属血热者鲜见，故历有产后宜温宜补之说。但此例正是热毒之邪扰动胞宫，致使恶露不绝，其色深红，质稠量多，口苦口渴，心烦易怒，手足心热，舌红，脉弦数。热入营血为其特征。家本先生大胆投清营凉血、安宫净露法，营血热毒得清，则宫安恶露自净。宗温病"留得一分津液，便有一分生机"之说，方中选生地黄、女贞子、墨旱莲、玄参等滋阴增液之品，贯穿始终，因而疗效甚佳。

产后癃闭案

白某，26岁，农民。1968年5月15日初诊。

患者系第1胎足月产，滞产在家，产时会阴裂伤缝合5针，产后尿潴留2天，小便点滴不通，经当地治疗无效，邀家本先生出诊。现症见：面色苍白，神疲头晕，呻吟不休，语言低微，小便不通，脐腹疼痛胀满，窘急难忍，恶露色淡甚少，乳汁未至，舌淡红、苔薄白，脉缓无力。此乃产时用力过甚，产程过长，致使元气大伤，升清降浊失司，水道不通，故发生癃闭。治以益气升清降浊之法，拟补中益气汤加减。

处方：黄芪60g，红参（浓煎兑服）、当归、川芎各10g，桔梗、升麻、柴胡各6g，川牛膝、木通、车前仁各12g，黄柏、肉桂各5g。2剂，水煎服，昼夜分6次服。

二诊：次日。患者小便已通，腹胀满疼痛大减，恶露增多，乳汁已至。效不更法，嘱原方再服3剂，每日1剂。

三诊：5月19日。患者除气血虚弱、身体未康复外，余症均愈。拟十全大补汤，以善其后。

随访：患者1970年顺产第2胎后，未见癃闭。

按：滞产耗气伤血，致使元气大伤，清气不升，浊气不降，产生癃闭。急投补中益气汤加桔梗、川芎以升清气治其本，佐以牛膝、木通、车前仁以开水道、降浊邪治其标，配肉桂、黄柏通肾关以开闭。药证吻合，癃闭痊愈，此乃"塞因塞用"之法。由此可见，中医药治疗急重症，疗效亦是肯定的。

原发性不孕案

病案1 黄某，28岁，农民。2006年8月2日初诊。

患者已婚6年，其夫精液正常，未避孕5年未孕，某院诊断为"原发性不孕，左输卵管积水，右输卵管间质部阻塞，宫腔粘连"。经病友介绍到家本先生处诊治。现症见：末次月经7月28日至，经色先暗后红、量不多，痛经多年，舌暗红、苔薄白，脉弦。诊断为瘀热互结，胞脉不通，冲任受阻之原发性不孕。治以清热祛瘀法，拟四妙勇安汤、下瘀汤加减。连续调治3个月余。

二诊：2007 年 4 月 9 日。患者于 2007 年 1 月 18 日因外伤导致不全流产，1 月 27 行清宫术。再次求家本先生诊治。现症见：末次月经 3 日 17 日至，色暗红、量多、有血块，痛经，阴道分泌物黄色、异味，清洁度为Ⅲ度，左少腹痛，阴部灼热，大便正常，舌红苔黄，脉滑数。辨证为瘀热互结，热入胞宫。治以清热败毒法，拟四妙勇安汤、犀角地黄汤加减。

处方：水牛角 30g（先煎），生地黄 15g，金银花 15g，玄参 15g，当归 10g，虎杖 20g，龙胆草 15g，赤芍 30g，生牡蛎 60g（先煎），生鳖甲 30g（先煎），黄柏 10g，知母 15g，甘草 3g。14 剂，水煎服，每日 1 剂。

二诊：4 月 17 日。患者 4 月 16 日月经至，经色深红、量中，腰酸胀，经前白带微黄、已无异味，阴部灼热愈，腹痛止，大便干，舌红苔薄，脉数。由于患者生育要求迫切，故拟"二紫二仙五子方"（自拟方）。

处方：紫河角 20g（先煎），紫石英 30g（先煎），仙茅 10g，仙灵脾 15g，枸杞 15g，菟丝子 15g，覆盆子 15g，五味子 10g，女贞子 15g，山茱萸 10g，山药 30g，丹参 30g，玄参 15g，甘草 3g。每周 5 剂，水煎服。连续调理两月余。

三诊：2007 年 7 月 22 日。患者早孕 30 天，腰胀，腹胀痛，大便不畅。拟芍药甘草汤，3 剂。

2009 年 4 月 27 日患者因外感求治，悉 2008 年 3 月 18 日剖腹产一女婴，母女健康。

按：不孕多因肾虚、血虚、肝郁、痰湿、湿热、血瘀等病因所致。由于不孕的原因复杂，临床病例非单纯某一病因，往往是多种病因致使不孕。因此，家本先生认为，不孕无定方可求，应辨证求因，才能有针对性地遣方治疗。本例因瘀热互结，胞脉不通，冲任受阻，致原发性不孕。选四妙勇安汤清热活血，下瘀血汤活血下瘀，药中病机，热清瘀祛，使胞脉畅通，冲通任满，故原发 5 年之不孕，收到令人满意的疗效。由于患者乐极生悲，意外导致流产，清宫术后感染。当再次求诊，其病因与前截然不同，此乃热毒侵入胞宫，治以清热败毒，拟四妙勇安汤、犀角地黄汤加减调治，再次妊娠，足月顺产。

病案 2　庄某，女，27 岁，教师。2014 年 7 月 27 日初诊。

患者末次月经 2014 年 7 月 14 日，14 岁月经初潮，月经周期 32～35 天，5 天净，月经量少，月经颜色暗淡 2 年，未避孕未孕 4 年。就诊当日四川省人民医院彩超检查示：子宫后位，前后径 4.4cm，子宫内膜厚 0.5cm，肌层回声大致均匀，宫腔未见明显分离，双侧附件区未见明显异常团块回声，盆腔探及约2.5cm液性暗区。诊断为"原发性不孕"。患者有生育要求。现症见：面色萎黄，易疲倦，怕冷，眼眶周围暗黑，睡眠差、易醒，伴阴道干、性交痛、性欲低下，白带色黄白，小腹隐痛，腰酸胀不适，大小便正常，舌暗红、苔黄滑，脉细数。辨证属肾气亏虚，湿热内蕴。治以补益肾气、清热利湿法，二紫二甲二四汤加减。

处方：紫石英30g（先煎），紫河车20g（先煎），生牡蛎60g（先煎），生鳖甲30g（先煎），当归10g，川芎10g，白芍30g，赤芍30g，熟地黄15g，玄参15g，金银花15g，虎杖15g，白花蛇舌草15g，生白术30g，灵芝30g，生甘草3g，百合30g，夜交藤30g，丹参30g。7剂，水煎服，每日1剂。

二诊：8月3日。患者仍疲倦乏力，怕冷，睡眠浅，腰酸胀不适，小腹坠胀。当日在四川省人民医院宫颈液基细胞检测，发现较多炎细胞。宗前方加减：紫河车20g（先煎），紫石英30g（先煎），枸杞15g，菟丝子15g，覆盆子15g，仙茅10g，仙灵脾15g，灵芝30g，当归10g，金银花15g，玄参15g，重楼10g，熟地黄15g，山药30g，山茱萸10g，生牡蛎60g（先煎），生鳖甲30g（先煎），黄芪30g，黄精30g，百合30g，夜交藤30g，丹参30g。14剂，水煎服，每日1剂。

三诊：8月16日。患者少腹轻微疼痛，腰酸胀，小便次数增多，小腿胀不适，余无不适。拟方：紫石英30g（先煎），紫河车20g（先煎），生牡蛎60g（先煎），生鳖甲30g（先煎），当归10g，川芎10g，白芍30g，熟地黄15g，玄参15g，金银花15g，虎杖15g，生白术30g，枳壳10g，夜交藤30g，杜仲15g，续断15g，生甘草3g。7剂，水煎服，每日1剂。

四诊：8月23日。患者月经过期未至，在贵阳中医学院第一附属医院检验：P 82.34ng/mL，人绒毛膜促性腺激素（HCG）13617mIU/mL。患者已孕，治以益肾固胎。拟方：紫河车20g（先煎），枸杞15g，菟丝子15g，覆盆子15g，五味子10g，杜仲15g，续断15g，百合30g，炒白术15g，山药30g，桑寄生30g。5剂，水煎服，每日1剂。

随访：2015年4月患者剖腹产一女婴，母女健康。

按： 该患者属原发性不孕。家本先生根据其月经颜色暗红、腰酸腹痛、盆腔积液、宫颈涂片炎细胞较多，考虑该患者属慢性盆腔炎导致的不孕，故拟补益肾气、清热利湿的二紫合盆腔炎方加减，守方治疗，以获全效。家本先生认为，中医在临床诊断过程中，结合西医的辅助检查明确诊断，对提高治疗效果非常有利。

继发性不孕案

病案1　钟某，32岁，教师。2008年1月4日初诊。

患者4年前因不全流产行清宫术，术后盆腔炎反复发作，伴月经不调、痛经、子宫腺肌症，已3年余未再孕。现症见：面色晦暗，精神疲乏，末次月经1月1日，经期后延10天，经色紫暗伴血块，经量少、3天净，少腹疼痛，白带黄稠、有异味，大便不畅，舌暗红、苔薄黄，脉弦涩。证属胞脉瘀阻，湿热下注。治以调理冲任、祛瘀生新、疏通胞脉、清热除湿法，选"二紫二甲二四方"（自拟方）、下瘀血汤。

处方：紫河车20g，紫石英30g，生牡蛎60g，生鳖甲30g（以上4药先煎半小时），桃仁10g，土鳖虫10g，酒大黄6g，金银花15g，当归10g，玄参15g，川芎15g，赤芍30g，虎杖15g，甘草3g。7剂，水煎服，每日1剂。

二诊：1月8日。患者白带好转，大便通畅，余症同前。前方酒大黄改至3g。20剂，水煎服，1周5剂，每日1剂。

三诊：2月3日。患者2月1日月经至，经色红、量增加，腰腹痛减轻，舌红、苔薄，脉弦。胞脉已通，湿热清除，拟活血调经、调补冲任法，选二紫、五子、四物汤，连续调理两月。

2008年5月患者来电报捷，经某妇科医院确诊已妊娠45天。2009年2月27日患者携其幼女来院致谢。

按：审析不孕病机，因瘀热者临床不少见，其多因人流术或经期未净，不洁（节）房事，致使热灼胞宫，冲任受阻，胞脉不通，导致不孕。家本先生治以四妙勇安汤、下瘀血汤加虎杖、赤芍，清热除湿，疏通胞脉，佐二紫以益肾促排卵、健黄体，配二甲血肉有情之品，调理冲任，祛瘀生新，因而取得调经种子的显著疗效。

病案2　蔡某，26岁，农民。2013年6月18日初诊。

患者于3年前人流术后，月经周期延后30～45天，经量少（较前减少2/3，每日仅用卫生巾1张）、无块、无痛、2天净。近3年未避孕未孕。患者以"继发性不孕3年"就诊于家本先生。5月13日妇科彩超示：子宫前位，大小约4.6cm×3.5cm×4.5cm，内膜厚0.5cm，双侧卵巢正常大小，双侧卵泡5～6个，最大约0.8cm，余无异。5月16日经某妇幼保健院用黄体酮后出现撤药性出血，色淡，量少，日用卫生巾1张，无块，无痛，2天净。5月20日某妇幼保健院输卵管碘油造影示双管通畅。就诊当日查P 0.58ng/mL。基础体温单相。配偶精液检查正常。现症见：面色无华，白带多清稀，腰膝酸软，神疲怕冷，体胖，大便稀溏，小便清长，舌淡胖、苔薄白，脉沉弱。妇科检查示：外阴已婚式，阴道畅，宫颈光滑、充血，子宫前位、质中、常大，双附件未见明显异常。辨证为脾肾阳虚之继发性不孕。治以补肾健脾、温养冲任法，拟二紫、二仙、五子合方加味。

方药：紫石英30g（先煎），紫河车10g（先煎），覆盆子15g，枸杞子15g，菟丝子15g，五味子5g，仙茅10g，淫羊藿10g，黄精30g，山药30g，山茱萸15g，当归10g，鸡血藤30g，丹参30g，泽兰10g。5剂，水煎服，每日1剂。辅以针灸埋线方法，选中脘、天枢、关元、子宫穴、血海、足三里、三阴交、太冲等穴位，每月1次，连续3个月。

二诊：6月23日。患者白带减少，神疲好转，口干，唇红，大便不畅，余症同前。宗上方加减：紫石英30g（先煎），紫河车10g（先煎），覆盆子15g，枸杞子15g，菟丝子15g，五味子5g，仙茅10g，淫羊藿10g，川芎10g，赤芍30g，百合30g，知母10g，当归10g，鸡血藤30g，丹参30g。7剂，水煎服，每日1剂。

三诊：7月1日。患者基础体温升高10天，白带正常，二便正常。效不更方，守方加减：紫石英30g（先煎），紫河车10g（先煎），覆盆子15g，枸杞子15g，菟丝子15g，五味子5g，仙茅10g，淫羊藿10g，川芎10g，赤芍30g，益母草15g，泽兰10g，当归10g，鸡血藤30g，丹参30g。5剂，水煎服，每日1剂。

四诊：7月7日。患者末次月经7月5日至，月经色红、量不多、无块、无痛、未净。性激素检查示：FSH 10.53mIU/mL，LH 4.89 mIU/mL，E_2 80pg/mL，P 0.42ng/mL，T 0.15ng/mL，促甲状腺激素（TSH）2.55mIU/L。守方加减：紫石英30g（先煎），紫河车10g（先煎），覆盆子15g，枸杞子15g，菟丝子15g，五味子5g，仙茅10g，淫羊藿10g，川芎10g，赤芍30g，益母草15g，当归10g，北沙参30g，麦冬10g。5剂，水煎服，每日1剂。

服上方后患者腰酸痛明显好转，月经按月至，周期延后3~7天，经量逐渐增多，纳眠尚可，二便调。以后每次复诊，均以上方为基础，加减化裁。且每月辅以针灸埋线1次，连续治疗半年。

12月13日再诊：患者末次月经10月20日至，就诊当日查尿HCG（+），血HCG 8457mIU/L，P 26ng/mL，嘱其口服叶酸及维生素E。

随访：患者于2014年8月1日剖腹产一男婴。

按：本案患者于人流术后继发不孕，乃属精血不足，冲任脉虚，胞脉失养所致。肾虚冲任失养，血海不充，故月经后期、量少、色淡。腰为肾之府，肾阳不足，命门火衰，故面色少华、腰膝酸软。肾阳虚衰，上不能温暖脾阳，下不能温化膀胱，则大便不实、小便清长。舌淡苔白，脉沉细，均为肾阳虚衰之象。本方紫石英、紫河车乃矿物与动物药对，二药伍用，温补肾阳，补益精血，增强治疗一切虚损劳极之证。紫河车乃血肉有情之物，阴阳、气血双补之品；紫石英重坠，为手少阴、足厥阴血分药，暖宫散寒，调经种子。二药相配，具温暖下元胞宫、大补精血之功，且紫石英质重降气又能通利，可引紫河车直入胞宫而生血填精，"二紫"是家本先生治疗不孕症的常用药对。枸杞子、覆盆子、菟丝子、五味子补肾益精；仙茅、淫羊藿温肾填精；黄精、山药、山茱萸滋补肾水、肝阴；当归、鸡血藤、丹参、泽兰养血活血，使经血得以畅行。全方补而不滞，行而不散，使血海充盈，胞脉畅通而经血畅行。正如《医学纲目》载"求子之法，莫先调经"，家本先生非常推崇此说。不孕的原因，除先天生理缺陷之外，多责之为月经不调。因此，治疗不孕症首当调理月经，待月经正常，气血平和，方能受孕。

胚胎停育案

王某，31 岁，教师。2013 年 8 月 21 日初诊。

患者因先后胎停 2 次，求家本先生诊治。自诉 2013 年 5 月胎停，行人流术，有复发性霉菌性阴道炎病史。末次月经 2013 年 8 月 17 日，月经提前 7 天，月经量少、色暗红、3 天净，白带黄，外阴瘙痒，小腹疼痛不适，素易疲倦，二便调，睡眠尚可，舌质淡红、苔薄微黄，脉细数。证属湿热蕴结，肾气亏虚。治以清热祛湿、益肾填精法，自拟"二甲二四玉屏风散合方"。

处方：生鳖甲 30g（先煎），生牡蛎 60g（先煎），黄芪 30g，黄精 30g，百合 30g，当归 10g，银花 15g，玄参 15g，灵芝 10g，虎杖 15g，白花蛇舌草 15g，防风 10g，炒白术 15g，川芎 10g，赤芍 30g，熟地黄 15g，甘草 3g。14 剂，水煎服，每日 1 剂。

二诊：9 月 16 日。患者服前方后，白带颜色转好，9 月 14 日月经至，经色仍暗红、量少，小腹疼痛缓解，仍疲倦乏力，睡眠不宁。仿前方加减。

处方：黄芪 30g，炒白术 15g，防风 10g，生鳖甲 30g（先煎），生牡蛎 60g（先煎），紫河车 20g（先煎），当归 10g，川芎 10g，赤芍 30g，熟地黄 15g，金银花 15g，玄参 15g，灵芝 10g，虎杖 15g，百合 30g，生枣仁 30g，川牛膝 15g。14 剂，水煎服，每日 1 剂。

三诊：11 月 11 日。患者今日月经至，先期 3 天，经色暗红，质黏稠，伴小腹疼痛，余症明显好转。宗前方加减。

处方：生鳖甲 30g（先煎），生牡蛎 60g（先煎），紫河车 20g（先煎），紫石英 30g（先煎），熟地黄 15g，川芎 10g，赤芍 30g，当归 10g，金银花

15g，玄参 15g，灵芝 10g，虎杖 15g，白花蛇舌草 15g，乌药 15g，香附 15g，玄胡 15g。7 剂，水煎服，每日 1 剂。

四诊：2014 年 1 月 11 日。患者 1 月 5 日月经至，经色红、量中等，白带正常，疲倦明显好转。宗前方加减。

处方：紫河车 20g（先煎），紫石英 30g（先煎），生鳖甲 30g（先煎），生牡蛎 60g（先煎），五味子 10g，枸杞 30g，菟丝子 15g，覆盆子 15g，当归 10g，川芎 10g，赤芍 30g，熟地黄 15g，枳壳 15g，生白术 15g，百合 30g，知母 15g。14 剂，水煎服，每日 1 剂。

2014 年 8 月 10 日，患者因感冒来诊，诉已孕 4 月余，原孕后 1 月余胎停，现产检正常。

随访：患者足月剖腹产，母子健康。

按：该患者白带黄、外阴瘙痒、小腹疼痛不适，属湿热蕴结胞宫，加之肾虚不能固摄胎元，故反复出现胚胎停育。家本先生首先运用自拟方"二甲二四玉屏风散合方"（二甲即生鳖甲、生牡蛎；二四即四物汤、四妙勇安汤）加上虎杖、白花蛇舌草，清热解毒，以治疗妇科慢性炎症所致的不孕。现代药理学研究证实：四妙勇安汤具有抗炎、抑菌、镇痛，改善局部组织微循环等药理作用；四物汤能抗感染、增强造血功能、双向调节免疫功能，对子宫平滑肌具有双向调节作用，并能改善血流变，延缓衰老；玉屏风散能增强巨噬细胞的吞噬活性，其多糖成分能增强黏膜的免疫功能，玉屏风散还可以抗疲劳、改善性腺功能、延缓性腺衰老。全方合用，具有协同增强免疫功能、改善炎性细胞浸润、改善组织微循环、促进组织修复的功能。当慢性炎症好转时，再加用紫石英、紫河车、枸杞、菟丝子、覆盆子、五味子，补肾填精以助孕。湿热除，肾气足，故能胎安。

输卵管阻塞性不孕案

病案 1 邓某，35 岁。2013 年 1 月 15 日初诊。

患者诉 5 年未孕，曾有 2 次人工流产史。近 5 年夫妻同居，未避孕未孕，男方精液检查正常。女方在华西医院检查示：甲状腺功能正常，性激素水平正常，BBT 提示排卵正常，解脲支原体感染（已服用阿奇霉素治疗，未复查）。妇科彩超示：子宫大小约 5.1cm×4.1cm×4.5cm，内膜厚约 0.6cm，双侧卵巢大小正常，右侧卵泡 5~6 个，最大约 1.2cm，左侧卵泡 4~5 个，最大约 0.6cm，盆腔积液 2.5cm。子宫输卵管造影示：双侧高举、远端盘绕、弥散欠均匀。患者求医数年，经中西医诊治效果不佳，经病友介绍求诊于家本先生。刻诊：末次月经 2013 年 1 月 4 日，经色暗红、量少、夹有少许血块，腰骶及小腹坠胀隐痛，白带色微黄、量多，经前 7 天双乳胀痛持续至经至，心烦易怒，夜寐不宁，梦多，大便不畅，舌质暗、苔薄，脉弦。妇科检查示：宫颈充血、轻度糜烂，子宫前位、常大、偏右、质中，后穹窿轻触痛，宫体深压痛，活动度欠佳，双附件增厚、压痛。辨证为气滞血瘀兼湿热。治以理气化瘀、清热除湿法，拟三甲昆海汤（经验方）加味，辅以中药热敷、"灌肠方"（自拟方）。

三甲昆海汤加味：生牡蛎 60g（先煎），生鳖甲 30g（先煎），穿山甲 5g（先煎），昆布 30g，海藻 30g，当归 10g，玄参 15g，忍冬藤 30g，甘草 5g，虎杖 15g，白花蛇舌草 30g，败酱草 15g，重楼 10g，皂角刺 15g，路路通 15g。6 剂，水煎服，每日 1 剂。

中药热敷：将口服中药熬后的剩余药渣，加白酒、醋混合加热，布包热敷小腹半小时，每日 1 次。

灌肠方：三棱 15g，莪术 15g，虎杖 15g，红藤 30g，白花蛇舌草 30g，皂角刺 15g，五灵脂 10g，生蒲黄 10g，丹参 30g。2 剂，水煎浓缩 100mL，每日 1 次保留灌肠，连续 6 天。

二诊：1 月 22 日。患者白带正常，乳未痛，腰痛缓解，小腹隐痛。宗上方加减：生牡蛎 60g（先煎），生鳖甲 30g（先煎），穿山甲 5g（先煎），昆布 30g，海藻 30g，威灵仙 30g，山慈菇 15g，丹参 30g，鸡血藤 30g，虎杖 15g，白花蛇舌草 30g，败酱草 15g，重楼 10g，皂角刺 15g，路路通 15g。10 剂，水煎服，每日 1 剂。继续中药热敷及保留灌肠。

三诊：2 月 9 日。患者 2 月 3 日末次月经，经色好转，经量增加、少许小血块，腰骶及小腹疼痛止，月经 5 天净。经前 3 天乳房轻微胀感，眠已安宁，情绪好转。妇科检查示：宫颈轻度糜烂，子宫前位，无压痛，双附件区无压痛。在上方的基础上加减治疗 2 个疗程，每个月经周期为 1 个疗程，治疗期间嘱其避孕。

连续治疗后，4 月 13 日子宫输卵管造影示：双侧输卵管通畅。继续中药周期治疗 1 个月后停药。6 月 13 日因停经 42 天就诊，查尿妊娠试验阳性，B 超示：宫内早孕。

按：保留灌肠能使药物有效成分通过直肠黏膜吸收，药达病所，以加速炎症的吸收、粘连的松解；中药热敷通过药物的活血通络走窜，借助穴位透入肌肤，起到疏通经络、调经助孕之效。家本先生根据多年临床经验总结的"加味三甲昆海汤"起到了理气化瘀、清热除湿之功。通过以上多途径给药，同时治疗，经临床观察，疗效明显优于单纯口服用药。

病案2 陈某，26岁，职员。2007年8月12日初诊。

患者结婚5年，2002年初流产1次，继发性不孕4年，2007年4月经某三甲妇科医院诊断为"双侧输卵管间质部阻塞、宫腔粘连"。患者转求家本先生诊治。刻诊：末次月经7月28日至，经色暗红、量少、夹小血块、4天净，痛经已4年，白带黄、少腹疼痛、拒按，腰痛，夜寐不宁，大便不畅，小便清长，夜尿多，舌紫暗、苔薄黄，脉弦数。此乃胞络阻塞，血瘀不孕。治以活血化瘀、通络祛塞法，拟"二甲通塞汤"（自拟方）。

处方：生牡蛎60g（先煎），生鳖甲30g（先煎），土鳖虫10g，桃仁10g，酒大黄3g，当归10g，赤芍30g，川芎10g，熟地黄15g，银花藤30g，玄参15g，丹参30g，路路通15g，虎杖20g，甘草3g。25剂。水煎服，每日1剂。

二诊：9月3日。患者8月30日月经至，经色红、量增、痛减、5天净，少腹疼痛、腰痛减轻，夜寐安宁，大便通畅，夜尿减少，舌暗红、苔薄黄，脉弦。效不更方，宗前方略加减，连续治疗3个月经周期。

三诊：2008年1月15日。患者末次月经2007年11月28日，停经48天，查尿HCG阳性。嘱其定期胎孕检测。

随访：2008年8月28日患者剖腹产一男婴，母子健康。

按：中医学认为，输卵管阻塞不孕的病因主要是七情内伤，肝气郁结，气滞血瘀，瘀阻冲任；人工流产术或其他妇科手术创伤，致气血运行不畅，形成胞络瘀阻；经期、产后摄生不慎，或感受寒、热邪，致胞络瘀阻。其病机为瘀阻冲任、胞脉、胞宫，不能摄精成孕。陈某人工流产术后，继发不孕4年，依据其经色暗红、量少、夹血块、少腹拒按、痛经4年、舌紫暗等症状，辨证为胞络阻塞，血瘀不孕。而且，西医明确诊断为"双输卵管间质部阻塞、宫腔粘连"。中西医结合辨病，该患者当属输卵管阻塞性不孕。选活血化瘀、通络祛塞法，方选"二甲通塞汤"（自拟方）。方中生牡蛎、生鳖甲、土鳖虫乃血肉有情之品，活血化瘀而不伤正；下瘀血汤攻逐瘀血，通阻祛塞；四物汤活血养血；丹参、玄参、银花藤清除瘀热，缓解粘连；路路通导药直通脉络；甘草调和诸药。全方共奏活血化瘀、通阻祛塞、调经种子之效，故疗效显著。

免疫性不孕案

陈某，32岁，公务员。2012年1月15日初诊。

患者结婚5年余，夫妇同居未避孕未孕。月经正常，妇科检查子宫、附件无异常，B超及基础体温测定示有排卵，碘油造影示双侧输卵管通畅，其夫精液常规检查无异常。曾经某生殖医院诊治，夫妇均已进行染色体、内分泌、免疫、感染等项检查，结论：女方抗精子抗体（AsAb）阳性。诊断为"免疫性不孕"，经用西药强的松及男方带避孕套治疗数月未奏效，经病友介绍求治于家本先生。现症见：月经周期正常，末次月经 1 月 5 日，月经如同咖啡色、量不多、少腹隐痛、7 天净，白带黄稠、异味，二便正常，寐宁纳香，舌质暗红、苔薄黄，脉弦数。此乃瘀热互结胞宫之不孕。治以滋肾潜阳、清热解毒、活血化瘀、调经种子法，拟"二甲二四汤"（自拟方）加味。

处方：生牡蛎 60g（先煎），生鳖甲 30g（先煎），紫河车 15g（先煎），金银花 15g，当归 10g，玄参 15g，赤芍 30g，川芎 15g，熟地黄 15g，虎杖 15g，白花蛇舌草 20g，甘草 3g。水煎服，每日 1 剂，每周 6 剂，1 个疗程为 1 个月。嘱连续治疗 3 个疗程后，再复查 AsAb。治疗期间，嘱使用避孕套，目的是隔绝精子抗原的刺激，减少女性体内淋巴细胞与精子及其抗原接触的机会，抑制新的抗体产生，使原有的抗体滴度下降直至消失。治疗 3 个疗程后，不用避孕套。

二诊：5 月 30 日。患者 4 月 2 日复查 AsAb 阴性。末次月经 4 月 12 日，停经 48 天，查尿 HCG 阳性，舌脉正常。嘱定期胎孕检查。

随访：2013 年 1 月 12 日患者足月剖腹产一女婴，母女健康。

按：中医学认为，免疫性不孕主要是由于冲任、胞宫损伤，邪毒或湿热与血相搏结，使冲任失调，胞宫受损，摄纳乏力，精子凝集难动，无力与卵子结合成孕，因而不孕。针对免疫性不孕，家本先生拟二甲二四汤加味。方中牡蛎、鳖甲、紫河车乃血肉有情之品，补肾养阴，软坚散结，活血化瘀。现代药理研究证实，牡蛎具有促进机体免疫功能的作用，故剂量加重；紫河车不仅补肾，且具有提高机体免疫功能和抗过敏作用，借以达抑抗之目的。四妙勇安汤清热解毒，四物汤活血化瘀。虎杖、白花蛇舌草、甘草清热解毒。虎杖对多种细菌和病毒有抑制作用；白花蛇舌草可增强网状内皮系统吞噬功能和白细胞吞噬功能，对妇科炎症有较好的抗菌消炎作用，并使机体在免疫过程中防御机能增强；甘草所含甘草酸、甘草次酸有抑制毛细血管通透性亢进、抗组织胺或降低细胞对刺激的反应性而具有抗炎、抗变态反应作用。全方共奏滋肾潜阳抑抗、清热解毒、活血化瘀、调经种子之效，故疗效立竿见影。

未破裂卵泡黄素化综合征（不孕案）

李某，女，31 岁，教师。2004 年 2 月 21 日初诊。

患者 1995 年患乙肝，连续治疗 2 年后，乙肝病情基本控制。婚后 6 年夫妇同居未孕，其夫精液正常。月经周期 28～30 天，经期 4 天，经量适中，偶发经间少腹隐痛。输卵管造影示：双侧输卵管通畅。基础体温呈双相。已于月经后第 12 天起进行超声监测卵泡发育：左侧卵巢内未见卵泡，右侧卵巢内有一直径 15mm 的卵泡发育，第 14 天显示该卵泡直径增至 23mm；第 15～17 天连续 3 天观察，显示该卵泡直径无明显变化，但囊壁明显增厚，囊内可见大量光点；至第 18 天观察发现，卵泡内光点消失，囊壁模糊。与此同时，测得基础体温于第 16 天开始升温。经某生殖专科医院诊断为"未破裂卵泡黄素化综合征（卵泡滞留型）"。其夫系三代单传，全家望子心切，已多地、多次治疗仍不孕，其夫已提出离婚要求，患者为了挽救家庭破裂，经病友推荐求诊于家本先生。现症见：末次月经 2004 年 2 月 21 日，面色灰暗，情绪低落，夜寐不宁，心烦急躁，白带略黄，大便不畅，舌淡紫、苔薄微黄，脉弦。此乃肝气郁结，气滞血瘀之不孕。治以疏肝理气、活血化瘀、软坚破囊、调理冲任法，拟《傅青主女科》开郁种玉汤加减。

处方：当归 10g，赤白芍各 15g，川芎 10g，炒白术 15g，茯苓 15g，香附 10g，益母草 15g，生茜草 10g，甘草 3g。8 剂。水煎服，每日 1 剂，从月经至起，连服 8 天。

二诊：2 月 29 日。患者经色暗红、量中，余症同前。投自拟"软坚破囊汤"。方药组成：炮穿山甲 10g（先煎），柴胡 15g，当归 10g，川芎 10g，香附 10g，桃仁 10g，红花 10g，桔梗 10g，生茜草 10g，川牛膝 15g，路路通 20g。10 剂。水煎服，每日 1 剂，月经第 8 天开始服用，连服 10 天。

三诊：3 月 8 日。患者排卵期小腹胀痛加剧，超声监测卵泡未见排卵影。嘱月经第 19 日起，服五子衍宗丸，每日 3 次，每次 6g；紫河车胶囊，每日 3 次，每次 3g。连服 10 天。

四诊：3 月 19 日。患者就诊当日月经至，经色深红、量适中，面色转红，情绪低落、夜寐不宁、心烦急躁好转，白带正常，大便畅通，舌淡紫、苔薄微黄，脉弦。嘱：按上个月经周期 3 步治法，再治疗 1 个月经周期。

五诊：4 月 18 日。患者月经 4 月 18 日至，经色红、量适中，超声监测 3 月份卵泡未见卵泡壁增厚，第 17 天见发育成熟的卵泡已排出，因其夫出差未孕。按月经周期 3 步治法，再治疗 1 个月经周期。

六诊：6 月 5 日。患者第 3 个月经周期时超声监测卵泡，于月经第 16 天见发育成熟的卵泡已排出。停经已 46 天，查尿 HCG 阳性，超声监测宫腔内有一妊娠囊。嘱定期胎妊检查。

随访：2005 年 1 月 20 日患者剖腹产一男婴。2015 年 3 月 25 日，其携子前来诊治咳嗽，母子健康。

按：未破裂卵泡黄素化综合征属中医学"不孕"的范畴。中医学认为，肾主藏精，肾主生殖，冲任之本在于肾，故不育症多责之于肾。《景岳全书·妇人规·子嗣》载："产育由于气血，气血由于情怀，情怀不畅，则冲任不充，冲任不充，则胎孕不受。"若肝肾功能失调，则闭疏失度、开阖无节、冲任不充，从而导致不孕。

家本先生认为，本案不孕系肝肾及冲任功能失调所致。患者身负学校领导重任，工作担子极重，事业心极强，工作极其认真负责，加之家庭生活压力极大，长期情绪不良，致使肝气郁结，气滞血瘀而不孕。故经行之时，选疏肝解郁、理血调经的开郁种玉汤以调经种子；排卵期选软坚破囊汤以促进卵泡壁破裂，加速排卵成孕；续以补肾调冲任以固胎元。其三步治法，共达疏肝理气、活血化瘀、软坚破囊、调经种子之效。

高泌乳素血症（不孕案）

卓某，28 岁，牧民。2008 年 3 月 7 日初诊。

患者流产后已 3 年未孕。3 年前因自然流产不全行清宫术后，至今未孕，查其夫精液正常，夫妻常年同居，伴月经稀少、闭经、溢乳。经西藏某医院检查示：PRL 增高，TSH、T_3、T_4 及脑垂体磁共振均未见异常。服用溴隐亭治疗后，溢乳消失，停药后诸症如故。经病友介绍，来蓉求治于家本先生。现症见：形体肥胖，素喜肥甘，面浮少华，神疲倦怠，胸肋满闷，痰涎甚多，溢乳清稀，闭经已 3 个月，白带量多，舌胖大、苔白厚腻，脉沉滑。此乃脾虚生痰，痰浊闭塞，胞脉阻滞，血海滞流所致不孕。治以健脾除湿、涤痰通络、调气活血、通经助孕法，选《一盘珠方》苍术导痰丸加味。

处方：苍术 15g，香附 15g，川芎 15g，制南星片 10g，法半夏 15g，枳实 15g，陈皮 10g，茯苓 30g，炒麦芽 60g，石菖蒲 15g，白芥子 15g，丹参 30g，桃仁 10g。水煎服，每日 1 剂，每周 6 剂，连服四周，为一疗程。

4 月 6 日患者来电称：4 月 2 日经至，经量不多，色淡红，溢乳减少，痰涎减少，PRL 36ng/mL。嘱避孕两月，用上方，再服 2 个疗程，待月经正常两月后，停止避孕。

随访：患者 PRL 正常，乳溢停止，月经正常。2010 年 6 月 1 日顺产一女婴，母女健康。

按：高泌乳素血症是一种下丘脑－垂体－性腺轴功能失调的疾病，属中医学"月经不调""闭经""不孕""乳泣"等病证范畴。《女科撮要》载："夫经水者，阴血也，属冲任二脉所主，上为乳汁，下为血海，气血充和，经、乳各行其道。"古有"怪病多痰""百病皆由痰作祟"之说。

本例患者地处高寒，嗜食肥甘，损伤脾胃，脾虚生痰，痰浊闭塞，胞脉阻滞，不能摄精成孕。故治以健脾除湿、涤痰通络、调气活血、通经助孕法。选苍术导痰丸（苍术、香附、制南星片、法半夏、枳实、陈皮、茯苓）加石菖蒲、白芥子健脾除湿，涤痰通络；炒麦芽健脾回乳；丹参、桃仁活血通经，月经调适，则种子易。正如《景岳全书·妇人规》载："种子之法，本无定轨，因人而药，各有所宜。"家本先生说：西医学确诊的病，有些病名在中医学中虽无此病名，如免疫性不孕、高泌乳素血症、未破裂卵泡黄素化综合征……但中医对这些西医学确诊的病进行辨证论治，均能取得显著疗效，此乃"西为中用"很好的例证。

卵巢储备功能不良案

汤某，38 岁，教师。2013 年 6 月 28 日初诊。

患者因月经量少 1 年，经某三甲医院诊断为"卵巢储备功能不良"，至家本先生处就诊。现症见：末次月经 6 月 7 日，月经周期正常、色淡、量少、较前经量减少 1/2、每日用卫生巾 2 张；伴腰酸痛，烘热汗出，纳、眠、二便正常；舌质淡暗、有少许瘀点、苔薄白，脉弦细。证属肾虚夹瘀，月经过少。就诊当日院门诊 B 超检查示：子宫前位，大小约 5.0cm×3.4cm×4.3cm，内膜厚 0.6cm；右侧卵巢大小正常，右侧卵泡 4~5 个，最大约 0.6cm；左侧卵巢 2.5cm×2.2cm×1.5cm，左侧卵泡 3~4 个，最大约 0.4cm；余无异常。尿妊娠试验阴性。患者既往月经 12 岁初潮，经期 5 天，周期 26~30 天，量中，色淡红，无血块，痛经轻，能忍受。妇科检查示：外阴已婚式，阴道畅，内见少量白色分泌物，宫颈光滑，宫体前位，常大，质中，形态规则，活动度可，无压痛，双附件区无明显异常。辨证为肾虚兼瘀。治以滋补肝肾、养血活血法，拟"二紫四二五合方"（自拟方）。

方药：紫石英 30g（先煎），紫河车 10g（先煎），女贞子 15g，枸杞子 15g，覆盆子 15g，菟丝子 15g，五味子 5g，仙茅 10g，淫羊藿 10g，川芎 10g，当归 10g，鸡血藤 30g，赤芍 30g，丹参 30g，浮小麦 30g。10 剂，水煎服，每日 1 剂。

二诊：7 月 15 日。患者服上药后，月经于 7 月 10 日至、经量少、色淡红，神清，精神一般，烘热汗出减轻，腰酸，无腹痛，纳眠可，大小便正常，舌质红、苔薄白，脉细。月经第 3 日查性激素全套：FSH 10.50mIU/mL，LH 3.65mIU/mL，E_2 34.35pg/mL，P 0.56ng/mL，T 0.21ng/mL，TSH 2.45mIU/L。守上方加减化裁：紫石英 30g（先煎），紫河车 10g（先煎），女贞子 15g，枸杞子 15g，菟丝子 15g，五味子 5g，覆盆子 15g，仙茅 10g，淫羊藿 10g，北沙参30g，麦冬10g，浮小麦30g，百合30g。10剂，水煎服，每日1剂。配以针灸埋线方法，取中脘、天枢、关元、子宫穴、血海、足三里、三阴交等穴位，每月1次，连续3个月。

经上方治疗后，患者腰酸痛明显好转，烘热汗出消失，纳眠可，二便正常。以后每次复诊，均以上方为基础，加减化裁，治疗两月。

再诊：9月13日。患者末次月经9月10日至，月经量增，每日用卫生巾6张，经色红、5天净，纳眠尚可，二便正常，舌质红、苔薄白，脉细。复查性激素：FSH 7.05mIU/mL，LH 6.35mIU/mL，E$_2$ 51.22pg/mL，P 0.48ng/mL，T 0.18ng/mL。患者情况良好。

门诊随访1年，患者月经正常。

按：卵巢储备功能不良，一般来说是卵巢早衰的初期阶段。卵巢储备能力降低的临床症状表现为月经量少，实验室检查性激素表现为FSH水平升高明显，FSH/LH＞2.6作为评价卵巢储备力降低的指标。卵巢储备功能不良，属于中医学"闭经""月经量少""不孕"等的范畴，目前西医主要采用激素替代治疗，对于有生育要求的患者采用促排卵或者试管婴儿等技术帮助受孕，但对于卵巢的过度刺激往往加重其卵巢储备功能的下降，且存在肝胆疾病及血栓等禁忌。

中医学认为，肾为先天之本，肾主藏精，是人体生长、发育、生殖之根本。妇女发育到一定时期，肾气旺盛，天癸成熟，冲任通盛，月经才如约而至；若肾气不足，冲任亏损，就会发生疾病。家本先生认为，该病应以补肾为主，辨其证为虚中兼瘀，故在补益冲任的同时，佐以活血养血之品。方中紫石英、紫河车温补肾阳，补益精血；女贞子、枸杞子、覆盆子、菟丝子、五味子补肾益精；仙茅、淫羊藿温肾阳、补肾精、调冲任；川芎、当归、鸡血藤、赤芍、丹参养血活血，使经血得以畅行；浮小麦益气除热止汗。全方补而不滞、行而不散，使血海充盈，月经量增，胞脉畅通而经血畅行。

围绝经期综合征案

赵某，48岁，企业家。2013年10月24日初诊。

患者停经半年，失眠，阵发性烘热出汗，心悸已3个月，求诊于家本先生。现症见：末次月经4月上旬，量少、2天净，白带少，阴道干；近3月来入眠困难、早醒，常需服用舒乐安定帮助睡眠，且伴烘热出汗，心烦易怒、心悸、心累，耳鸣，口干，纳欠佳，大便干结，小便正常；舌尖红、苔薄，脉弦细。辨证为肝肾阴虚，心肾不交。治以滋养肝肾、养心安神法，拟知柏地黄汤、二仙汤、生脉饮合方加减。

处方：仙茅 10g，淫羊藿 10g，知母 12g，黄柏 10g，生地黄 15g，山茱萸 10g，山药 30g，牡丹皮 10g，北沙参 30g，麦冬 10g，五味子 5g，女贞子 15g，墨旱莲 15g，酸枣仁 30g，茯神 30g，浮小麦 30g。5 剂，水煎服，每日 1 剂。辅以耳穴，配穴为神门、皮质下、肾、心、肝。

二诊：11 月 1 日。患者睡眠、心悸、心累好转，烘热出汗明显好转。效不更方，守上方加减：仙鹤草 30g，仙茅 10g，淫羊藿 10g，知母 12g，黄柏 10g，黄精 30g，山茱萸 30g，山药 30g，百合 30g，北沙参 30g，麦冬 10g，五味子 5g，女贞子 15g，酸枣仁 30g，茯神 30g，浮小麦 30g。10 剂，水煎服，每日 1 剂。辅以耳针，配穴为神门、皮质下、肾、心、肝。

三诊：11 月 15 日。患者诸症减轻，除夜寐多梦之外，余无特殊不适。守上方加减：仙鹤草 30g，仙茅 10g，淫羊藿 10g，知母 12g，黄柏 10g，夜交藤 30g，珍珠母 30g（先煎），合欢皮 15g，百合 30g，北沙参 30g，麦冬 10g，五味子 5g，女贞子 15g，酸枣仁 30g，茯神 30g，浮小麦 30g。10 剂，水煎服，每日 1 剂。辅以耳针，配穴为神门、皮质下、肾、心、肝、脾。

四诊：12 月 28 日。患者诉：经治疗后，诸症消失，遂自行停药。近日因冬至节气食羊肉后，又出现口干、盗汗、大便干结。守上方加减：仙茅 10g，淫羊藿 10g，知母 12g，黄柏 10g，生地黄 15g，地骨皮 15g，银柴胡 15g，牡丹皮 10g，北沙参 30g，麦冬 10g，五味子 5g，女贞子 15g，玉竹 10g，石斛 10g，浮小麦 30g。5 剂，水煎服，每日 1 剂。

五诊：2014 年 1 月 10 日。患者服上方后诸症基本消失，偶有轻度耳鸣。继续上方 10 剂，以巩固疗效，并嘱调畅情志，勿食辛辣温燥之品，以免助热致病情反复。

按：围绝经期综合征的临床表现主要为虚证，即使是实证出现，也是本虚标实。其中最为常见者为肝肾阴虚，表现为潮热汗出，时作时休，发无定时，头晕耳鸣，五心烦热，口干不渴，腰膝酸软，或抑郁不快，心烦失眠，舌尖边红、少苔，脉弦细；亦有脾肾阳虚，表现为神疲倦怠，形寒怕冷，或面目、下肢浮肿，手指肿胀，心悸怔忡，欲寐，性、食欲下降，面色晦暗，面斑，月经失调而量多，带下清稀，便溏，夜尿多，下腹冷，腰酸痛，舌淡胖嫩，脉沉弱；还有以情志症状为主，表现为情绪低落，焦虑多疑，或悲哀欲哭，忧思寡欲，健忘，失眠多梦，心悸，惊惕不安。总之，围绝经期综合征的临床表现错综复杂，特别注意此期亦是高血压、动脉硬化、糖尿病、冠心病、颈椎病、肿瘤等多种疾病的高发期，临床时应详细问诊，以免误诊、漏诊。

本例患者是女强人，长期超负荷工作，致使肝肾阴虚，心肾不交。家本先生拟知柏地黄汤（茯苓、泽泻改为女贞子、旱莲草）以滋肝肾阴，清除虚热；二仙汤补肾气以固本；生脉饮益气生津，敛阴止汗；浮小麦、茯神、酸枣仁安眠除烦，镇心安神。全方共奏滋养肝肾、养心安神之效。药中病机，疗效甚佳。

老年经断复行案

病案 1 黄某，60 岁，农民。1993 年 11 月 10 日初诊。

患者回经已 5 年，于 11 月 8 日突然阴道出血，量多色鲜红。经当地治疗无效，转家本先生处诊治。现症见：两颧发赤，神疲乏力，心悸头晕，口渴，心烦易怒，五心热，阴道干涩灼热，阴道出血如注，舌红少津、苔薄黄，脉细弱。诊为虚火所致经断复行之"老妇血崩"。拟滋水清火止崩汤加减。

处方：生地黄、山药、山萸肉各 30g，地骨皮、生地榆、女贞子、旱莲草各 15g，知母、黄柏、牡丹皮、白芍、茜草各 10g，甘草 3g。2 剂，水煎服，昼夜服。

二诊：次日。患者阴道出血减少，余症亦有所好转。宗原方再进 3 剂。

三诊：11 月 15 日。阴道出血已止，阴虚体征仍存。嘱服大补阴丸以巩固疗效，禁食辛辣食物。

随访：患者血崩愈 5 年，未复发。

病案 2 王某，66 岁。1984 年 10 月 25 日就诊。

患者绝经已 15 年，3 天前突然阴道大出血，经当地诊治无效，转家本先生处诊治。现症见：面色萎黄，两颧发赤，头昏眼花，腰腹痛，阴道有灼热感，出血量多，血色暗红，有小紫块，少腹痛血块即下，平素白带多，质稠臭秽，舌红紫、苔薄，脉弦细数。诊断为经断复行之"老妇血崩"，证属虚火崩漏兼血瘀。治以"滋水清火止崩汤"加味。

处方：生地黄、山药、白茅根各 30g，女贞子、旱莲草、白芍各 20g，地锦草、地榆、海螵蛸各 15g，山萸肉、知母、黄柏、牡丹皮、茜草、血余炭各 10g。2 剂，水煎服，每日 1 剂。

二诊：10 月 27 日。患者血崩已止，腰腹痛减，余症同前。拟芍药地黄汤 3 剂。继服归脾汤、地黄汤调治两月痊愈。

随访：患者半年未见复发。

按： 家本先生认为，老妇多肾气衰，天癸已竭，本无经血可下。若肾阴亏损，则水不涵木，以致肝阴不足，肝阳偏亢，致使肝失藏血之职，或肾阴虚损，水不济火，心火亢盛，以致血热妄行，均可扰动冲任，冲任不固，而致虚火崩漏。正如《素问·阴阳别论》载："阴虚阳搏，谓之崩。"由此可见，阴虚是本，火热是标。故治当滋阴为主，以治其本；佐清热之品，以治其标。《傅青主女科》载："不用补阴之药，则虚火易于冲击，恐随止随发。"家本先生自拟"滋水清火止崩汤"，方中生地黄、山萸肉、山药、女贞子、旱莲草滋补肾水（肝阴），达"壮水之主"之意；以知母、牡丹皮、黄柏清泻虚火，而保真阴；配白芍养血敛阴，地锦草、茜草寓止血于活血之中，对虚火崩漏有"澄源"之效。

病案3 杜某，57岁，公务员。2014年7月7日初诊。

患者月经初潮13岁，经期5~7天，周期28~30天，50岁绝经，已绝经7年。因反复尿路感染3个月，伴小便隐血，某医院予替勃龙片（2.5mg，每日1次）、黄酮哌酯片（0.2g，每日3次）、头孢克肟胶囊（0.1g，每日2次）治疗，共治疗两月，于2014年6月24日出现阴道出血，至今未净。2014年6月9日尿培养示：肠球菌及葡萄球菌共4~10/HP；尿常规示：白细胞1.8Cells/uL，红细胞87.2Cells/uL。6月23日尿常规示：尿隐血10Cells/uL，红细胞34Cells/uL。7月3日B超示：子宫内膜厚1.2cm。初诊症见：面红潮热，心烦口渴，阴道出血、色红量少，尿频，夜尿3次，口苦，便秘，舌红、苔薄黄，脉细数。证属肾阴亏虚，虚热内扰。治以益肾滋阴、清热止血法，拟知柏地黄丸和二至丸加减。

处方：知母15g，黄柏10g，山茱萸10g，山药30g，生地黄15g，女贞子15g，旱莲草15g，百合30g，仙鹤草30g，太子参30g，麦冬15g，五味子10g，生地榆15g，白茅根30g，石莲子（打）15g，柴胡15g，黄芩15g。7剂，水煎服，每日1剂。

二诊：7月21日。患者7月10日行诊刮术，病理报告：子宫内膜部分呈增生反应，部分呈分泌反应。症同上，无白带。宗原方加减。

处方：知母15g，黄柏10g，柴胡15g，黄芩15g，女贞子15g，旱莲草15g，枣皮10g，山药30g，百合30g，仙鹤草30g，仙灵脾15g，太子参30g，麦冬15g，五味子10g，白茅根30g，石莲子（打）15g。7剂，水煎服，每日1剂。

三诊：8月4日。患者尿频，夜尿3次，口苦，便秘。原方加减。

处方：知母15g，黄柏10g，柴胡15g，黄芩15g，女贞子15g，旱莲草15g，仙鹤草30g，当归10g，白茅根30g，虎杖15g，重楼10g，金银花15g，水牛角30g（先煎），生地黄15g，玄参15g，生地榆15g，甘草3g。7剂，水煎服，每日1剂。

四诊：8月18日。患者8月6日阴道出血，出血量多，血色红，6天净，夜尿好转，大便黏滞不爽，白带少。原方加减。

处方：知母15g，黄柏10g，生白术30g，女贞子15g，旱莲草15g，山茱萸10g，山药30g，仙鹤草30g，北沙参30g，麦冬15g，五味子10g，白茅根30g，小蓟15g，生地榆15g，水牛角30g（先煎）。14剂，水煎服，每日1剂。

五诊：10月6日。患者9月12日阴道出血，血色鲜红，5天干净，白带少，汗多。原方加减。

处方：知母15g，黄柏10g，女贞子15g，旱莲草15g，山茱萸10g，山药30g，仙鹤草45g，北沙参30g，麦冬15g，五味子10g，百合30g，白茅根30g，小蓟15g，生地榆15g，黄精30g，夏枯草15g，浮小麦30g。14剂，水煎服，每日1剂。

六诊：10月20日。患者汗出减少，纳差。仿原方加减。

处方：知母15g，黄柏10g，女贞子15g，旱莲草15g，山茱萸10g，山药30g，仙鹤草30g，北沙参30g，麦冬15g，五味子10g，百合30g，白茅根30g，小蓟30g，黄精30g，生地黄15g，牡丹皮10g，浮小麦30g。14剂，水煎服，每日1剂。

七诊：11月3日。患者头部仍有少许汗出，睡眠尚可，大便干燥。11月1日复查尿常规示：尿隐血（-），红细胞（-）。就诊前日B超示：子宫内膜厚0.3cm。原方加减善后。

处方：知母15g，黄柏10g，女贞子15g，旱莲草15g，山茱萸10g，山药30g，仙鹤草30g，北沙参30g，麦冬15g，五味子10g，百合30g，白茅根30g，小蓟30g，生地黄15g，牡丹皮10g，浮小麦30g。30剂，每周5剂。

随访：阴道未出血。

按： 该案患者因反复尿路感染，西医予以补充性激素治疗后1个月出现子宫内膜单纯性增生，致绝经7年后月经复行。老年经绝复行罕见，但近年来由于保健食品和含雌激素药品的滥用及超范围、超剂量地使用，导致绝经后子宫内膜增生，引起绝经后出现阴道出血的病例时有发生。该患者反复尿路感染，尿隐血（+++）。家本先生认为，证属肝肾阴亏为本，虚热内扰，迫血妄行为标，故出现阴道出血、小便隐血。以知柏地黄丸和二至丸补肾滋阴为基本方，白茅根、小蓟、生地黄、牡丹皮等清热凉血，使绝经后阴道出血、小便隐血短期获愈。这充分体现了家本先生治病必求于本、标本兼治、中西合参的学术思想。

女性慢性疲劳综合征案

邹某，38岁，教师。2013年3月6日初诊。

患者经常性地有疲劳感、耳鸣眩晕，月经期前加重，五心烦热，眼干涩，口干不欲饮，心烦易怒，失眠，反复头痛已半年。经多方治疗效果不佳，转求家本先生诊治。刻诊：末次月经2月15日至，月经周期正常、色暗、量不多、无块，小腹隐痛，月经5天净；白带正常；自觉长期疲劳感，每于月经前7天加重，时感五心烦热，眼干涩，咽干，心悸失眠，心烦易怒，大便干结，记忆力、工作效率下降，小便微黄；舌红少津、苔薄黄，脉弦细。辨证属肝肾阴虚。治以滋养肝肾法，拟"疲劳综合征方"（自拟方）。

处方：紫河车15g（先煎），当归10g，熟地黄15g，枸杞子15g，覆盆子15g，菟丝子15g，五味子5g，龟板30g（先煎），鳖甲30g（先煎），山药30g，山茱萸15g，黄芪30g，黄精30g，灵芝15g，刺五加15g。5剂，水煎服，每日1剂。

二诊：3月12日。患者前症好转，仍心悸，眠欠佳，午后神疲。守上方加减：紫河车15g（先煎），龟板30g（先煎），鳖甲30g（先煎），北沙参30g，麦冬10g，枸杞子15g，覆盆子15g，菟丝子15g，五味子5g，女贞子15g，墨旱莲15g，合欢皮15g，生酸枣仁30g，龙齿30g（先煎），黄精30g，灵芝15g，刺五加15g。7剂，水煎服，每日1剂。

三诊：3月22日。患者3月14日月经至，经色、量均可，月经5天净。经前疲劳感好转，失眠明显好转，心悸减轻，时感腰膝酸软，白带量少，阴道干。守上方加减：紫石英30g（先煎），紫河车10g（先煎），龟板30g（先煎），鳖甲30g（先煎），枸杞子15g，覆盆子15g，菟丝子15g，五味子5g，仙茅10g，淫羊藿10g，巴戟天10g，桑寄生15g，杜仲15g，续断15g，灵芝15g，刺五加15g。10剂，水煎服，每日1剂。守上方连续治疗两月。

随访：患者各方面情况均得到改善，并嘱其减轻工作量，加强体育锻炼，调整情绪，注意劳逸结合。

按： 女性慢性疲劳综合征，中医无此病名，其临床症状多见于肝肾阴虚的患者，主要病位在肺、脾、肾三脏。该患者长期超负荷工作，耗伤肝肾，致使肝肾阴虚。其长期疲劳感、耳鸣眩晕、记忆力下降、腰膝酸软，乃肾亏髓海不足之故，正如《灵枢·海论》载："髓海有余，则轻劲多力，自过其度，髓海不足，脑转耳鸣，胫酸眩冒，目无所见，懈怠安卧。"肝肾阴虚，精血耗损，精气不能上荣，目失濡养，故见眼干涩；肝肾阴亏，虚火上炎，则咽干不欲饮、心烦易怒、心悸失眠、五心烦热；舌红少津、脉细数，均为肝肾阴虚之征。每当月经期，诸症加重，更加印证肝肾阴虚之诊断。故治以滋养肝肾法，家本先生拟"疲劳综合征方"（自拟方）。方中紫河车、龟板、鳖甲乃血肉有情之品，补肾精养肝阴；枸杞子、覆盆子、菟丝子、五味子、山茱萸、黄精、熟地黄滋补肝肾；现代药理研究证实，灵芝、黄芪有抗氧化、延缓衰老的作用，刺五加根的提取物及刺五加总苷对多种疲劳动物模型均有抗疲劳作用。全方共奏滋养肝肾、抗疲劳之功效。

输卵管积脓案

刘某，53 岁，会计师。2014 年 1 月 26 日初诊。

患者腹痛 1 天，于华西医院急诊，彩超示：子宫后位，宫体大小为 4.2cm×4.8cm×4.6cm，内膜居中，厚 0.4cm，肌壁回声均匀，未探及明显异常血流信号；左附件区查见 6.0cm×4.4cm×5.8cm 的分隔状囊性占位，内充满细弱光点回声，囊壁可探及丰富血流信号；右附件区查见 9.4cm×3.9cm×5.8cm 的分隔状囊性占位，内充满细弱光点回声，囊壁可探及丰富血流信号。血常规示：白细胞 $13×10^9/L$，中性粒细胞 90%。华西医院诊断为"输卵管积脓"，建议手术治疗。患者惧怕手术，遂求诊于家本先生，要求中医中药治疗。现症见：疼痛面容，面色晦暗，就诊当日突发下腹部剧烈疼痛、拒按，带下色黄、脓稠、异味，末次月经 1 月 18 日至、色红、量多、血块多、5 天净，月经周期正常，舌红边瘀点、苔黄滑，脉弦数。妇科检查示：外阴已婚式，阴道通畅，宫颈光滑，轻举摆痛，后穹窿饱满，宫体后位，正常大小，质中，压痛，左附件区扪及大小约 5cm 的囊肿，右附件区扪及大小约 7cm 的囊肿，边界欠清，压痛明显。辨证为热毒内蕴带下，气滞血瘀之腹痛。治以清热解毒、活血散结、理气止痛法，拟"盆腔炎汤"（自拟方）加减。

处方：生牡蛎 60g（先煎），生鳖甲 30g（先煎），穿山甲 5g（先煎），当归 10g，玄参 15g，忍冬藤 30g，甘草 3g，虎杖 15g，白花蛇舌草 30g，败酱草 15g，红藤 30g，五灵脂 10g，生蒲黄 10g，土茯苓 30g，黄柏 10g。10 剂，水煎服，每日 1 剂。

二诊：2 月 7 日。患者服上方后，腹痛明显缓解，腰骶坠胀，白带正常，乳轻微胀痛，胃隐隐胀痛，耳心疼痛，口苦口腻，二便正常，舌红边瘀点、苔薄黄，脉数。就诊当日华西医院彩超示：子宫后位，宫体大小约 3.5cm×4.3cm×3.6cm，内膜居中，厚约 0.3cm，肌壁回声均匀，未探及明显异常血流信号；左卵巢旁查见 3.6cm×1.7cm×1.7cm 的长条形囊性占位，内充满细弱光点回声，囊壁可探及血流信号；右卵巢旁查见 3.9cm×2.3cm×2.2cm 的长条形囊性占位，内充满细弱光点回声，囊壁可探及血流信号；盆腔查见液性暗区，深约 1.8cm。复查血常规正常。效不更方：生牡蛎 60g（先煎），生鳖甲 30g（先煎），穿山甲 5g（先煎），当归 10g，玄参 15g，忍冬藤 30g，甘草 3g，虎杖 15g，白花蛇舌草 30g，柴胡 15g，红藤 30g，香附 15g，枳实 15g，薏苡仁 30g，败酱草 15g。10 剂，水煎服，每日 1 剂。

三诊：2 月 19 日。患者月经未至，小腹及腰隐痛，白带少，乳痛消失，胃痛消失，二便正常，舌红边瘀点、苔薄。守上方加减化裁：生牡蛎 60g（先煎），生鳖甲 30g（先煎），穿山甲 5g（先煎），当归 10g，玄参 15g，忍冬藤 30g，甘草 3g，虎杖 15g，白花蛇舌草 30g，三棱 15g，莪术 10g，皂角刺 15g，威灵仙 30g，山慈菇 15g，夏枯草 15g。7 剂，水煎服，每日 1 剂。

四诊：2 月 26 日。患者就诊当日上午胃痛，大便不成形，余无不适。继续以上方加减：生牡蛎 60g（先煎），生鳖甲 30g（先煎），穿山甲 5g（先煎），当归 10g，玄参 15g，忍冬藤 30g，甘草 3g，虎杖 15g，白花蛇舌草 30g，柴胡 15g，白芍 30g，香附 15g，枳实 15g，川芎 10g，败酱草 15g。10 剂，水煎服，每日 1 剂。

五诊：3 月 19 日。患者腹痛止，白带清稀，二便正常。3 月 12 日华西医院彩超示：子宫后位，宫体大小为 3.8cm × 4.8cm × 4.6cm，内膜居中，厚 0.4cm，肌壁回声均匀，未探及明显异常血流信号；双侧附件区未查见团块回声，未见异常血流信号。为巩固治疗效果，守上方加减 10 剂。

后随访 1 年余，患者输卵管积脓未见复发。

按：中医无输卵管积脓的病名，根据其临床表现，属中医学"带下""腹痛"病证范畴。本病的形成，多因胞脉空虚之时，湿、热（毒）之邪乘虚而入，瘀热结于胞络，凝滞于少腹，伤及冲、任、带脉，阻滞气机，气血郁滞，而致热毒内蕴带下，出现气滞血瘀之腹痛证。当邪气较盛，正气能与之抗争时，则表现出剧烈腹痛；湿、热、毒之邪循经下注，出现脓带量多、质稠异味。家本先生用生牡蛎、生鳖甲滋水清热，散结软坚；穿山甲活血消肿透脓；玄参、忍冬藤、虎杖、白花蛇舌草、败酱草、红藤清热解毒消痈；当归、五灵脂、生蒲黄活血止痛；土茯苓、黄柏清热除湿；甘草调和诸药，亦有清热解毒之效。全方以清热解毒凉血为主，配以活血排脓之法，使血分热毒清散，脓消痛止。

急性盆腔炎案

王某，24 岁，2008 年 2 月 25 日初诊。

患者 8 天前行人工流产术，术后 3 天同房，1 周后发热，少腹疼痛，黄白带下。某院诊断为"急性盆腔炎"，经抗生素等常规治疗 3 天乏效。转求家本先生诊治。现症见：就诊当日突发高热，体温 39.5℃，少腹疼痛难忍，黄带多、异味重，口渴多饮，便秘，尿短赤，舌深红，苔黄滑，脉数有力。血常规示：白细胞 $18.6 \times 10^9/L$ ，中性粒细胞 85% 。此乃邪毒侵入血室，同温病气营两燔之病机。治以清热解毒、清营凉血法，选清营汤加减。

处方：水牛角 30g（先煎），金银花 15g，连翘 15g，柴胡 15g，黄芩 15g，虎杖 15g，蚤休 15g，玄参 15g，生地黄 15g，白花蛇舌草 15g，牡丹皮 10g，桃仁 10g，酒大黄 6g，甘草 3g。2 剂，水煎，昼夜分 6 次服。

二诊：次日。患者高热退至体温 37.9℃ ，少腹疼痛减轻，黄带减少，大便畅通，小便增多，舌红苔黄，脉数。效不更法，宗前方，酒大黄减至 3g，再服 4 剂，每日 1 剂。

三诊：3 月 3 日。患者热退至体温 37.3℃ ，少腹痛止，白带微黄，舌红、苔薄黄，脉滑。血常规示：白细胞 $8.0 \times 10^9/L$ ，中性粒细胞 70% 。仿前方，去水牛角、桃仁，加北沙参 30g，麦冬 10g，五味子 5g。7 剂，每日 1 剂。

四诊：3 月 12 日。患者就诊前日月经至，经色、量正常，腹未痛，脉滑，舌淡红、苔薄白。仿前方，加生牡蛎 60g，生鳖甲 30g。12 剂，两日 1 剂，以善其后。

随访：2010 年 4 月 3 日，患者足月顺产一女婴，母女平安。

按： 盆腔炎是指女性盆腔生殖器官（包括子宫体部、输卵管、卵巢）及盆腔腹膜与子宫周围的结缔组织所发生的炎症，是妇科最常见的疾病。本病以带下多、小腹痛、腰骶酸胀，或恶寒发热为主要临床表现，多因经期或产后护理不当，或经期同房，或人流术消毒不严，热毒湿浊乘虚而入，血热互结，瘀滞胞宫、胞络，致使气血凝滞、冲任受损而发病。家本先生认为，本例虽属妇科病，但病机同温病学卫气营血辨证之气营两燔证，故采用温病气营两清法，投清营汤加减，收到令人满意之疗效。

慢性盆腔炎案

程某，33 岁，农民。2013 年 6 月 16 日初诊。

患者两年前突然出现下腹坠胀痛，无放射痛，无发热、恶心、呕吐及腹泻，伴白带量多、色黄。在华西医院诊为"盆腔炎"，予抗感染治疗（具体药物不详）后症状缓解。患者未再坚持用药，此后上述症状反复发作，每于进食辛辣饮食或劳累后或同房后发。经病友介绍求家本先生诊治，现症见：末次月经 2013 年 6 月 1 日至，色红、量中、无块、5 天净，月经周期正常，小腹隐痛；3 天前进食辛辣饮食后再次感下腹坠胀、疼痛拒按，肛门坠胀，无放射痛，无发热、腹泻，白带量多、色黄，大便干结，小便黄；舌质红、苔黄稍腻，脉弦滑。B 超示：盆腔少量积液 1.9cm。血常规各项指标正常。白带常规示：清洁度Ⅲ度，余无异常。妇科检查示：外阴已婚式；阴道畅通，稍充血,见少量黄色分泌物;宫颈光滑,肥大,举摆痛较明显;宫体后位,正常大小,质中,活动度可,压痛明显;右附件区增厚、压痛,左附件未扪及异常。辨证为少腹痛,湿热瘀结胞脉。治以清热除湿、活血化瘀、散结止痛法,方用"二甲二四汤"(自拟方)加减。

处方:生牡蛎60g(先煎),生鳖甲30g(先煎),当归10g,玄参15g,忍冬藤30g,甘草3g,虎杖15g,白花蛇舌草30g,薏苡仁30g,黄柏10g,川芎10g,蚤休10g,败酱草15g,赤芍30g。5剂,水煎服,每日1剂。

二诊:6月21日。患者服上方后,腹痛较前明显缓解,无肛门坠胀,偶感腰酸,纳可,眠差,二便调,舌质淡暗、苔白稍腻,脉弦。妇科检查示:阴道无充血,见少量白色分泌物;宫颈无举摆痛;宫体、附件压痛较前明显减轻。复查白带常规正常,复查B超示盆腔积液消失。守上方加减:生牡蛎60g(先煎),生鳖甲30g(先煎),当归10g,玄参15g,忍冬藤30g,甘草3g,虎杖15g,白花蛇舌草30g,百合30g,黄柏10g,知母10g,薏苡仁30g,蚤休10g。10剂,水煎服,每日1剂。

三诊:7月6日。患者末次月经6月29日至,经色红、量中、无血块、5天净;已无腹痛、肛门坠胀、腰酸,纳谷、睡眠好转,二便调;舌质淡红、苔薄白,脉弦。妇科检查示:阴道无充血,见少量白色分泌物;宫颈无举摆痛;宫体、附件无压痛。为巩固治疗效果,守上方加减化裁:生牡蛎60g(先煎),生鳖甲30g(先煎),当归10g,玄参15g,忍冬藤30g,甘草3g,虎杖15g,白花蛇舌草30g,滑石15g,藿香15g,茯苓30g,薏苡仁30g,竹茹10g。10剂,水煎服,每日1剂。

门诊随访半年,患者盆腔炎未复发。

按:本案属慢性盆腔炎反复发作,病程迁延日久,患者素体湿热,长期阻滞,损伤胞脉,蕴结冲任,阻滞气机,伤及任带二脉,扰及冲任,血海不宁,而致诸症。方中忍冬藤、玄参、虎杖、蚤休、败酱草、白花蛇舌草、黄柏清热解毒利湿;配当归、赤芍、川芎活血化瘀;生牡蛎、生鳖甲滋水清热、散结软坚;薏苡仁健脾除湿。诸药共奏清热除湿、活血化瘀、散结止痛之效。

盆腔瘀血综合征案

周某,35岁。2012年10月15日初诊。

患者反复出现腰骶部坠胀疼痛已3年,伴肛门坠胀,放射至肛周,性交痛明显,无发热、吐泻、阴道出血、白带异常等症状。经某三甲医院诊断为"盆腔瘀血综合征",未予系统治疗。今晨患者自觉下腹痛伴腰胀痛,尿频,肛门坠胀,白带正常,求家本先生诊治。现症见:末次月经2012年10月3日至，经色暗、量少不畅、有块、5 天净，周期正常，小腹隐痛；白带量多，色白无异味，下腹胀痛、腰胀痛，乳房胀，尿频，神清，精神可，纳眠可，大便秘；舌质紫暗，舌边瘀点，脉弦。B 超检查示：子宫内膜 1.0cm，盆腔静脉曲张，盆腔积液 1.0cm。查尿常规及白带常规正常。妇科检查示：外阴已婚式；阴道畅通，见少量白色分泌物；宫颈肥大，纳氏囊肿，轻举摆痛；后穹窿饱满，触痛明显，宫体平后位，正常大小，质中，活动度可，无明显压痛；双附件无明显压痛。辨证为妇人腹中痛，气滞血瘀。治以理气化瘀止痛法，拟下瘀汤、失笑散、桃红四物汤合方加减。

处方：水蛭 10g，土鳖虫 10g，酒大黄 3g，当归 10g，赤芍 30g，桃仁 10g，红花 10g，枳实 15g，醋延胡索 15g，五灵脂 10g，生蒲黄 10g，牡丹皮 10g，香附 10g，甘草 3g，虎杖 15g。5 剂，水煎服，每日 1 剂。

二诊：10 月 21 日。患者腹痛明显好转，乳胀消失，大便已通。宗上方加减：水蛭 10g，土鳖虫 10g，酒大黄 3g，当归 10g，赤芍 30g，桃仁 10g，川芎 10g，枳壳 10g，延胡索 15g，五灵脂 10g，生蒲黄 10g，柴胡 15g，香附 10g，丹参 30g，鸡血藤 30g。7 剂，水煎服，每日 1 剂。

三诊：11 月 12 日。患者末次月经 11 月 4 日至，经色好转、量增、有血块、5 天净，周期正常，腹痛及乳痛消失。自诉昨日同房后未出现腹痛。嘱其服上方巩固治疗 1 个月，每周服药 5 剂。平素保持大便通畅，避免长时间站立及重体力劳动。

后随访 1 年，患者盆腔瘀血综合征未再复发。

按：盆腔瘀血综合征是由于盆腔静脉瘀血所致的特殊病变。由于女性盆腔静脉的解剖特点是静脉数量较多，静脉壁构造薄弱，盆腔的中小静脉都没有瓣膜，因而易于扩张。加之怀孕生育等因素，使盆腔的静脉血流量增大，静脉压反复、持续增高，是其主要原因，从而引起下腹及腰骶部坠痛等症状。中医学无盆腔瘀血综合征之名，但根据其临床表现，散见于中医典籍之条文中。如与《金匮要略》所载"妇人腹中诸疾病""妇人腹中痛""脉微大来迟，腹不满，其人言我满，为有瘀血"等有相似之处。中医学认为，"通则不痛，痛则不通"。《素问·至真要大论》载："知其要者，一言而终，不知其要，流散无穷。"故运用活血化瘀法，以解除不通之病因病机是主要治法，临床根据瘀血轻重，分别用和血、散血、活血、祛瘀、破血之品，同时结合全身状况及其他兼证，辨证论治，药中病机，无不取效。

人流术后窍闭神昏案

宋某，22 岁，农民。1995 年 8 月 15 日初诊。

患者肥胖，素体痰热湿盛，3天前行人工流产术，恶露甚少、色如墨，少腹痛，大便不畅，发热2天，午后尤甚，体温38.8℃。就诊当日突发神志昏蒙，时清时昧，偶尔谵语，面色黄而不鲜，舌红、苔黄厚腻，脉濡滑而数。此乃人流术后窍闭神昏，证同温病湿热郁蒸，蒙闭清窍之病机。拟清热化湿、宣通开窍、活血祛瘀法，选菖蒲郁金汤、下瘀血汤加减。

处方：石菖蒲15g，郁金10g，竹叶10g，栀子10g，连翘15g，青蒿15g，黄芩15g，薏苡仁30g，酒大黄5g，桃仁10g，土鳖虫10g。2剂，水煎，24小时分6次服。

二诊：次日。患者热退至体温37.8℃，神志清醒，恶露甚多且臭秽，腹痛止，大便通畅，舌红苔黄滑，脉滑数。仿上方，去下瘀血汤，5剂，每日1剂。

三诊：8月21日。患者热退身凉，恶露净，面色红润，纳谷不香，二便正常，舌苔薄黄滑，脉滑。拟四君子汤、三仁汤加减，调理善后。

随访：1996年6月5日患者顺产一女婴，母女健康。

按：患者体胖而素体痰热湿盛，时值酷暑，加之人流术创伤，致使湿热酿蒸痰浊，蒙闭心包络，心神受其蔽扰，故神志昏蒙，时清时昧，偶尔谵语；气分湿热蕴蒸，发热朝轻暮重。家本先生根据温病学"辨舌"特殊诊法，神昏谵语者，如其舌红苔黄厚腻，是湿热郁蒸，蒙闭清窍，邪在气分之特征；若其舌红少苔者，为热邪内陷心包，邪入营血之特性。本例患者病机为湿热郁蒸，蒙闭清窍。故拟清热化湿、宣通开窍、活血祛瘀法，选菖蒲郁金汤、下瘀血汤加减，药中病机，故疗效显著。

卵巢囊肿案

病案1 李某，33岁，营业员。2014年6月16日初诊。

患者月经初潮13岁，经期3~7天，周期24~32天。2013年曾行卵巢囊肿剥离术（双侧）。2014年3月28日B超示：内膜厚1.4cm，双侧附件囊性团块，右侧附件囊肿3.7cm×2.5cm，左侧附件囊肿4.3cm×2.7cm。患者拒绝再次手术治疗，经朋友介绍求诊于家本先生。现症见：月经提前4天至，经色红、量多、血块多，最后1天经色暗黑；白带清稀，外阴红色丘疹，外阴瘙痒，睡眠好，二便正常；舌淡、苔滑微黄，脉滑。有反复阴道炎病史。辨证为痰瘀阻络之癥瘕。治以化痰散结、活血化瘀通络法，拟经验方"化癥汤"加减。

处方：生牡蛎60g（先煎），生鳖甲30g（先煎），昆布30g，海藻30g，三棱15g，莪术15g，威灵仙30g，皂角刺15g，山慈菇15g，白芥子15g，茯苓 30g，当归 10g，川芎 10g，赤芍 30g，川牛膝 15g，桃仁 10g，土鳖虫 10g，酒大黄 3g。7 剂，水煎服，每日 1 剂。

二诊：6 月 23 日。患者诉少腹疼痛，外阴红疹、瘙痒。仿上方加减：生牡蛎 60g（先煎），生鳖甲 30g（先煎），昆布 30g，三棱 15g，莪术 15g，威灵仙 30g，皂角刺 15g，赤芍 30g，川牛膝 15g，桃仁 10g，土鳖虫 10g，当归 10g，玄参 15g，金银花 15g，虎杖 15g，白花蛇舌草 15g，夏枯草 15g，益母草 15g，生茜草 10g，生甘草 3g。7 剂，水煎服，每日 1 剂。

三诊：6 月 30 日。患者 6 月 29 日月经至，经量多、色暗红、血块多，外阴瘙痒。仿上方加减：生牡蛎 60g（先煎），生鳖甲 30g（先煎），昆布 30g，三棱 15g，莪术 15g，威灵仙 30g，皂角刺 15g，川牛膝 15g，桃仁 10g，土鳖虫 10g，当归 10g，赤芍 30g，川芎 10g，玄参 15g，金银花 15g，虎杖 15g，白花蛇舌草 15g，夏枯草 15g，益母草 15g，生茜草 10g，生甘草 3g。7 剂，水煎服，每日 1 剂。

四诊：7 月 7 日。患者月经 7 天干净，后 4 天为咖啡色分泌物；外阴皮疹好转。前方加减：生牡蛎 60g（先煎），生鳖甲 30g（先煎），昆布 30g，三棱 15g，莪术 15g，皂角刺 15g，川牛膝 15g，桃仁 10g，土鳖虫 10g，当归 10g，赤芍 30g，川芎 10g，玄参 15g，金银花 15g，虎杖 15g，白花蛇舌草 15g，夏枯草 15g，重楼 10g，生甘草 3g。21 剂，水煎服，每日 1 剂。

五诊：8 月 14 日。患者 7 月 25 日月经至，经色红、量多、血块较前有明显减少，余无特殊。原方加减：生牡蛎 60g（先煎），生鳖甲 30g（先煎），昆布 30g，海藻 30g，三棱 15g，莪术 15g，皂角刺 15g，路路通 15g，川牛膝 15g，桃仁 10g，土鳖虫 10g，当归 10g，赤芍 30g，川芎 10g，玄参 15g，金银花 15g，虎杖 15g，白花蛇舌草 15g，茯苓 30g。7 剂，水煎服，每日 1 剂。

六诊：9 月 1 日。患者 8 月 21 日月经至，经量多，后 3 天为咖啡色分泌物。8 月 29 日成都市金牛区妇幼保健院 B 超检查示：子宫前位，切面形态呈梨形，前后径 37mm，子宫壁回声欠均匀，宫腔内见分离暗区厚约 17mm，内膜厚 3mm，宫颈形态正常；双侧附件区未见明显异常回声。仿前方加减：生牡蛎 60g（先煎），生鳖甲 30g（先煎），昆布 30g，海藻 30g，三棱 15g，莪术 15g，皂角刺 15g，路路通 15g，川牛膝 15g，桃仁 10g，土鳖虫 10g，当归 10g，赤芍 30g，川芎 10g，玄参 15g，金银花 15g，虎杖 15g，白花蛇舌草 15g，茯苓 30g，车前子（包煎）15g。7 剂，水煎服，每日 1 剂。

随访：患者卵巢囊肿痊愈。

按：卵巢囊肿近年来发病率逐渐增多，各年龄段均有发病，西医主要采取手术治疗。由于该患者未生育，且已于 2013 年行卵巢囊肿双侧剥离术，故拒绝再次手术治疗，转求治于中医。家本先生采用自拟"化癥汤"活血祛瘀，软坚化癥。方中重用生牡蛎、生鳖甲为君，软坚散结化癥。昆布、海藻消痰软坚，散结化癥。现代药理研究证实，昆布、海藻都含丰富碘质，吸收入血液和组织后，能促进病理产物和炎性渗出物的吸收，并能使病态组织崩溃和溶解。因此，此案例治疗全程始终用大剂量昆布、海藻配入方中，以消除、吸收渗出液，故获得令人满意之效果。威灵仙通经络、消痰浊，对痰湿内停胞宫之癥痕有很好的疗效，故常重用。三棱、莪术、桃仁活血化瘀消癥。此外，为防止活血消癥散结之药耗血动血，故佐四物汤养血调经，顾护正气；因患者有反复阴道炎、外阴炎病史，并佐以玄参、金银花、虎杖、白花蛇舌草清热解毒。

病案 2 赵某，14 岁，学生。2014 年 8 月 11 日初诊。

患者左附件囊肿术后 7 个月，发现右附件囊肿 7 天就诊。2013 年 12 月 31 日患者做左附件囊肿剥离术（囊肿大小约 12cm），病检报告示：左卵巢黏液性（肠型）囊腺瘤伴灶性交界性改变。术后半年自觉右少腹偶有不适，遂于华西医院复查。8 月 4 日 B 超示：子宫后位，大小约 3.8cm，内膜厚 0.4cm，右侧附件 5.9cm×5.0cm×5.3cm 的囊性占位，囊内液体清亮，余无异。因惧怕再次手术，遂求家本先生诊治。现症见：末次月经 8 月 7 日至，经色红、量中、无块、无痛、5 天净，月经周期正常；身体肥胖，神疲乏力，食欲欠佳，平素白带量多、色白、质黏稠，大便不畅，小便正常；舌体胖大、边齿痕、苔白腻，脉沉滑。辨证为脾虚痰湿，痰瘀互结之癥痕。治以健脾祛湿、涤痰消癥法，拟"三甲消癥汤"（自拟方）加减。

处方：生牡蛎 60g（先煎），生鳖甲 30g（先煎），穿山甲 5g（先煎），三棱 15g，莪术 15g，威灵仙 30g，皂角刺 15g，昆布 30g，海藻 30g，白芥子 15g，法半夏 10g，茯苓 30g，薏苡仁 30g，黄芪 30g。10 剂，水煎服，每日 1 剂。

二诊：8 月 25 日。患者服上药后，白带量减，纳好转，大便已畅，舌体胖大，苔薄白，脉沉。患者症状有所缓解，守上方，加重消癥散结之品：生牡蛎 60g（先煎），生鳖甲 30g（先煎），穿山甲 5g（先煎），三棱 15g，莪术 15g，昆布 30g，海藻 30g，丹参 30g，土鳖虫 10g，桃仁 10g，威灵仙 30g，皂角刺 15g，白芥子 15g，法半夏 10g，茯苓 30g。10 剂，水煎服，每日 1 剂。

三诊：9 月 10 日。患者 9 月 3 日月经至，经色红、量中、无血块、5 天净，经期小腹隐痛，经前乳房胀痛，余无特殊。守上方加理气活血之品：生牡蛎 60g（先煎），生鳖甲 30g（先煎），穿山甲 5g（先煎），三棱 15g，莪术 15g，丹参 30g，土鳖虫 10g，桃仁 10g，威灵仙 30g，皂角刺 15g，昆布 30g，海藻 30g，柴胡 15g，川芎 10g，郁金 10g。6 剂，水煎服，每日 1 剂。

以上方为基础，连续调治 1 个月，水煎服，每日 1 剂。

10 月 7 日再诊：患者 10 月 1 日月经至，经色红、量中、无块、未痛、5 天净。复查 B 超示：子宫前位，前后径 3.2cm，内膜厚 0.5cm，双附件未见异常。配丹莪妇康煎膏，治疗 1 个月，防止复发。

门诊随访 3 个月，患者未见异常。

按：西医学认为，直径大于 5cm 的囊肿，往往由于影响卵巢功能，且有蒂扭转的风险，故而多采取手术治疗。本例患者由于年龄小，且刚于 2013 年 12 月 31 日行剥离手术，患者恐慌、焦虑，家长拒绝再次手术，经朋友介绍求治于中医。家本先生以自拟的郑氏"三甲消癥汤"化裁治之。因该案患者脾虚痰湿症状偏重，故在散结化癥的基础上，加重健脾祛湿之品用量。生牡蛎、生鳖甲、穿山甲软坚散结化癥；昆布、海藻消痰软坚，现代药理研究证实：二药都含丰富碘质，吸收入血液和组织后，能促进病理产物和炎性渗出物的吸收，并能使病态组织崩溃和溶解，且有抗肿瘤，调节免疫功能的作用；威灵仙通经络、消痰浊，对痰湿内停胞宫之癥瘕有很好的疗效，故常重用；三棱、莪术、桃仁活血化瘀消癥，白芥子、法半夏、茯苓涤痰消癥；为防止活血消癥散结之药耗血动血，一味攻克，佐以黄芪、薏苡仁益气健脾除湿，扶正祛邪，顾护正气。

子宫肌瘤、纳氏囊肿、附件囊肿案

病案 1　蒋某，42 岁，火车乘务员。2006 年 9 月 15 日初诊。

患者 3 年前行子宫肌瘤剥离术，摘除 1 鸡蛋大肌瘤约 50mm×60mm。2006 年 9 月 12 日经华西医院 B 超诊断示：子宫肌瘤 19mm×19mm，宫颈纳氏囊肿，左附件 45mm×25mm×42mm 囊性混合性包块。月经先期，小腹疼痛，阴道不规则出血。因不愿再接受手术治疗，特来求家本先生诊治。现症见：末次月经 8 月 27 日，月经先期 7 天，经量少、色鲜红，小腹疼痛，白带黄稠、臭气味重，脉沉滑，舌紫暗红，苔薄黄。证属癥瘕兼夹湿热。治以"化癥汤"（自拟方）加减。

处方：生牡蛎 60g（先煎），生鳖甲 30g（先煎），炮穿山甲 6g（先煎），三棱 15g，莪术 15g，昆布 30g，海藻 30g，威灵仙 30g，酒大黄 6g，土茯苓 60g，虎杖 20g，蒲黄、五灵脂各 10g。5 剂，水煎服，每日 1 剂。

二诊：9 月 25 日。患者少腹疼痛及白带黄稠、异味减轻，余症同前。宗基本方加减，连续治疗两月，共服药 60 剂。

11 月 12 日华西医院 B 超示：子宫肌瘤、纳氏囊肿消失，左附件包块缩小。月经先期、阴道不规则出血、白带色黄异味重、少腹疼痛均愈。

随访：患者诸疾未复发。

病案 2　王某，30 岁，农民。2007 年 3 月 23 日初诊。

患者 4 年前行子宫肌瘤剥离术，摘出子宫肌瘤（约 4cm×6cm）。现月经先期，小腹疼痛，阴道不规则出血，继发性不孕。2007 年 3 月 12 日 B 超示：子宫前后径约 5.0cm，子宫肌瘤 1.3cm×2.9cm；宫颈纳氏囊肿；左附件 4.5cm×2.5cm×4.2cm 囊性混合性包块。某院诊断为"子宫肌瘤、附件囊肿"。因不愿再接受手术治疗，特求家本先生诊治。现症见：末次月经 3 月 13 日至，月经先期 7 天、量少、色暗红，少腹疼痛，白带黄稠、异味重，脉沉滑，舌紫暗红、苔薄黄。诊为子宫肌瘤、附件囊肿，辨证属湿热内结之癥瘕。治以活血祛瘀、软坚化癥、清热祛湿法，自拟"化癥汤"加减。

处方：生牡蛎 60g（先煎），生鳖甲 30g（先煎），制穿山甲 10g（先煎），僵蚕 15g，生水蛭 10g，土鳖虫 10g，昆布 30g，海藻 30g，浙贝母 15g，山慈菇 15g，威灵仙 30g，桃仁 12g，三棱 10g，莪术 10g，酒大黄 6g，土茯苓 60g，虎杖 15g，蒲黄 10g，五灵脂 10g。7 剂，水煎服，每日 1 剂。

二诊：4 月 3 日。患者少腹痛减轻，白带异味减轻，余症同前。宗上方加玄参 20g，去土茯苓、虎杖、蒲黄、五灵脂。7 剂，每日 1 剂。

三诊：4 月 10 日。患者 4 月 8 日月经至，经色暗红、量增加，少腹疼痛止，白带已正常。宗前方加减，连续治疗两月，每周 6 剂，共服此方 70 剂。

7 月 12 日 B 超复查示：子宫前后径约 3.5cm，子宫肌瘤、左附件包块消失。

2008 年 12 月 5 日，患者足月剖腹产一男婴。

病案 3　王某，8 岁，小学三年级学生。2007 年 5 月 24 日初诊。

其母代诉：两月前外婆为其洗澡，发现外阴有一根阴毛，故于 5 月 22 日去华西医院诊断。经数次超声检查示：子宫前位，前后径 0.7cm，无明显内膜回声，肌壁回声均匀；左卵巢上查见 1.5cm×1.2cm×1.0cm 强回声；右附件区未见确切占位；盆腔查见液性暗区，深约 1.6cm。结论为左卵巢上强回声，诊断为"卵巢畸胎瘤、盆腔积液"。由于年幼不便外科治疗，经推荐请家本先生诊治。现症见：面色萎黄，目光呆滞，问之应答甚少，体偏胖，腹按压痛，舌尖红、苔薄黄，脉沉。诊为卵巢畸胎瘤，属中医癥瘕。治以健脾涤痰、软坚化癥法，自拟"化癥汤"加减。

　　处方：制穿山甲 6g（先煎），生牡蛎 30g（先煎），生鳖甲 15g（先煎），昆布 15g，海藻 15g，三棱 6g，莪术 6g，威灵仙 15g，生白术 25g，浙贝母 10g，茯苓 30g，玄参 10g，当归 6g，金银花 10g。7 剂，水煎服，每日 1 剂。

　　二诊：6 月 1 日。患儿腹压痛好转，余症同前。上方加僵蚕 15g，虎杖 15g，嘱连续服 60 剂后，再行复查 B 超。

　　三诊：8 月 3 日。患儿 7 月 31 日华西医院 B 超诊断示：子宫水平位，前后径 1.3cm，无内膜回声，肌壁回声均匀；双附件区未见确切占位；盆腔积液消失。面色红润，目光有神，活泼善语，腹按压已不痛。

　　当年暑假期间，由于患儿品学兼优，被学校选送参加港澳夏令营活动。祖孙三代持锦旗到医院致谢！

　　按：方中所选牡蛎、鳖甲、穿山甲、土鳖虫，皆系血肉有情之品，既能攻补兼施，又能引药直达病所，且能软坚散结，化瘀消瘤。牡蛎、鳖甲不用炮制品，因煅牡蛎、醋鳖甲均有收涩作用，不利于化瘀消瘤，故皆用生品，先煎 30 分钟。昆布、海藻能促进病理产物和炎性物质吸收，并能使病态组织崩溃和溶解。配以山慈菇、浙贝母涤痰化浊。再配威灵仙通经络、消痰浊、治骨鲠。《本草正义》载："威灵仙，以走窜消克为能事，积湿停痰，血凝气滞，诸实宜之。"此恰中子宫肌瘤病机。经家本先生长期观察，发现该药消瘤特别有效，故每剂必重用威灵仙，直至病愈。三棱、莪术、桃仁、当归活血化瘀，减低血液黏度，改善血液凝聚状态，稳定内环境，使增生的子宫内膜恢复正常，加速子宫平滑肌代谢，促使硬化的结缔组织变软。白术、枳壳不仅健脾理气，还有加强子宫收缩节律，并使其张力增加，促进肿瘤排除的功能。再配益母草，更能加强子宫收缩，达祛瘀生新之功。全方共奏化瘀不动血，止血不留瘀，消除肌瘤之效。

外科病案

乳痈（急性乳腺炎）案

　　病案 1　王某，女，22 岁，农民。2006 年 8 月 21 日初诊。

　　患者为初产妇，8 月 9 日顺产，乳房胀痛 3 天，发热 2 天，经某院诊断为"急性乳腺炎"，经治疗效不佳，转家本先生处诊治。现症见：恶寒发热，体温 40℃，双乳房红肿、疼痛拒按、扪及肿块物如鸡蛋大小，乳汁不畅，头痛恶心，口渴，纳差，便秘，尿黄量少，舌红苔黄，脉弦数。此乃热毒蕴结，乳络阻滞,热毒炽盛即将化腐之乳痈。拟气营两清、疏肝解毒、通乳消痈法,选用"乳痈汤"(自拟验方)。

处方:全瓜蒌 20g,蒲公英 20g,连翘 20g,水牛角 30g(先煎),赤芍 30g,昆布 30g,海藻 30g,鹿角霜 30g,夏枯草 15g,重楼 15g,虎杖 15g,柴胡 15g,黄芩 15g,皂角刺 15g,浙贝母 15g,露蜂房 15g,酒大黄 10g。6 剂,水煎服,每日 2 剂,分 6 次服。局部用三黄散外敷。

二诊:8 月 24 日. 患者恶寒发热大减,乳房红、肿、热、痛大减,乳汁已通,二便已畅,舌红、苔薄黄,脉滑数。效不更方,酒大黄减至 5g,再进 5 剂,每日 1 剂。局部用三黄散外敷。

三诊:8 月 28 日。患者乳房红肿胀痛消失,全身症状减轻,纳谷不香。拟理气和胃之剂,5 剂,以善其后。

2009 年 12 月 4 日,患者顺产第二胎,乳腺炎未复发。

按:急性乳腺炎是乳房部位最常见的急性化脓性感染性疾病,多发于产后哺乳期,大多因乳汁积蓄,致使气血不畅,乳络失宣,乳汁久郁,化热酿毒,进而腐肉成脓。家本先生认为,本例乳痈病机为热毒壅盛,气营两燔。针对病机,拟气营两清、疏肝解毒、通乳消痈法。用水牛角、赤芍、蒲公英、连翘、黄芩、虎杖、夏枯草等以解毒散痈,气营两清,其中蒲公英、虎杖等对金黄色葡萄球菌有良好的抑制作用,为乳腺炎之良药;全瓜蒌、柴胡疏肝解郁、通乳散结,且全瓜蒌宽胸散结,为治疗乳痈早期必用之要药;昆布、海藻、皂角刺、浙贝母、露蜂房直达病所,攻结聚之邪,溃坚破结,以消痈块;酒大黄釜底抽薪,通腑泄热,解毒散结;反佐鹿角霜血肉有情之品,不仅温阳活血散痈,而且防产后寒凉药过度,寒温协同,相得益彰。

病案 2 李某,女,26 岁。2013 年 3 月 13 日初诊。

患者 10 天前足月顺产 1 女婴(初产妇),产时、产后无特殊症状,产后乳汁不多,恶露未净。产后 7 天新生儿因黄疸入院治疗,患者情绪焦虑,排乳不尽,昨日开始出现双乳胀痛、红肿、灼热,以左乳为主,伴低热,无放射痛,无恶心、呕吐、腹痛等不适,遂今日至家本先生处就诊。现症见:患者神清,精神欠佳,双乳胀痛,左侧为主,纳眠欠佳,小便正常,大便不畅,少许淡红色恶露,舌红、苔微黄,脉数。查体:体温 37.9℃,脉搏 98 次/分,呼吸 22 次/分,血压 130/83mmHg;心肺阴性;双乳外观红肿,皮温高,双乳质硬、张力大,左侧为主,左乳扪及结块,大小约 5cm×4cm,触痛明显;双腋下、锁骨上窝未扪及肿大淋巴结。血常规示:白细胞 $13.64×10^9$/L,中性粒细胞 85%,血红蛋白 115g/L。辨证为气滞热壅之乳痈。治以疏肝理气、清热散结法，方用四妙勇安汤加味。

处方：当归 10g，玄参 15g，金银花 15g，甘草 3g，蒲公英 15g，白芷 15g，丝瓜络 15g，路路通 15g，王不留行 15g，通草 10g，牛蒡子 15g，全瓜蒌 20g，连翘 15g，黄芩 15g，青蒿 15g。4 剂，水煎服，4 小时服药 1 次，每日 2 剂。另嘱其注意乳房清洁，保护乳头，排尽乳汁。剩余药渣加蜂蜜、白醋拌匀加热后热敷乳房。

二诊：3 月 15 日。患者发热已退，乳痛基本消失、肿块及红肿发热已大部分消退。继续上方加减：当归 10g，玄参 15g，金银花 15g，甘草 3g，蒲公英 15g，荆芥 10g，皂角刺 15g，夏枯草 15g，浙贝母 15g，通草 10g，炮穿山甲 10g（先煎），全瓜蒌 20g，连翘 15g，白芷 15g，防风 10g。2 剂，水煎服，4 小时服药 1 次，每日 1 剂。

三诊：3 月 18 日。患者双侧乳腺恢复正常，乳汁通畅。体温 36.3℃，复查血常规示：WBC 4.8×10^9/L，N 56%。乳痛痊愈。嘱其注意加强乳腺护理，饮食清淡，情绪稳定。半年后患者因休完产假要上班，要求回乳，遂门诊求治，询问近半年乳汁充足，婴儿生长发育正常。

按：家本先生认为，该患者初为人母，哺乳方式不当，加之其女儿又生病入院，使其精神紧张，情志不畅，以致肝气郁结，乳汁分泌不畅，壅滞成块，闭阻乳络而成乳痈。用四妙勇安汤清热解毒，活血通脉；蒲公英、丝瓜络清热通络止痛，且现代药理研究证实蒲公英对金黄色葡萄球菌有良好的抑制作用；全瓜蒌、牛蒡子疏肝解郁，清热通乳散结；王不留行、通草、路路通通络散乳结；连翘、黄芩、青蒿疏表，清肝胃蕴热。全方共奏疏肝理气、清热散结止痛之效。

乳癖（乳腺多发性囊肿）案

张某，女，36 岁，公务员。2014 年 8 月 8 日初诊。

患者发现乳痛、乳腺包块 1 天。院外乳腺彩超示：双乳多发囊肿，右乳囊肿大小约 3.5cm × 3.2cm。血常规示：白细胞 5.4×10^9/L，中性粒细胞 69%。月经前 10 天，小腹及乳胀，就诊前一天右乳痛甚，自扪及包块，触痛明显，遂就诊。现症见：末次月经 7 月 21 日至，月经周期正常，经色红、量中、5 天净，情绪不良，易怒寐差。乳腺检查示：右乳乳头凹陷，右乳触及约 3cm 大小的结节，边界清楚，质中，触痛明显。舌暗红、苔薄白，脉弦。辨证为肝郁气滞之乳癖。治以疏肝理气、化瘀消癥法。自拟"乳癖汤"加减。

方药：生牡蛎 60g（先煎），生鳖甲 30g（先煎），炮山甲 3g（冲服），鹿角霜 30g（先煎），三棱 15g，莪术 15g，柴胡 15g，香附 10g，山慈菇 15g，威灵仙 30g，皂角刺 15g，玄参 15g，夏枯草 15g，浙贝母 15g，郁金 10g。5 剂，水煎服，每日 1 剂。

二诊：8 月 14 日。患者乳痛明显缓解，触诊右乳包块约 2cm，触痛减轻；白带正常，寐不宁，夜咳。守上方加减：生牡蛎 60g（先煎），生鳖甲 30g（先煎），炮穿山甲 3g（冲服），鹿角霜 30g（先煎），三棱 15g，莪术 15g，合欢皮 15g，首乌藤 30g，钩藤 30g，山慈菇 15g，威灵仙 30g，皂角刺 15g，玄参 15g，夏枯草 15g，浙贝母 15g，路路通 15g。5 剂，水煎服，每日 1 剂。以后每次复诊，均以上方为基础，加减化裁，连续服 15 剂。

再诊：9 月 29 日。患者 9 月 23 日月经至，经色红、量不多、无疼痛，乳痛消失。乳腺彩超示：双乳未见明显异常。守上方加减：生牡蛎 60g（先煎），生鳖甲 30g（先煎），炮穿山甲 3g（冲服），鹿角霜 30g（先煎），三棱 15g，莪术 15g，橘核 10g，荔枝核 10g，昆布 30g，海藻 30g，青皮 10g，玄参 15g，夏枯草 15g，浙贝母 15g，柴胡 10g，郁金 10g。10 剂，水煎服，每日 1 剂。为巩固疗效，嘱再按上方，服 1 个月后停药。

后患者随夫定居新疆，电话随访 5 个月，乳癖未复发。

按：乳腺囊肿属于中医学"乳癖"范畴。根据中医理论，乳腺囊肿病的病因是肝郁气滞、痰瘀互结及冲任失调，最终致乳房经络阻塞，形成乳癖。家本先生指出，该患者中年女性，一人独居于成都，夫妻分离，平素性格孤僻，忧郁寡欢，气郁日久，致气血搏结不畅，而致痰瘀互结，停滞乳房，即成乳癖。方中生牡蛎、生鳖甲、穿山甲软坚散结化癥为君，三甲系血肉有情之品，补中有消，领药直达病所，且化瘀散结，软坚消癖。鹿角霜具有雄性激素作用，可调节内分泌，有作用于腺垂体细胞引起黄体生成素分泌增多，拮抗雌激素活性的作用。昆布、海藻为软坚散结、消肿止痛之良药，由于含丰富的碘，可刺激垂体产生黄体生成素，从而抑制雌激素对乳腺组织的影响，因而有消肿消癖作用。三棱、莪术活血化瘀消癥。柴胡、香附、郁金疏肝理气，通络止痛；现代药理研究证实，疏肝理气、活血化瘀类药物，可改善全身和乳房局部血液循环，促进雌激素在肝脏的灭活和改善局部的充血水肿状况，并可抑制组织内单胺氧化酶活力，抑制胶原纤维合成，从而促使乳腺内肿块及纤维吸收，终止或逆转乳癖的病理变化。威灵仙、皂角刺通经络、消痰浊。山慈菇消肿止痛、化痰散结，还能改善外周循环，使巨核细胞增生，有利于损伤机体功能的恢复。夏枯草解毒散结；玄参、浙贝母化痰软坚，散结消癥。全方刚柔相济、攻补兼施，共奏疏肝散结、涤痰消癖之功效。

乳疬（男子乳房异常发育症）案

陈某，男，51 岁，工程师。2000 年 3 月 5 日初诊。

　　患者慢性肝病多年，近两月来两乳隐隐胀痛，乳房明显增大，乳晕部肿块，触及疼痛。西医诊断为"男子乳房异常发育症"，经某医院用雄性激素治疗两月无效，已出现睾丸下坠胀痛，故求助家本先生治疗。现症见：形体瘦弱，面色灰暗，两乳晕突出如杏子大、皮色正常、按无硬结、时有胀痛，抑郁心烦，腰膝酸软，性欲减退，阳痿早泄，疲乏纳差，夜寐不宁，大便不畅，小便清长，舌淡紫、苔薄白，脉细弦。辨证属肝郁气滞，肾气虚损之乳疬。拟疏肝解郁、补肾消疬法，自拟"消疬汤"加减。

　　处方：柴胡 10g，当归 10g，赤芍 15g，丹参 30g，茯苓 30g，熟地黄 30g，仙茅 10g，仙灵脾 15g，白术 15g，浙贝母 15g，生牡蛎 30g（先煎），制鳖甲 30g（先煎），鹿角片 30g（先煎）、昆布 30g，海藻 30g。7 剂，水煎服，每日 1 剂，分 3 次饭后 1 小时服。

　　二诊：3 月 12 日。患者乳疬肿块缩小至樱桃大，乳胀隐痛好转，睾丸坠胀痛减轻。药中病机，效不更方，仿上方加减，每周 6 剂，调治两月余，共服 60 余剂，乳疬全消，全身症状均好转。

　　随访 10 余年，患者乳疬未复发。

　　按：根据"乳头属肝，乳房属肾"的理论，结合西医学对本病的认识，男子中年后发生此病，多与睾丸功能低下，雄性激素分泌减少，雌激素相对增高，或肝功能损害等有关。肝病日久，穷及于肾，肾气虚损，致生诸症。故选仙茅、仙灵脾、熟地黄配鹿角片，补肾助阳，达阴阳平衡之目的；佐柴胡、当归、赤芍、丹参、茯苓、白术，仿逍遥之意，疏肝解郁，健脾和营；牡蛎、鳖甲、鹿角片乃三甲血肉有情之品，补虚散结；昆布、海藻散结软坚，且有抑制雌激素对乳腺组织的影响。全方共奏疏肝解郁、补肾消疬之效，因而乳疬愈。

疔疮走黄（脓毒败血症）案

　　王某，男，21 岁，农民。1965 年 8 月 25 日初诊。

　　患者恣食膏粱厚味、辛辣之物，下肢疔疮，红肿痛热，经某医诊治数日，因误用雄黄、艾灸而出现高热谵语。现症见：昨日突发寒战高热，体温 41.5℃，谵妄呓语，头痛如劈，烦躁口渴，便秘尿赤，左下肢（委中）疔疮顶部色黑，周围皮肤色暗红，肿势遍及整个下肢，舌红绛、苔黄厚，脉洪数。此乃疔毒走散，毒入营血，内攻脏腑；证同温病热（毒）入营血证之病机。治以清营凉血、泻火解毒法，拟犀角地黄汤、五味消毒饮加减。

　　处方：犀角 1g（先煎兑服），生地黄 20g，金银花 30g，牡丹皮 15g，玄参 20g，赤芍 30g，黄芩 20g，蒲公英 30g，紫花地丁 20g，柴胡 20g，虎杖 20g，重楼15g，生石膏50g，生大黄10g，甘草5g。2剂，水煎服，昼夜分6次服。紫雪丹（1.5g）2支，分2次吞服。疔疮局部外敷紫金锭（又名玉枢丹）。

二诊：8月26日。患者服药3小时后，大便连续数次、量多、秽臭难闻，寒战止，高热渐退至体温38.5℃，语言清晰，头痛缓解，烦渴减轻，疔疮顶部色转红，肿势渐消，舌红、苔黄，脉数。效不更法，宗前方，生大黄改酒大黄6g，去生石膏。再服5剂，每日1剂。外用虎杖、重楼等份，研细末，调蛋清外敷疮面。

三诊：8月31日。患者身热已退，体温37.5℃，疔疮已溃、脓液甚多，疮周皮肤已转红色，下肢肿消，舌红、苔薄黄，脉滑。热毒渐消，营血热除。用方改为升麻汤（《证治准绳》方）合四妙勇安汤加减。

处方：升麻10g，连翘15g，水牛角30g（先煎），射干10g，酒大黄3g，金银花15g，玄参15g，当归10g，甘草5g。7剂，水煎服，每日1剂。疔疮溃烂处用虎杖纱条引流，未溃处用虎杖、重楼粉调蛋清外敷。

四诊：9月7日。患者疔疮脓尽，脉舌正常。疮面改用生肌散，以善其后。

旬日随访：患者恢复健康，疔疮痊愈。

按：疔疮走黄是一种全身化脓性感染，相当于西医学的脓毒败血症。疔疮发病迅速而危险性较大，其病机是热毒夹瘀，以致气血凝滞、热盛肉腐而成。疔疮若误治、失治，疔毒走散入血，内攻脏腑，名曰"走黄"，其证候常危及生命。本例患者恣食膏粱厚味、辛辣之物，湿热火毒内生，致生下肢疔疮。正如《素问·生气通天论》载："高粱之变，足生大丁。"后因疔疮误治导致"走黄"。根据其临床表现，病机为瘀热相搏、毒瘀互结的病证。家本先生按温病卫气营血辨证，属热入营血证，宗"入营犹可透热转气……入血就恐耗血动血，直须凉血散血"的治则，拟清营凉血、泻火解毒的治法。方选犀角地黄汤凉血活血散瘀，五味消毒饮清热解毒；佐柴胡、黄芩、石膏透热转气，虎杖、蚤休治疮疡之要药，生大黄釜底抽薪、通腑泻火、清热解毒，紫雪丹清热解毒、开窍安神，紫金锭解诸毒、疗诸疮。全方共奏清热解毒、泻火凉血、开窍安神之效，故疗效显著。由此可见，非温病但与温病之病机相同者，其治法方药按温病辨治，疗效甚佳。

脱疽（血栓闭塞性脉管炎）案

傅某，女，68岁，退休职工。1980年10月28日初诊。

患者嗜酒烟、辛辣40余年，有高血压病史，右拇趾溃烂3个月余，诊断为"血栓闭塞性脉管炎"。先后两次住院，经武汉某三甲医院治疗无效，回奉节医治。患者近月余，痛苦呻吟，抱膝而坐，彻夜不眠，服止痛片只能安静半小时，故求家本先生诊治。现症见：患者右足拇指前端溃烂，周围呈紫暗色，有干性坏死物暴露在外，触及甚痛，舌紫暗、苔薄黄滑，寸口脉弦数，趺阳脉弱。诊断：脱疽（血栓闭塞性脉管炎）。根据《医宗金鉴》"痛疽原是火毒生，经络阻隔气血凝"之训，其病机同温病热毒入血证，瘀阻脉络，郁久化热，气滞血瘀，热瘀互结，毒瘀交夹，热瘀相搏，化腐溃烂。治以清热解毒、活血止痛、化瘀通络法，拟四妙勇安汤、活络效灵丹加味。

处方：金银花15g，玄参15g，当归10g，甘草10g，制乳香6g，制没药6g，丹参15g，桃仁10g，红花10g，地龙10g，赤白芍各30g，牛膝15g，姜黄10g。2剂，水煎服，每日1剂。

二诊：10月30日。患者患趾痛减，已能安眠3小时左右，仍头晕，脉、舌同前。仿前方去乳香、没药，加天麻、草决明、木瓜各10g。3剂，每日1剂。

三诊：11月2日。患者趾痛大减，溃烂处已转红色，头晕亦减轻，已能通宵安睡，未再服用止痛片。按上方连续守方35剂，右拇趾溃烂痊愈，步履如常，头晕、肢凉均亦好转。

后追访14年，患者脱疽未复发，82岁患脑溢血病故。

按：脱疽包括血栓闭塞性脉管炎、动脉硬化、糖尿病坏疽等。患者数十年吸烟，使络脉痉挛失养，致使血瘀不畅，局部组织缺血，郁久化热，热灼络脉而剧痛；热瘀相搏，毒瘀交夹，化腐溃烂，坏死脱落，形成脱疽。正如《灵枢》载："营卫稽留于经脉之中，则血泣而不行，不行则卫气从之而不通，壅遏而不得行，故热，大热不止，热胜则肉腐，肉腐则为脓。"故拟四妙勇安汤佐姜黄、地龙清热解毒，活血祛瘀；活络效灵丹佐桃仁、红花化瘀通络，活血止痛；芍药、甘草清热解毒，缓急止痛；牛膝引药直达病所。全方合用，疗效显著。效不更方，守方40余剂，终愈顽疾。家本先生认为，患者病因虽非外感温邪，其病亦不属温病范畴，但其主要病机是热（毒）瘀相搏，化腐溃烂，因其病机同于热、毒、瘀之温病，故按温病辨治，收到令人满意之效果。

缠腰火丹（带状疱疹）案

李某，男，45岁，企业家。2010年7月4日初诊。

患者体丰肥胖，嗜喜肥甘、辛辣、烟酒，加之连续熬夜多日，5天前胁肋下出现成串水泡、灼热疼痛难忍，住某医院，诊断为"带状疱疹"，治疗效果欠佳。近两日寒热往来，午后发热尤甚，体温38.8℃，胁痛难忍，夜寐难眠，身倦乏力，口苦心烦，二便不畅，舌紫红、苔白滑腻厚如积粉，脉弦数。此乃脾胃损伤，脾虚湿困，郁久湿热内蕴，邪入膜原；证同温病湿热阻遏膜原之病机。治以辟秽化浊、开达膜原、解毒止痛法，拟达原饮加减。

处方：槟榔片15g，草果仁10g，厚朴15g，赤芍60g，黄芩15g，知母10g，柴胡15g，虎杖20g，重楼20g，夏枯草15g，薏苡仁30g，酒大黄6g，枳实15g，甘草3g。3剂，水煎服，每日1剂。疮面用紫金锭、虎杖粉，调醋外敷。

二诊：7月7日。患者寒热往来、午后发热好转，体温37.8℃，疱疹已溃，疼痛大减，夜能入眠，二便通畅，舌紫红、苔白垢腻，脉数。仿上方，赤芍改为30g，酒大黄改为3g，7剂，每日1剂。疱疹处用虎杖、重楼细末，调醋外敷。

旬日随访，缠腰火丹痊愈。

按：本病为皮肤表面呈现串珠样水疱，痛剧灼热，因多缠腰而发，故名缠腰火丹，亦名带状疱疹。患者嗜喜肥甘、辛辣、烟酒，脾胃损伤，脾失健运，脾虚湿困，郁久化热，湿热内蕴，阻遏膜原而发缠腰火丹。根据《温疫论》"温疫发热一二日，舌上白苔如积粉，早服达原饮"，选达原饮以辟秽化浊、开达膜原，佐柴胡、虎杖、重楼、夏枯草清热解毒，芍药、甘草缓急止痛，酒大黄通便解毒。药中病机，故立竿见影。

家本先生指出，温病学"辨舌验齿"的特别诊断方法不仅专为温病而设，经数十年临床验证，亦适用于其他各科。例如，《温疫论》所载白苔滑腻厚如积粉、舌质紫红即诊断为湿热秽浊郁闭膜原的特殊辨舌方法，对各科疾病，如病毒性肺炎、传染性单核细胞增多症、肠伤寒、萎缩性胃炎、霉菌性阴道炎等的诊治都具有指导意义。临床凡见有舌紫红、白苔滑腻厚如积粉者，皆可诊断为邪入膜原，投达原饮，屡试屡验。

过敏性紫癜案

黄某，男，18岁，学生。2010年7月1日初诊。

患者素喜辛辣食物，3天前学友聚会，过食海鲜，酩酊大醉，发热2天，突发皮肤瘀斑1天，某医院诊断为"过敏性紫癜"。因家长不愿用激素治疗，转求家本先生诊治。现症见：发热，体温38.6℃，腰以下紫癜、颜色鲜红、压之不退色、状如米粒大小，皮疹广泛，咽痛，关节酸楚，大便秘结，小便短赤，舌红绛、苔黄，脉数。此乃血热妄行伤络之斑毒，证同温病热入营血证之病机。治以清热凉血、化瘀消斑法，选犀角地黄汤合四妙勇安汤加减。

处方：水牛角30g（先煎），生地黄20g，赤芍30g，牡丹皮10g，金银花15g，玄参15g，紫草20g，葛花15g，桑枝30g，虎杖20g，酒大黄5g，甘草3g。4剂，水煎服，每日2剂，昼夜分6次服。

二诊：7月3日。患者发热已退至体温37.1℃，紫癜减少，咽痛、关节酸楚减轻，大便已3次、秽臭难闻，小便短赤好转，舌红、苔薄黄，脉数。效不更法，上方酒大黄改为3g，15剂，每日1剂。

三诊：7月18日。患者热退，紫癜全消，疲乏，纳差，脉数，舌红、苔薄黄。拟生脉散合四妙勇安汤，以善其后。嘱其少食辛辣及海鲜之物。

随访3年，患者紫癜未复发。

按： 过敏性紫癜是侵犯皮肤或其他器官的一种过敏性血管炎。其病因是血管壁渗透性或脆性增高所致的皮肤及黏膜下的毛细血管出血。正如《诸病源候论·患斑毒病候》载："斑毒之病，是热气入胃，而胃主肌肉，其热夹毒蕴积于胃，毒气熏发于肌肉，状如蚊蚤所噬，赤斑起，周匝遍体。"由于患者素喜辛辣食物，故胃有积热，又因过量海鲜，加之醉酒，致使血热伤络而妄行，形成"斑毒"。家本先生认为，该患者虽未见外感温邪之病因，但其病机符合温病卫气营血辨证之热入营血证，故按《温热论》"入营犹可透热转气……入血就恐耗血动血，直须凉血散血"之意，治以清热凉血、化瘀消斑法，选犀角地黄汤合四妙勇安汤加减。药中病机，立竿见影。由此可见，温病学术思想指导外科病，效果亦十分令人满意。

痤疮（毛囊炎）案

王某，女，24岁，农民。2010年8月12日初诊。

患者痤疮反复、月经期加重，经多年治疗，效果不佳，近来痤疮化脓。现症见：体壮肥胖，毛发多且粗，月经8月10日至，经色红、量多，面部及胸背散发小丘疹、顶部有褐黑枯塞物、基底潮红、顶部脓疱，心烦易怒，便秘，尿黄量少，白带黄、异味重，舌红、苔黄腻，脉滑数。此乃肺胃蕴热之粉刺，证同温病三焦湿热证之病机。治以清热泻火、除湿排毒、升清降浊法，选升降散合四妙勇安汤加味。

处方：僵蚕30g，蝉衣10g，姜黄10g，酒大黄5g，玄参15g，金银花15g，当归5g，甘草3g，水牛角30g（先煎），牡丹皮10g，赤芍30g，黄芩15g，虎杖20g，薏苡仁30g，桃仁10g。5剂，水煎服，每日1剂，分3次服。

二诊：8月17日。患者面部及胸背小丘疹好转、顶部脓疱渐消，心烦易怒好转，大便通畅，小便增多，月经已净，白带黄、量多，舌红、苔黄，脉滑数。效不更法，上方酒大黄改为3g，5剂，每日1剂。

三诊：8月22日。患者面部及胸背丘疹、顶部褐黑枯塞物渐消退，顶部脓疱已愈，余症均好转。守方再进10剂。

2013年5月15日患者因妊娠恶阻就诊，悉当年痤疮愈后，未再复发。

按： 痤疮是一种毛囊皮脂腺的慢性炎症性皮肤病。根据其临床特征，属于中医学"粉刺"范畴。该例病机同温病三焦湿热证。故选用治疗温病表里三焦大热之升降散。方中以蝉衣、僵蚕清透散火、解毒，升阳中之清阳；以姜黄、大黄通腑泄热、解毒，降阴中之浊阴；一升一降，内外通和，使三焦蕴热消除，共奏升清降浊之效。再以四妙勇安汤、水牛角、黄芩、虎杖助清热解毒之力，以牡丹皮、赤芍、桃仁、薏苡仁活血祛湿。全方达清热泻火、除湿排毒、升清降浊之功效。

急性女阴溃疡案

胡某，19岁，学生。2005年7月21日初诊。

患者外阴多个溃疡，经某医院确诊为"急性女阴溃疡"，经抗炎等治疗1周，效果欠佳。现症见：身体健壮，面色红润，语音洪亮，外阴溃疡，痛痒难忍，白带黄、异味甚，大便秘结，小便短赤，舌红、苔黄腻，脉滑数。此乃下焦湿毒之阴疮，同温病下焦湿热、气分热盛之病机。治以清热泻火、败毒利湿法，选"二四妙方"（自拟方）加味。

处方：玄参15g，金银花15g，当归5g，甘草10g，苍术15g，黄柏15g，川牛膝15g，薏苡仁30g，酒大黄5g，土茯苓60g，重楼10g，百合30g，苦参10g。5剂，水煎服，每日1剂，分3次服；同时用该药汁浸洗外阴。

二诊：7月28日。患者外阴溃疡好转、痛痒减轻，白带黄、异味除，大便通畅，尿黄，舌红、苔黄，脉滑数。效不更法，上方酒大黄改为3g，5剂，每日1剂。

三诊：8月3日。患者外阴溃疡结痂、痛痒止，白带及二便正常，舌红、苔薄黄，脉滑。拟四妙勇安汤加味7剂。

次月患者因感冒就诊，悉女阴溃疡痊愈。随访8年未复发。

按：急性女阴溃疡是发生在女性外阴部的急性炎症性皮肤病，中医学称"阴疮""阴蚀"。该例所选自拟"二四妙方"，即四妙勇安汤和四妙丸加味而成。四妙勇安汤由金银花、玄参、当归、甘草组成，家本先生针对该方具有清热解毒、活血止痛的功效，将该方创新运用于治疗妇科炎症，如前庭大腺炎、外阴炎、阴道炎、子宫颈炎、子宫内膜炎、盆腔炎、乳腺炎等，均获极佳效果。由于女性外阴部的急性炎症性皮肤病多由革兰阳性的粗大杆菌所致，故以四妙勇安汤清热解毒，以四妙丸（苍术、黄柏、川牛膝、薏苡仁）专治湿热下注之湿疮，以酒大黄、土茯苓、重楼、百合、苦参败毒利湿，故达到清热解毒、凉营通腑，先安未受邪之地，预防热毒入营血，缩短病程，防止疾病传变加重的目的。临床各科病证，只要其病机与温病病机相同者，按温病辨治，皆能获效。此乃夔门郑氏温病流派的经验之一。

第六篇

尊师敬贤

🔓 篇 首 语

尊师敬贤是中华民族的传统美德，数千年来传承不辍，有关佳话更是史不绝书。家本先生在老师郑惠伯的悉心教导下，学而有成，不忘恩师，撰有《缅怀伯父　感念恩师——郑惠伯》以示缅怀；对于在行医道路上给予指导和帮助的马有度先生，撰写《求贤若渴　良师益友——马有度》以示感激!

缅怀伯父　感念恩师——郑惠伯

郑惠伯（1914—2003）是我的伯父、恩师，四川省奉节县（现隶属重庆市）永安镇人，主任中医师，首批全国 500 名老中医之一，出身于中医世家，幼承庭训，自幼随其父郑仲宾学医。

1931 年伯父在重庆针灸医院学习，与龚志贤、熊雨田、唐阳春等同窗，学成后行医故里，在郑仲宾创办的"泰和祥"国药店坐诊。1954 年他创办奉节县联合诊所，任所长；1956 年调入四川省万县专区医院（现重庆三峡中心医院）从事医疗、教学、科研工作，曾先后任该院中医科主任、四川省中医学会理事、《四川中医》杂志编委、农工民主党万县市委员会主任委员。

伯父从医 70 余载，从未间断，直至辞世。他治学勤奋、严谨、求实、创新，倡导读书广博专精，并行不悖，在实践中继承，在实践中创新。他临床擅长内、妇、儿科，尤以辨治温病、疑难病、急重症著称。他一生主要精力忙于临床，带教门人，先后在《中国现代名中医医案精华》《长江医话》《中医精华浅说》《名医名方录》《中医杂志》等图书、期刊上发表论文数十篇。

伯父医德高尚，创新求效。早在 1932 年，他就加入慈善机构"济贫药局"，义诊 3 年。当时天花、伤寒、麻疹、猩红热、疟疾等传染性疾病流行，他运用温病学术思想辨治，疗效颇佳，深得社会各界嘉许。从此，伯父对温病学更加潜心研究，经数十年临床观察总结，终创立"川东夔门郑氏温病流派"（已正式被《川派中医源流与发展》一书收录），为中医药事业的发展做出突出贡献。1993 年，他作为有突出贡献专家，获批享受国务院政府特殊津贴。

伯父承前启后，将其家传的岐黄之术和积累数十年的临床宝贵经验，以及宽容致诚的高尚医德，均已传至其子孙后代郑邦本、郑家本、王光富、郑建本、郑祥本、郑丽、蒋飞等人，达到了"出成果、出人才"的目标。我们誓将接好郑氏家族中医药的班，代代相传，继承创新，发扬光大，以为中医药事业发展多做贡献的实际行动，来纪念郑惠伯老先生100周年诞辰！

缅怀伯父

我自幼跟随在伯父身边，5岁时，他开始对我口传心授，首先教我读《三字经》，开篇第一讲是"人之初，性本善"6个字。他说："善良是做人的基本原则，不要为名利而失本性。"当时我似懂非懂，成年后才懂得，这是伯父教我"学做事先做人"，要与人为善，多做善事，乐于助人，宽厚仁慈，多做好事，不做坏事，其用心何其良苦。时至今日，70年过去了，伯父对"人之初，性本善"的讲解，至今仍萦绕在耳边，故我将此6字作为做人、修身的座右铭。更重要的是，他不仅言传，更重身教，从他身体力行中，我深切地感受到何为善。记得在20世纪50年代初，有一天中午，街上突然有一位衣衫褴褛的老年人昏倒在地，不省人事，众人围观，七嘴八舌，乱作一团。只见伯父推开人群，双膝跪地，俯到该老者身旁，用手指掐（代针灸）其人中、内关等穴。过了约5分钟，患者逐渐清醒了，伯父又与两位年轻人一起将患者抬至"泰和祥"国药店，进一步治疗。经过两天精心医治，该患者终获痊愈。伯父得知患者家庭地址后，即派专人去他家传话，通知其家属前来将患者接回家。考虑到患者家庭贫困，伯父不仅分文不收，临走时还送衣、送钱、送药，患者及家属十分感谢。此事在当时传为佳话，对我的影响也极其深远，令我终生难忘。从此，凡是我遇有困难需帮助者，伯父从善的光辉形象随即出现，故我亦效仿他从善助人之举动。我数十年以伯父为榜样，不分贫富，救死扶伤，扶贫济困，以礼待人，态度和蔼，体贴患者，受到广大群众好评，1988年还获得"全国卫生文明建设先进工作者"称号！每当回想起伯父的种种善举之时，我就更加缅怀伯父崇高的品德！

感念恩师

我12岁时初入医门，继承家学，伯父就教我背诵中医入门"四小经典"即《医学三字经》《药性赋》《汤头歌诀》《濒湖脉诀》，继而教我读《黄帝内经》《伤寒论》《金匮要略》《温病条辨》等经典著作，还指定学一些西医基础教材。他告诫我说："读书宁涩勿滑，熟读更须善悟。"此读书方法使我获益颇大。我14岁正式跟伯父学文习医，跟随其学习临床诊治疾病的方法，当见到众多患者经伯父精心辨证论治而康复后，年幼的我对中医药产生了越来越强烈的学习愿望，故下定决心，继承家学，立志要努力学好中医，献身中医药事业！

伯父常对我说："授之以鱼，不如授之以渔。"他对我的学习方法特别关注，要我从开始学医起就中、西医兼学，除读中医必读书籍外，西医的必读书籍同时读，并力求最终达到"学贯中西"。伯父还要求我临床时运用中、西医双重诊断疾病的方法，但只用中医药辨证论治。他要求对每位患者尽量诊断出属西医的什么"病"，这既能掌握病情及转归、风险与预后，亦能与西医交流时有共同语言，还有利于选择应用针对西医"病"的有效药品，如用青蒿素治疟疾、用救心丸治疗心绞痛……

我按恩师指定的学习方法，通过十余年的苦读与临床磨砺，在20世纪70年代初，曾用3年多时间将西医内、妇、儿科常见的百余种疾病相关知识认真研读，再将伯父及自己的临床经验一一对应，使每种西医疾病既有西医的诊断标准，又有中医辨证论治，特别是还有伯父的经验。我运用此方法，将伯父的宝贵临床经验较完整地继承下来，并整理成册，呈恩师审阅斧正。之后又经我20多年临床运用，继续长期观察（伯父的宝贵临床经验疗效确实甚佳），并不断吸收新成果，加之自己的一些创新，我的辨证论治水平也因此不断得到提高。此经验与成果还先后载入科学技术文献出版社出版的《基层医生手册》（1993年出版，全书410万字，郑家本撰25万字）、《中西医诊疗方法丛书·传染病分册》（1995年出版，郑家本任编委，全书27万字，郑家本撰7万字）等著作中，受到专家好评和读者欢迎。

伯父教我的这种学习方法，对我习医、业医帮助极大，受益颇深。因此，我尊师教诲，至今仍保持这种学习方法。我深深感悟到"赐人之法，不能赐人以巧"，传道、授业是师之责、教之法，良法启智。我已将此学习方法与体会传与后学者，唯有如此，才能青出于蓝而胜于蓝。

1993年10月，当我们叔侄3人（郑惠伯、郑邦本、郑家本）同时获批享受国务院政府特殊津贴后，伯父赐我一横幅墨宝，上书"书山有路勤为径，学海无涯苦作舟"。我理解伯父的用意，告诫我不要骄傲自满，借用"学海无涯"警示不能停滞不前，借用"苦作舟"鼓励我要尽心尽力，刻苦勤奋，继续前进，为中医药事业奋斗终生！

伯父非常关注郑氏家族传承岐黄之术之大事，反复多次命我选好川东夔门郑氏第五代接班人，经十余年的努力，终将吾女郑丽培养成郑氏第五代传人。若伯父在天之灵，悉郑氏第五代传承人、侄孙女郑丽在蓉城中医界已小有名气，多次受到新闻媒体的宣传、鼓励，亦受到患者及其家属的好评，并已晋升为副主任中医师，定会欣慰。

2000年夏天，当我从事临床工作已满35年并取得了些成绩时，86岁高龄的伯父欣然亲笔赐我一幅条幅，上书"蘷门郑氏　岐黄世家　代有传人　家本特嘉　继承创新　博采精华　衷中参西　精益求精　救死扶伤　不求名利　献身杏林　德艺双馨"。我手捧伯父所赐之墨宝，顿感热泪盈眶，这是伯父对我的嘉许，更是对我的鞭策。我将伯父所赐之条幅上的48个字，作为自己终生奋斗的目标，定要更加努力学习，并决心将伯父、恩师的品德学识、精湛医技继承发扬，传与我的子女及其后代，让郑氏中医药之术生根开花，结出硕果，更加发扬光大，以此缅怀伯父，感念恩师。

注：郑仲宾（1882—1942），少时从其义父郑钦安习医，后毕业于京师大学堂，系民国时期著名医家，医文并茂，有"儒医"之称。其门人有李重人、向蛰苏、郑惠伯、冉玉璋等现代名中医。其生平事略载于《成都中医学院学报》1992年第4期"四川医史"栏目。

————时值郑惠伯老先生100周年诞辰，家本先生感言于甲午年寒露蓉城

求贤若渴　良师益友——马有度

1980年1月，时值"科学的春天"来临之际，四川省万县市（现隶属重庆市）中医学会学术年会在川东古城万县举行。为提高学术水平，特邀请重庆医科大学马有度先生为年会做学术报告，200余人出席年会，与会者既有中医界全国著名的龚去非、郑惠伯等老前辈，也有出类拔萃的后起之秀，多数是基层中青年中医，还特邀了当地有关部门领导出席会议。会议气氛热烈，达到了进一步繁荣万县地区中医药学术活动的目的。

当马有度老师分别题为《保津养阴》《八法新探》的两场学术报告结束时，全场响起经久不息的掌声。郑惠伯老先生对我说："有度先生不愧是新中国成立后成都中医学院培养的首届高才生。其报告既有岐黄，又有新医；既有典故，又有新知；既有深度，又有广度；既有继承，又有创新；既有文采，又有趣味。先生的报告论述精辟，谈笑风生，让老朽耳目一新，不仅信息量大，且通俗易懂，是很有特色的中医学术报告。"他还预言："品学兼优、博学多才、风华正茂、礼贤下士、善于社交的马有度先生，既有扎实的中医基本功，又有西医学之学识，还具有深厚的文学素养，将来一定是中医界的栋梁之材。"伯父随即又严肃地告诫我："马有度先生就是你学习的榜样，今后要多向马老师学习、请教。"当着伯父的面，我向马老师表明，今后要请他多

指教，并拜他为师。马老师非常谦虚地说："不能为师，愿作益友，我们有缘，就互相学习、共同提高吧！"事隔35年，其情其景至今仍历历在目，是值得我永远回忆的美好往事。

35年来，马老师对我的教导和帮助极大，现仅就他教我如何写好文章之事回顾一二。他多次告诉我："不要只顾埋头看病，还要注意总结临床经验，多撰写学术文章。这样既能提高医疗技能，又能交流学术心得，更能为中医学术大厦增砖加瓦，最终是为中医药事业多做贡献！"

为了教我如何写好文章，马老师特别签名送给我他所著的《医方新解》等多部著作。我从中不仅学习到他的学术思想，也领悟到其中的写作方法与技巧。为了提高学术素养，写好文章，我更加努力学习经典著作及各家专著，不仅长期订阅全国公开发行的各种中医杂志，而且先后购买上千册医学书籍，从中学习他人的临床经验和写作技巧，为创作"充电"，积蓄"能量"，亦进一步提高了自己的中西医药学术水平。

1984年秋天，在一次全国性的学术会议上，马老师给了我第一次撰稿机会。他说："我与丛林先生正在主编《中医精华浅说》一书。作品中既要有德高望重的老前辈，又要有全国各地的后起之秀，我们特邀您赐稿。"我当时既兴奋，又忐忑不安。兴奋的是撰文著书机会难得；忐忑的是该书撰稿者大多是当今名流大家，如邓铁涛、李聪甫、何任、刘渡舟、干祖望、朱曾柏、沈自尹、凌耀星、马有度等，我乃初出茅庐的无名之辈，不敢与他们同登大雅之堂。马老师得知我胆怯时，极力鼓励我努力撰写，并要求出精品。他告诫说："多读范文，勤做笔记，多制卡片，多写多练，成文之后，反复修改，好文章是字斟句酌，精心提炼而成的。"马老师的一席话使我茅塞顿开，按照他指导的方法，披星戴月，数易其稿，历时两月有余，我终于写出《辨证关键在脏腑》《辨证与辨病结合》两篇送审稿。经马老师指点修改后，两篇文稿终于付梓，载入《中医精华浅说》（1986年版）。此后，马老师还安排我为他主编的多部著作撰写文稿，如《自学中医阶梯》《医中百误歌浅说》《健康人生快乐百年》《方药妙用》《重庆名医证治心悟》等。每篇文稿都经他精心指正，使我从中受益颇深。

最令我难忘的是《医中百误歌浅说》的撰稿经历。1986年夏天，马老师让我赴渝去他家接受撰稿任务——语译程钟龄的《医学心悟·医中百误歌》。重庆是出名的"火炉"，那时他家还没有空调，只有一台小电扇不停地飞转，谈话不久又停了电，我们都汗流浃背。我与他一手握笔，一手拿扇，从下午一直熬到深夜。马老师教我语译的方法时说："古汉语中的诗歌体译成现代散文，必须经过两次翻译，一是将古文译成今文，二是将韵文译成散文。如果完全采用直译的方式，很多句子都可能出现词不达意的现象。"他因为太忙，加之为了培养和锻炼我的写作能力，决定把这一重要任务交给我。我领此任务后，坚持每晚7点至次日凌晨两点，勤耕不辍，历时3个多月，终于完成了47首古体诗歌的语译工作，并将初稿呈给马老师指正。他给予了我很大的鼓励，并指出修改之处及方法，经过多次修改润色，最终定稿。在马老师的精心安排和领导下，我俩与几位同仁通力合作，又共同撰写了"浅说"部分。几易寒暑，《医中百误歌浅说》终于在建国40周年的国庆节期间由人民卫生出版社出版发行，受到读者欢迎和专家好评。

1991年，由马老师出具了我将《医中百误歌》中的47首约3500字的古体诗歌语译成今文的证明，这成为我晋升主任中医师免试医古文的"硬件"。

2010年冬，我在新华书店购书时发现，时隔20余年，再版的《医中百误歌浅说》上架了。这让我兴奋不已，并当即电告马老师，与他共享佳讯。该书新版本编入《现代著名老中医名著重刊丛书》第六辑。人民卫生出版社在出版说明中写道："由于原版书出版时间已久，已很难见到，部分著作甚至已成为学习中医者的收藏珍品，为促进中医学术水平的提高，我社决定将一批名医名著编为《现代著名老中医名著重刊丛书》分辑出版，以飨读者。"由此可见《医中百误歌浅说》的存在价值。

以上这些经历，促使我不断学习、钻研古今著作，既提高了我的学术水平，也提高了写作能力。此后，我先后受聘参与了《中西医诊疗方法丛书》《基层医生手册》等大型医学著作的编写工作；同时还在《世界中医药》《浙江中医药大学学报》《成都中医药大学学报》等10余家杂志上发表学术论文40余篇，总计近百万字。若没有马老师30多年来的指导、鼓励、帮助和鞭策，我是不可能完成以上任务的。在此，我由衷地向马有度老师表示感谢！

马老师既是我的恩师又是我的益友，35年来，除当面求教、恳谈外，我们之间书信、电话、网络联系从未间断。在与他交往的过程中，我们常常谈及中医的继承与发扬，以及如何走好中医路，从中使我受益终身。

近15年来，因与马老师地处成渝两地，当面聆听他教诲的机会减少了，但有两次短暂的相聚令我印象深刻。

一次是在2007年夏天，我们都在成都市都江堰参加"四川省十大名中医"终评审会，马老师是特邀全国著名中医专家，我也有幸任评委，同时参会，朝夕相处，品茗散步、谈学术、品人生、讲养生、述团结、摆家常，无话不说。马老师特别注意中医队伍的团结，他说："既要尊敬老中医，又要扶持青年中医，老中青中医，要同心同德；既要团结师承、家传中医，又要团结科班中医，还要团结自学成才中医，团结就是力量，内耗两败俱伤，为了中医发扬光大，必须要五湖四海，团结一心，团结就是力量。"他是这样说的，更是这样做的。他以其人格的魅力，团结了一大批老中青、各种身份的中医人才。让我深深感悟到，马老师不仅是师长，更是不可多得的益友。

另一次是在 2009 年秋，马老师应四川大学、成都中医药大学之邀，为两所院校的师生做题为《感悟中医》和《养生保健》的专题报告，我抓住这一次难得的学习机会，全程跟随其左右。校方为欢迎马教授，设宣传专栏、大幅横标、巨幅照片及文字简介，置于广场中央，可见校方非常重视此次活动。为了在大学生中普及传播中医药知识，当天下午在川大校园广场举行了中医义诊活动，师生们早早地就排队等候就诊，意欲一睹中医的魅力。我们与中医药大学的几位教授一起，共同为师生们把脉诊断、遣方用药，并借此传播中医基础知识，以便在莘莘学子心中扎下中医药的根。就诊者络绎不绝，直到夕阳西下，夜幕降临，待诊者还排着长队，校方好不容易才将他们动员离去。

当晚 7 时许，马老师在川大学术大厅做《感悟中医》和《养生保健》专题报告，全场爆满，连走道及门窗外都站满了听众。校领导致欢迎辞后，马老师即开始演讲。他自称"70 后的小马哥"，并以此向同学们问好，话音刚落全场响起热烈的掌声。他采用现代多媒体技术，将中医的核心内容和养生保健等知识形象地介绍给台下的师生。马老师的演讲妙趣横生，会场气氛始终异常活跃，多次爆发出会心的笑声和掌声。3 个小时的时间不知不觉地过去了，当马老师说再见时，全场再次响起雷鸣般的掌声，他多次谢幕，同学们仍不愿离去。突然间不知谁首先冲到他身旁，要他签名留念，很快就有很多同学把他里三层、外三层团团围住，要签名的、要合影的、要报考他的研究生的……我与会议组织者一起，好说歹说，经过多时才把他"解救出来"。此时此刻，我与全体听众一样，感悟到听他演讲是一种美妙的享受。为将此行完整记录下来，以作重要史料，我全程拍摄并亲自制成光盘留作纪念。

时值马有度老师从医 60 年之际，对他丰硕的科研与科普成果，对他为发扬光大中医事业而鼓与呼的成效，以及对他为中医药事业做出的特殊贡献，我表示热烈祝贺和由衷的钦佩！又值与他亦师亦友 35 年之际，我要谢师恩、续友情，学习他，争当一名名副其实的"铁杆中医"！

——此文发表于《感悟中医》（人民卫生出版社 2015 年第 3 版）

史克宪主任医师　健康长寿四件宝

史克宪老先生生于 1915 年，毕业于北平大学医学院。他在抗日战争期间参加"台儿庄大捷"的战地救护；在重庆期间曾在美国人办的教会医院工作，有幸与前去诊病的八路军办事处的同志，包括周恩来、邓颖超等革命志士相识，其深受影响，进一步增强了爱国、爱民的观念与热情！1954 年史老任泸州医学院附属医院外科副主任、骨科主任。在史老数十年的医学生涯中，救治的患者难以数计。他在 53 岁时还成功完成了一例上肢断肢再植术，在当时实属领先水平。史老凭借高超的医术和高尚的医德，深受广大患者爱戴。

张荣慧老夫人 1920 年曾就读于南京金陵女子大学，供职于泸州医学院附属医院检验科。

当笔者问及二老健康长寿的秘诀时，史老快人快语，四句顺口溜脱口而出：健康长寿四件宝，吃好睡好运动好，心态心情很重要，活到百岁少不了。

何谓吃得好？史老说："我所说的'吃得好'，并不是餐餐山珍海味，而是以清淡为主的高蛋白、低脂肪饮食。我年幼时体弱多病，究其原因：一是因父母身体不好，先天禀赋不足；二是出生后无乳可吮，后天失养。万般无奈，只得由母亲抱着去沿村产妇家，乞求剩余乳汁，当地称为'百家奶'。但只有人家多余的乳汁，才肯给我吃几口，因此经常处于饥饿状态。所以，我在婴幼儿时期瘦骨嶙峋，严重营养不良，影响生长发育，到 3 岁多才能勉强走路。"

谈到饮食养生，史老说："我大多吃易于消化吸收的食物，注意少吃辛辣之物，从不吸烟饮酒。早餐，喝牛奶、豆浆、鸡蛋、馒头、稀饭；中、晚餐，米饭为主食，素菜为主，佐以荤菜，饭后喝汤，并天天吃水果。饮水不仅是为了解渴，也是维持身体正常运转所必需，要像美国医学博士西蒙·巴尔克所说的那样，把水作为强体剂、镇静剂、泻剂、发汗剂和新陈代谢促进剂。我坚持早上多喝水，上午饮茶水，午后饮开水，保证每天足够的水分摄入。总而言之一句话，要安排合理、科学的膳食结构。与此同时，要养成定时大便的良好习惯，只有及时'吐故'，才能按时'纳新'嘛！"

史老又说："睡眠与健康关系极大，英国大文豪莎士比亚曾把睡眠比喻为'大自然的保姆'。我因此非常重视睡眠，早睡早起，中午小睡，保证每天不少于 8 小时睡眠。1983 年退休后，我每天睡 10 小时，几十年的时间养成了定时入睡、静心入眠的习惯，这对我的健康十分有利，也是我长寿的经验之一吧！美国芝加哥大学研究已确认'少眠催人老'的事实，这个研究成果也同样可以证实'睡眠好'特别有利于健康长寿！"

说到运动的重要性，史老更是津津乐道。他说："运动好，要求一个人从青少年时期就要持之以恒地坚持体育运动。世人皆知'生命在于运动'和'动则不衰'的道理，但能够终生不间断地坚持体育锻炼的人又有多少呢？我们夫妇从少年时期就开始多种体育锻炼，如乒乓球、排球、篮球、爬山、游泳、跑步……现耄耋之年，仍然坚持天天散步。前不久去北京参加北医大70周年校庆活动时，还重游天安门、故宫、颐和园，并爬上了长城呢！要说经验的话，体育运动，锻炼身体，贵在坚持。18世纪法国著名医学家蒂索指出：'体育运动就其作用可以代替药物，但所有药物都不能代替体育运动。'现代研究成果表明，体育运动能增强人体的免疫功能，延缓衰老，益寿延年，所以应长期坚持力所能及的体育运动。"

在采访中，我们了解到，二老于1949年11月结婚，1950年喜得一子，是晚婚晚育的典范，共生有两男两女，均事业有成。其子女先后又组成4个小家庭，现已有孙子、孙女4人，都升入高等学府深造。尤其是孙女史蛟，成绩特别优异，2001年同时被美国、加拿大等9所名牌大学录取，由她择校就读，传为佳话。全家14口人，各有所长，美满幸福。

史老夫人张荣慧一听说起儿孙来就不再甘当听众，抢过史老的话头放连珠炮般地说开了："儿孙们都有成就，我们看着也舒心。要说这个幸福美满的大家庭，也是我们健康长寿的原因。"张老进一步说道："健康长寿还需要心态好、心情好。要做到胸襟豁达，乐而忘忧，开朗温顺，遇事沉着，随遇而安，知足常乐，夫妇恩爱。我与老伴为人忠厚老实，善待他人，与人为善，乐于助人，从不与人争执，即使是他人之过，也一笑了之，从不生气恼怒。在经济待遇上，也从不计较，例如，我入伍时间只差几天就可享受离休待遇，但我从未去要求领导给予解决……"当笔者采访公寓管理人员及邻居时，大家异口同声称赞："史爷爷、张婆婆敦厚慈爱，心地宽容，有长者风范，我们都喜爱两位老人。"古人云："心善得寿"，确有科学道理。

说到高兴处，二老还为笔者展示一幅"全家福"大照片，祖孙三代，人人笑容可掬，个个身体健康，幸福美满的家庭气氛历历可见，但愿寿星夫妇的生命之树常青！

——此文为郑家本2004年中秋节的采访录，收录于《健康人生　快乐百年》

(重庆大学出版社2007年版)

喜读《感悟中医》之感悟

恰逢丁亥白露，友人由京带来还带着墨香的《感悟中医》，不亦乐乎。《感悟中医》由知名中医学者马有度教授撰著，2007年8月由人民卫生出版社出版，约18万字。全书分为继承创新、智慧之学、灵验之术、文化之花、感悟随笔、师友随笔6大版块，我们先睹为快，现将读后感悟述之如下。

《感悟中医》的最大特色就是一个"真"字，是作者真情实感的流露。作者马有度先生与其兄长，幼年都体弱多病，马先生青年时期患肺结核、胃溃疡，还有失眠、心悸等疾病。后由其母携至重庆七星岗一位坐堂中医那里看病，其处方由五味药组成，连服10剂后，病情大有好转。其兄长患胸膜炎，也是中医药治愈的。他们兄弟俩都受益于中医药，从此就坚信中医药治病确有特殊效验。

1956年高考时，马先生的三个志愿都填报了中医专业，并如愿以偿地成为成都中医学院的首届大学生。用他自己的话说就是："从此正式'嫁'给了中医"，从这个"嫁"字就体现出他对中医药事业的真实感情。古往今来，凡是对中医药事业做出重大贡献的人，有一个共同特点就是热爱中医，对中医的感情至真至深。马先生强调，仅有感情是不够的，还要以热爱中医为动力。用刻苦钻研、持之以恒、坚忍不拔的精神，学习、研究、掌握、应用、推广中医药学，做名副其实的中医人。马先生反对坐而论道、纸上谈兵，倡导读书完全在于应用，理论务必结合临床，要善于思考，在继承中创新。他提出治学在于三个"贵"字，一是读书贵在抓特色，二是资料贵在一线穿，三是理论贵在结合临床。这些经验发自肺腑，读来倍感亲切。

时至今日，中医药事业的发展既有良好的机遇，也面临着严峻的挑战。为此，马先生在《感悟中医》中提出了中医发展的三大战略、八大战术。三大战略：中医药主体发展战略，中医药市场开拓战略，中医药人才培养战略。八大战术：大力争取各级领导，实行加强行政扶持力度的战术；大力发掘各种媒体，实行加强舆论宣传支撑的战术；大力发展友军，实行加强统战协作推进的战术；大力发展社区，实行加强城市基层中医阵地的战术；大力开发乡镇，实行加强农村基层中医阵地的战术；大力开发药店，推行坐堂行医，实行医药结合协调推进的战术；大力开发家庭，通过中医药科普，实行中医药走进千家万户的战术；大力开发中小学校，通过中医药知识进入中小学教材，实行中医药知识渗入世代青少年心灵的战术。

马先生特别强调"三个硬道理"：千方百计提高临床疗效是硬道理；千方百计提高学术水平是硬道理；千方百计提高民众对中医药的信任度是硬道理。他还强调，要以哲理引领人生，以文化哺育心灵，以养生使人幸福，以疗效取胜天下，以康复服务万民。

马先生从事中医工作50年，他对中医的最大感悟就是三句话：中医是智慧之学，中医是灵验之术，中医是文化之花。他指出，中医药几千年兴旺发达，最根本的原因就是确有独特疗效。对此，笔者深有同感。中医药对常见病、多发病疗效很好，对疑难病也有显著的疗效，而且对西医某些棘手的疾病也能大显身手。笔者所在单位每年都要接待外国医学专家来访，他们所看重的也是中医的疗效。

马先生在书中指出，疗效是中医的生存之根，疗效是中医的发展之本，疗效才是最有说服力的硬道理。同时他又强调，提高疗效关键在于坚持中医思维，突出中医特色，务必要做到多读书、多临床、多跟师。他引用其恩师熊寥笙老先生的名言："八纲辨证、八法论治是中医治疗百病的通灵钥匙，灵活掌握，妙用无穷。"他还在书中大声疾呼："千方百计回归中医，回归中医的核心，就是回归中医思维，就是回归中医灵魂。"

《感悟中医》言真意切，文笔流畅，语言优美，案例翔实，论述精当，是一部融科学性、实用性、艺术性、普及性于一体的佳作。特录《感悟中医》卷首一诗，借作本文结束语：人生喜在结良缘，嫁给中医五十年。读书临床贵感悟，乐在其中笑开颜。智慧之学开心窍，灵验之术救病员，万紫千红绿丛中，文化之花开满园！

——本文为郑家本、郑丽撰稿，收录于《感悟中医》

（人民卫生出版社2009年第2版）

喜读《中国心理卫生学》

由四川科学技术出版社出版、马有度教授著的《中国心理卫生学》是集科学性、探索性、普及性于一炉的佳作，同时又是一部负有创建新学科使命的著作。

一部学术专著既要有作者独到的见解，又要有创造性和探索性，这是衡量有无学术价值的标志。

《中国心理卫生学》的探索性，主要表现在以下几个方面：

1. 探索新的领域　在浩瀚的中医文献中，没有一部专论心理卫生的著作；在当今中医、中西医结合研究资料中，也没有详论心理卫生的专著。作者洞察到"单纯的生物医学模式已经不能适应人民卫生保健事业的需要，必须加速转向生物－心理－社会医学模式"。因而，马氏充分发挥自己知识渊博、功底雄厚的优势，率先涉足这片开拓性领域，开创"中国心理卫生学"之先河。实际上，"心理卫生学"是"一门多学科交叉的边缘学科，是对心理学、医学、教育学、伦理学、社会学及哲学等有关知识的综合提炼"。

2. 立足新的观念　作者创作《中国心理卫生学》采用了"古为今用，洋为中用""既继承历史传统，又体现现代精神，立足中华而又面向世界"的原则，以中医理论为指导，"吸收现代多种学科新理论、新经验，不管来自我国或者来自西方，只要有益于中国医学的发展，都可以一律采取'拿来主义'，为我所用"。

对中医经典牵强附会的解释，是当今中医发展的一个重大障碍。"老牛穿新鞋"式的，"言必称《黄帝内经》"式的，都是不能给振兴中医以实质性推动的。作者采用了客观的态度，如"心理现象的物质基础"一节，摒弃了"心主神志说"，而采用"脑中心"说，并用现代科学的研究成果加以论证。作为一名中医专家采用这种"反传统"的态度是可贵的。"心理卫生"一般列在《医学心理学》内研究讨论（如陈仲庚的《医学心理学浅谈》），一般只强调"心理与发病""心身疾病"的治疗，很少涉及怎样"调情防病"。而如何"讲究心理卫生"因而不患"心身疾病"，这才是"心理卫生学"的关键所在。《中国心理卫生学》的作者站在近代医学"以防为主"的高度，首先揭示出心理卫生学是预防医学的"一大支柱"的论点，这对占临床各科疾病25%~35%的心因性疾病的治疗与预防，对整个预防医学的发展都有重大的战略意义和现实意义。按照这一理论发展下去，不久的将来，我们的防疫卫生部门，就可以从打预防针、发预防药，发展至为心因性患者开琴瑟、弈棋、书画、音乐、养花、散步等心理保健处方。琴、棋、书、画，何乐而不为之！

3. 采用新的观点　一部科技专著，必须要有新的观点来展示新的思想，给人以新的信息和启迪。《中国心理卫生学》展示了作者大量的新观点、新思想，给读者一种全新的感觉。关于什么是健康，世界上不少于上百种解释；什么是心理健康，更无定论。作者在此并没有牵强地给"心理健康"下定义，而是列出十项标准，为"心理健康"框出其"内涵"，这对后人准确地为"心理健康"下定义，无疑是大有好处的。《中国心理卫生学》突出了民族性，并努力以中医理论为出发点，这种既继承又不忘创新的观点是科学的。如在《时世异论》中，作者首引《黄帝内经》"夫道者，上知天文，下知地理，中知人事，可以长久"之说，加以论述之后，得出了三点新的结论：第一，必须把社会因素和心理因素结合起来研究；第二，良好的道德、朴实的民风、和谐的人际关系是心理健康的基础；第三，养生重养心，治疗重治心。可见作者师古而不泥古。又如"七情致病，自古有之。七情致病，今更甚之"。作者在论证这一新观点时比较古今时世变异，用生活节奏加快，"人们经常处于紧张状态，喜怒哀乐往往太过"，人际关系复杂化……同时还引用了三份美国医学统计学资料，来说明"七情致病"的普遍性。不论是观点还是论证方法，都是可信、可取的。

书是写给读者看的，一本专著要尽量做到不仅本学科的专家能看懂，而且具有一定文化知识的人也能看懂，这对科学的普及和发展都是有益的。《中国心理卫生学》以通俗浅显的文笔、生动活泼的语言、真实可信的事例、充实准确的资料，给专家展现了我们中国的心理卫生学，给普通读者介绍心理卫生常识，各种年龄段的读者都可以从中摄取到"调情防病""怡情延寿"的方法，可谓"老少皆宜"！如用脑与健康长寿的关系，是人们普遍关注的，作者在"勤用脑者健康长寿的心理因素"一节，列举古今中外著名科学家、思想家、文学家40余人长寿的事例，又列举了秦汉以来3088位著名知识分子的平均寿命为65.18岁，《中医各家学说讲义》中30位名医（有生卒年龄者）平均寿命78.6岁，欧洲文艺复兴以来50名杰出科学家、发明家和文学家平均寿命为73岁的事例证明，勤奋学习、喜欢用脑、勇于创造的人，多能健康长寿。《中国心理卫生学》写得如此深入浅出，普及性甚强，是与作者平素注意文学修养分不开的。

《中国心理卫生学》是一部相当成功的著作。但作为一种"新的尝试"，不可避免地存在一些不足之处。如将"中国心理卫生学"定义为"是研究如何保护并增强社会群体和个体心身健康的一门应用科学"。我们认为，被定义的项外延小于定义项外延，建议再版时予以考虑。此外，排印中个别错、别字没有校对出，但这些和本书的成就相比是白璧微瑕。

——郑祥本、郑家本发表于《山东中医学院学报》1990年第6期总67期

《中医临证便读》评介

喜读新书《中医临证便读》（以下称《便读》），该书由金家浚主任医师、

蒋维宇主治医师主编，四川科学技术出版社出版，全书21万余字。

《便读》是一本内容丰富、理论与实践结合的好书。它包括内、妇、儿科常见病160余种，一病一表，明晰简洁，集理法方药于一表之中，便于诵读，便于记忆，便于临床，实用价值颇高。四川省中医药研究院院长郁文骏教授在序中指出："我认为本书不仅为中医初学者入门之必读，也是中医院校师生教与学的参考医籍之一，更为临床医生所必备。"吾读用之余，愿作如下评介。

《便读》特色突出

整体观念、辨证论治是中医学的特色。编撰《便读》这样的中医简明手册，由于篇幅所限，突出中医特色十分棘手。《便读》的编者始终抓住人体是有机整体，审察内外，辨证求因，四诊合参，这一"司外揣内""以表达里"的中医学方法论；同时，对各病都按照理法方药集为一体的辨证论治方法进行编著，达到了"以理释证指法的要义"之目的。即使在书中出现的西医病名如肺结核、流行性乙型脑炎、脊髓灰质炎等也不例外，仍按中医学的证型、病因病机、主证、治法、主方、药物，一气呵成。

主证（证候），是辨证求因的依据，《便读》突出主证，有利于寻求病因病机，分辨证型，拟定治法，选择主方，确定药物。举《便读·阳痿》湿热下注证型为例，主证："阳痿，阴囊湿润，阴痒阴肿，尿黄赤，舌红苔黄腻，脉弦数。"按照中医基础理论，阐述其病因病机："足厥阴肝经之脉，循阴股入毛中，过阴器，其湿热下注，可使宗筋弛纵，发为阳痿。"故定"湿热下注"为证型名，是非常恰当的。继而，在"理"的指导下，拟定"清利湿热"的治法。按"法"和病位选"龙胆泻肝汤"为主"方"。紧接着列出"药"物名称（略）。此外，还备有选加药物："萆薢、土茯苓、薏苡仁、苍术、黄柏、青黛、玄参、赤小豆、蚕沙、川牛藤。"另在表中还介绍单方："蚤休、萆薢各15g，土茯苓30g，水煎服。"这不仅将理法方药一气贯通，丝丝入扣，而且十分符合临床实际。按此辨证论治，定能左右逢源。

《便读》便于诵读

《便读》一病一表，表外无字，简洁明晰，体例新颖，别具一格。中医临证手册类图书，先后问世多种。有按传统体例编著的，分上、下两篇，上篇为基础理论部分，下篇为各论，实与教材大同小异；亦有按一病一表编著，但表外另有文字说明，表中未设"病因病机"一栏，这既没有很好地体现出中医的"辨证"，也缺乏理法方药的完整性；还有使用西医病名，运用中医辨证论治的；也有用常见"症状"进行辨证论治的。

总之，像《便读》，一病一表，条目清晰，删繁简洁（如《中医内科学·遗精》一病，全文约6000字，而《便读·遗精》仅600字，一目了然，读一表，识一病），便于诵读，这样的中医临证手册实属鲜见。

《便读》便于记忆实用

简洁明晰不是著书的目的，书中的知识、内容，读者便于理解、记忆，用之临床，立竿见影，实用性强，这才是中医临床之作的著书目的。我认为《便读》达到了此目的。

由于《便读》文字通俗流畅，又采用表式，故便于诵记。尤其是将主证中的特别症状突出，如阳痿并见阴囊湿润，或精液清稀，或性欲减退，或抑郁胁痛，或精神苦闷等不同症状，这对各证型的比较、鉴别十分有利。再则，通过主证与病因病机对照阅读，"以理释证指法"、辨证求因的过程，给读者加深理解记忆。如我校同学中自愿参加的《内科学》与《便读》记诵两个对照组，结果表明，《便读》组记忆快而牢。

实用是《便读》的宗旨，所收集160余种病，多属常见病、多发病。其证型的安排是从临床实用出发，如《便读·蛔虫病》分为一般证、胆道蛔虫证、蛔虫性肠梗阻、蛔厥证型，这种辨病、辨证中西医结合的分型方法，是一种大胆尝试，且与临床实用极为吻合。又如《便读·钩虫病》一表中，增加了教材及其他手册没有的"感染粪毒"证型，此证型在农村最常见，其介绍的药物治疗，"发病在24小时内者，可以60℃热敷局部反复敷10分钟，或用青矾末泡开水洗痒处，或局部涂荆芥油"，验之临床，确实有效。

《便读》勇于实事求是

中医学与其他学科一样，不能停留在某一个水平上，或拒绝接受其他学科的先进成果，而是需要发展，需要创新，需要提高。《便读》按照实事求是的精神，对急、危症，强调中西医结合治疗。如宫外孕休克型，治疗药物一栏中要求道："应先采取输液、输血、给氧等措施，并急服独参汤、参附汤或生脉散。"这种留人治病的方法，如若单纯采用中药（又不改革中药给药途径）是难以奏效的。因此，我认为：采用中西医结合的抢救措施，是尊重科学，实事求是的态度，这并不影响中医特色，更加体现出《便读》的科学性、先进性、实用性。

当然，《便读》也不是无可议之处，如重复编著蛔虫病、蛲虫病等内容。虽然儿童患此类病治疗上有特殊之处，只要在表中略加说明即可，没有重复的必要。又如，从审证求因的角度出发，表中栏目设计，以"主证"在"病因病机"之前为好，从方便阅读的角度考虑，更应如此。手册类工具书，常备案头，开卷频率高，封面极易破损，再版时精装更佳，以利延长使用寿命。这些与本书的成就相比是白璧微瑕。

——郑家本发表于《四川中医》1990 年 9 月第 8 卷 9 期

第七篇

薪火传承

🔓 篇首语

郑家本先生从医60余年，先后带教学生近千人，除大、中专学生之外，跟随家本先生临床，随其左右者十余人。他的学生中已有数十人获得高级技术职称，其中有1位取得主任中医师职称，并获"全国优秀中医临床人才""重庆市名中医"称号。现将其中数位的学习心得、论文选摘于后。

郑家本学术思想拾零

恩师郑家本先生，出身中医世家，幼承庭训，家学渊源，穷极医源，博古融今，从医近六十载，成果颇丰。先生的治学经历，受其伯父郑惠伯老先生等前辈的面授亲传，为进一步深造，后研习于成都中医学院"中医经典理论提高班"及北京中医学院"三论"研究班，至今仍手不释卷。郑先生自幼熟背《医学三字经》《药性赋》《汤头歌诀》等中医基础内容，并熟读《黄帝内经》《伤寒论》《金匮要略》《温病条辨》等经典著作。先生治学严谨，学以致用，临床疗效显著，是享受国务院政府特殊津贴的中医专家。我非常有幸成为先生的关门弟子，现将先生的学术思想、诊疗思路归纳总结于后，以飨读者。

一、衷中参西，病因治疗

郑先生非常"衷情中医"，他认为要成为一名优秀的中医，必须广学博览，不仅要学好中医知识，更要悟透中医知识，特别要在临床中合理运用中医知识，只有用中医理论知识指导临床实践并升华为自己的临床经验，并用此经验很好地为患者提供优质的医疗服务，这才是真正优秀的中医。

先生常说：任何学科都有该学科的局限性，故每门学科的发展都离不开同时代科学技术的渗透与影响，中医学也不例外，特别是现代的疾病谱变化多样，很多新的病种陆续出现，仅用已有的中医理论知识、辨证方法，有很大的局限性，要做到与时俱进。故他常告诫我们后学者，取长补短、优势互补是学科进步的必由之路。因此，要求我们不仅要努力学好中医知识，还要学习、掌握、运用好西医的诊疗知识，吸收现代的理化检查方法，拓宽医者的诊断视野，找准病因，为我所用，针对其"病因治疗"，有的放矢，如此

"参考西医",方能真正提高中医临床疗效,定能事半功倍,这就是先生所推崇的"衷中参西"。

他说:现在妇科中发病率极高的多囊卵巢综合征,此病按照中医学的理论体系多辨证为"闭经""月经后期""不孕"等,如仅按照"闭经""月经后期""不孕"等进行辨证论治,收效不显。因为多囊卵巢综合征的病因是肾上腺因素、细胞色素调节失常、胰岛素样生长因子的异常、下丘脑-垂体功能异常、遗传因素等多因素致病。所以,对该病,必须借助西医学的诊断方法,检查女性激素、妇科 B 超、生化检查、基础体温等,进行综合分析、筛查病因,以便辨证用方加病因治疗。先生对多囊卵巢综合征临床诊疗经验是:如检查结论为患者雌激素低的,在补肾调周的基础上,加熟地黄、枣皮、山药、紫河车等补肾填精之品,增加雌激素;如患者血糖增高、胰岛抵抗的,辨证用方,再加知母、赤芍、生地黄等辅助降糖药物;患者黄体功能不足,基础体温不典型或孕酮低者,辨证用方,再加益肾助阳的仙茅、仙灵脾、鹿角片等治疗,以提高黄体功能;患者体型肥胖或体重指数升高的,辨证用方,再加化痰除湿的白芥子、茯苓、半夏、陈皮等;如患者高雄激素伴体毛增多、皮脂分泌过多、痤疮的,辨证用方,再加清热利湿的夏枯草、黄芩、刺蒺藜、防风、生山楂等进行治疗。此经验经过长期临床观察、验证,疗效极佳。由此可见,多囊卵巢综合征只有通过辨证用方加病因治疗,才能达到改善患者的内分泌紊乱、恢复月经周期、促进小卵泡发育成熟、改善排卵障碍,使月经按期而至,彻底治愈多囊卵巢综合征,实现成功孕育的治疗目的。由此可见,先生提出的"衷中参西,病因治疗",值得我辈进一步学习运用、总结推广。

二、辨证辨病,直中病机

辨证论治是中医的灵魂,亦是中医诊断治病的精髓,更是中医哲学思想的具体体现。因为,随着人类生存环境、饮食习惯的不断变化,人的体质也在发生变化,疾病谱也随之发生了较大的变化,加之寒热虚实、七情六欲,故使疾病变化多端,病机变化更加复杂多变,如常见多系统症状同时出现,多种病因错综复杂,病机交织、互为影响。如今,有些疾病甚至无明显的症状,如高脂血症,不育的无精子症、死精子症、精子凝集症、精液不液化症等等,无证可辨。这时就需要结合西医的检验数据、生化指标、影像学资料等,全面细致地对疾病进行诊断,并参考西医学对疾病的认识,再予以纯中药治疗。例如:高脂血症早期一般没有临床症状,大多在体检时发现血脂升高,这时就需要根据患者舌、脉及体质状况,分辨出是气虚体质、痰湿体质、血瘀体质等的不同,在此基础上进行施治。如属气虚体质的高脂血证,可选用补中益气汤或四君子汤加味治疗；属痰湿体质的高脂血证，用六君子汤加味治疗；属血瘀体质的高脂血证，用血府逐瘀汤等加减治疗。此外，还要结合检验资料，进行有针对性的治疗，如高脂血证伴有血浆中乳糜微粒升高的，辨证用方，再加绞股蓝、泽泻、生山楂、草决明等降脂药物治疗；如高脂血证伴有血糖增高的，要积极控制血糖；更年期妇女，雌二醇分泌减少或不足，又出现高脂血证，同时要调理内分泌，促进脂质代谢，有效控制高脂血证更进一步发展及并发症的出现，可加用枸杞子、菟丝子、枣皮、山药等药以增效。如此"直中病机"的治疗，才会达到事半功倍的效果。

郑先生中医辨证与西医辨病相结合的治病理念，在临床中应用非常广泛，凡是按照常法治疗不理想的疾病，他均用此方法，且取得令人满意的疗效。如过敏性咳嗽，经其他医生用各种止咳剂不效者，先生则在辨证用方的基础上，再加上抗过敏的药物，如防风、甘草、乌梅、蝉衣等，均获显著疗效，屡试屡验；又如咳嗽病程久的患者，他在辨证施治方中选加玉屏风散，增强呼吸道的免疫功能，久咳均自愈。中医辨证与西医辨病相结合的临床思路，是值得现代中医继续探索的很好的诊病方法。辨证论治能有效地调整脏腑功能，调节免疫功能，使机体处于相对平衡的状态；而西医学在分析病因、病机、病理，判断治疗效果，预测疾病的预后及转归方面均有重要的意义，对于用药也有一定的指导作用。因此，先生常说辨证与辨病结合是诊治疾病的最好方法。值得注意的是，先生虽然倡导中医辨证与西医辨病相结合，但治疗则完全用纯中药，不能搞中药加西药的结合。他常说：中西医可结合，但不能凑合。学生随师临床数年，未曾见先生用过任何西药，均以纯中药取效，这是最令学生佩服的，真是难能可贵。由于临床疗效非常好，口碑极佳，就诊者络绎不绝，门庭若市，这亦充分体现出中医中药的实用性和科学价值，更加印证了伟大领袖毛主席"中医药学是一个伟大的宝库"的英明论断，值得我辈继承发扬光大！

三、用药灵活，结合药理

郑先生用药以"精、简、便、廉"为要务。

"精"，是指用药精准，处方药味不多。先生常说：能用少的药治疗的疾病，就不用复杂、多味的药治疗。因为药味越多，药物与药物的作用就越复杂，有些药物配伍在一起可以增效，有些药物配伍在一起可能会减效，甚至产生毒副作用；所以用药精当，力专效宏。此外，郑先生选药特别注重每味药的多重治疗功效。譬如，他说虎杖是价格便宜的"广谱抗生素"。这是因为，虎杖不仅对葡萄球菌、溶血性链球菌、绿脓杆菌等细菌具有较强的抑菌作用，而且对单纯性疱疹、乙型脑炎病毒等病毒有较强的抑制作用。故先生常用虎杖治疗肝炎、肺炎、咽炎、盆腔炎、单纯性疱疹、生殖器疱疹等疾病。再如虎杖具有散瘀定痛作用，先生据此常用虎杖治疗胃痛；现代药理学研究也发现虎杖可以保护损伤的胃黏膜。由此可见，先生对中药现代药理研究成果十分关注，并巧妙将其运用于临床，提高临床疗效。

"简、便"，是指用药简易方便，药味平和。如用虎杖、鱼腥草治疗诸多感染性疾病，又如用单味马齿苋治疗肠炎、扁平疣，等等。

"廉"，是指常用价格便宜的中药替代贵重中药。如常用明党参代替生晒参，用太子参代替西洋参，用鹿角片代替鹿茸，等等。先生还常用价廉的仙鹤草治疗免疫力低下、易疲劳及慢性咳嗽等。他认为仙鹤草收敛止血，可用于各种出血证，这是仙鹤草的常用方法。知常达变，还要掌握每味药的特性及现代药理学知识，这样才能做到活用。药源充足的仙鹤草又名脱力草，民间用于脱力劳伤，故先生常用该药治疗慢性疲劳综合征等。现代药理学发现，仙鹤草还可增强免疫功能，因此先生"结合药理"常选用此药，治疗免疫功能低下的慢性咳嗽患者，每获良好的治疗效果。

四、组方精良，合方增效

郑先生重视中医基础知识的积累，亦重视中医经典的传承；既重视中医与中药理论的结合，又重视中药与中药的配伍增效运用；同时重视"合方"治病的理念与创新，逐步探索出中医治病的新的临床思路。例如，先生读《素问·阴阳别论》"阴虚阳搏，谓之崩"时感悟到：阴气内虚，不与阳和，阳气搏击，阳搏于内，则阴虚阳盛，故谓之崩。他根据"阴虚阳搏，谓之崩"经旨，结合多年对崩漏的诊治体会，逐渐形成虚火致崩漏的学术思想。他认为虚火崩漏的病因病机是：肾阴虚损，则水不涵木，以致肝阴不足，肝阳偏亢，致使肝失藏血之职；或肾阴虚损，水不济火，心火亢盛，以致血热妄行，扰动冲任，致冲任不固，而形成"虚火崩漏"。据此思路，先生创滋水清火止崩汤，方用知柏地黄汤去茯苓、泽泻加二至丸，再加茜草、地锦草、白茅根，组成"合方"。方用知母、黄柏、枣皮、山药、生地黄滋肾水，清虚热；用女贞子、旱莲草补肝益肾，凉血止血、滋阴，为防茯苓、泽泻利水渗湿更伤阴精，故用女贞子、旱莲草替换茯苓、泽泻，既加强了滋补肝肾之阴的作用，同时又增加了止血的作用；用牡丹皮、茜草、地锦草、白茅根凉血活血止血，止血不留瘀。先生常用此方治疗因虚热而致的功能性子宫出血、药物性不规则子宫出血、人流术后恶露不尽等，均取得较好的治疗效果。由此可见，先生组方精良、合方增效的经验，值得推广。

五、安全用药，屡起沉疴

郑先生认为，要做到安全用药，必须要注意以下几点：

1. 辨证要准确，用药要符合病情需要；不能滥用补药，也不能滥用泻药；必须要有是证，用是药。宗其先祖郑钦安《医法圆通》"病之当服，附子、大黄、砒霜皆是至宝；病之不当服，参、芪、鹿茸、枸杞皆是砒霜。"之训诫，先生临证时常告诫我们不能滥用补、泻药物。

2. 急重证用药量可大；慢性病、儿童、老人用药应根据体质禀赋，酌情减量。吴又可《温疫论》说："凡年高之人，最忌剥削。设投承气，以一当十；设用参术，十不抵一。盖老年荣卫枯涩，几微之元气易耗而难复也。"

3. 识证用方，同一味中药在不同的方剂中，君臣佐使的配伍不同，用药剂量应不同。比如柴胡在柴胡汤中用量宜大，用15g，达和解退热作用；在补中益气汤中用量宜小，用5g，达升举阳气作用；在逍遥散中宜中等用量，用10g，达疏肝解郁作用。先生认为：不同的用药剂量，可达不同的量效关系。正确的用量，既能达到良好的临床效果，也在一定程度上节约了中药资源，避免中药资源的浪费。

4. 有毒药物的使用，应从最小有效量开始使用。如川草乌、附片、细辛等，如果小剂量即能取效，就不用大剂量，不能逞一时之勇，用孟浪之剂，以免过度克伐人体正气，出现毒副作用，产生药物性损伤，严重的甚至出现医疗事故。

5. 凡急重证用药，必详审病机，胆大心细，琴心剑胆，用大剂遏制病势，控制病情，中病即止。如先生用大黄30g，急救上消化道急性大出血伴高血压危象的成功案例（详见本书《大黄救人　屡见奇功》一文）；又如用仙鹤草60g，治疗崩漏日久，出血量多，取效甚捷。

郑先生临证经验颇丰，疗效甚佳，药简而力宏，攻克顽疾，屡起沉疴。余才疏学浅，拾郑先生学术思想及临证经验沧海一粟，愿以传承中医之魂而献出。

——本文作者尧传翔系北京同仁堂医馆副主任中医师

从师心得　继承提高

从师心得

吾师郑家本，系我兄长，学识渊博，著作颇丰，医技娴熟。我长期跟师于他学习岐黄之术，特别是近三年（1996 年 7 月～1999 年 6 月），耳濡目染，如沐春风。

吾师在长达 40 余年的医学实践中，坚持理论和实践并重，不仅学《黄帝内经》《伤寒论》《金匮要略》《本草纲目》等经典，而且对《温病条辨》《温热论》《温疫论》等亦有深入研究。他在临床中常常指导我结合临床复习中医经典理论。三年的培养学习过程中，在吾师的指导下，重点钻研了《黄帝内经》《伤寒论》《金匮要略》《医宗金鉴》等 15 部古典医籍，此举大大提高了我的中医理论水平。我的读经心得《伤寒论止痛诸法》一文正在形成之中。

在三年的跟师学习中，我不仅掌握了内、妇、儿科常见病、多发病的诊治方法，还学会了导师诊治疑难重病的独到经验。例如：

胃炎是一种常见病，发病率很高，教材多以肝郁气滞、虚寒、饮食停聚等辨证论治，显得辨证复杂、难以掌握。吾师自拟合方"三散"（四逆散、金铃子散、失笑散）加虎杖、白花蛇舌草，专方专病，三年共治 1000 余例胃炎患者，效果良好，一般疗程在 15 天左右。

乙型肝炎是当今的多发病，世界各国都在积极研究乙肝病毒转阴的方法。吾师运用疏肝解毒、益气和胃、活血化瘀的方法，治疗大量乙肝患者，疗程一般在 3 个月左右，效果明显。如张某，男，42 岁，干部，患乙肝两年，现查 HBsAg1∶32。我在导师的指导下开具以下处方：柴胡、枳实、赤白芍、甘草、酒大黄、白花蛇舌草、虎杖、土茯苓、丹参、白术、蚕沙、泽兰。每日 1 剂，经两月余，患者乙肝病毒转阴。

随着人们生活水平的提高，泌尿系统结石、肝胆结石的发病率逐步上升。绞痛发作时属急重症，患者疼痛难忍，反复发作，而一般的治疗效果不佳。吾师自拟"昆海排石汤"，广泛用于各种结石，其疗程短、疗效高、费用低，深受广大患者好评。我在三年的跟师诊务中，诊治结石病 250 余例，肾结石疗程为 25～30 天，膀胱及输尿管结石疗程为 15～20 天，胆结石疗程为 45～60 天。根据老师的经验，我将原方中加入炮穿山甲这一软坚之品，大大提高了疗效。

治疗痛证是吾师的看家本领。他认为，疼痛一症，不外"不通则痛""不荣则痛""诸痛属心"等病机。故辨证应从以下三个方面入手，使纷繁复杂的痛证条理分明，易于把握：一是辨痛性，即辨别疼痛的性质，包括寒热、虚实、血瘀、痰饮、气滞等；二是辨痛觉，即疼痛的感觉，属刺痛、灼痛、闷痛、酸痛、胀痛、切割痛、钝痛等；三是辨痛位，即疼痛的位置，先分头部、内脏、四肢、躯干，头部又分前额、偏头、顶部、颈部，内脏又分心肺、肝胆、胃肠、盆腔……痛证的治疗大法是祛风止痛、缓急止痛、祛瘀止痛、泻下止痛等，如此，往往药到痛减、事半功倍。在吾师的指导下，我采用以上"疼痛辨证三法"，系统研究出专方专病的临床体会，如头痛选用川芎茶调散加全虫，胸痛选用小陷胸汤加冠心Ⅱ号，上腹痛选用"三散"，下腹痛选用少腹逐瘀汤加水蛭，四肢痛选用活络效灵丹，腰背痛选用肾着汤，结石痛选用昆海排石汤，痛经选用四物汤加失笑散，等等，治疗效果非同一般。在治疗痛证时，吾师特别擅长运用虫类药，如水蛭、蜈蚣、全蝎等，有如画龙点睛之笔。

妇科炎症是常见病、多发病，其病程较长，不易根治。我在导师的指导下，运用四妙勇安汤加味，治疗 500 余例妇科炎症，总有效率达 86.2%。如患者刘某，女，农民，42 岁，月经周期紊乱，白带色黄而臭，外阴瘙痒，气短乏力，经妇科检查诊断为阴道炎。处方：玄参、金银花、当归、甘草、土茯苓、虎杖、知母、地肤子、蛇床子、琥珀。10 剂。再诊：患者阴痒止，白带减少。守前方 5 剂而愈。妇科崩漏是妇科危重症之一，常常出血不止，险情丛生。吾师认为，此病多为肾阴不足、虚火妄动所致，自拟"滋水清火止崩汤"治疗青春期崩漏、中年崩漏、老妇崩漏，效果非常理想。我总结后所撰《郑家本拟滋水清火止崩汤治疗血崩经验》载于《中国中医急症》1999 年第 2 期。

小儿高热是儿科急重症，吾师擅长用温病学术思想指导救治急重症。如用大黄釜底抽薪治疗小儿传染病高热，其经验总结由我和陈晓霞撰文，刊载于《安徽中医临床杂志》1998 年第 3 期。又如用升降散（大黄、姜黄、僵蚕、蝉衣）治疗小儿出疹性疾患，疗效十分显著。我依据导师的经验，将升降散广泛用于儿科出疹性疾患、外感、病毒性感染、小儿高热等，并配以水牛角、钩藤，退热解痉的效果更佳。

吾师处方用药，既得益于经方，如麻杏石甘汤、四逆散、桂枝汤等；又喜用时方，如达原饮、三仁汤、普济消毒饮；还擅长运用验方，如四妙勇安汤、活络效灵丹、失笑散、升降散等；更注重选用新方，如冠心Ⅱ号、降压汤、阑尾炎方等各类型方剂。导师特别注意总结临床经验，创立了一批效果特异的自拟方，如"昆海排石汤"治结石，"滋水清火止崩汤"治崩漏，"乳痈方"治乳腺炎，等等。吾师用药以"寒热并用、攻补兼施、轻重适当"为其特征，对大黄、三七、虎杖、土茯苓、白花蛇舌草、水蛭、海藻配甘草等，有独特的理解和疗效。一般药用量为 3～10g，一些关键药用量达 30～100g。正如前人所云"有是症，用是药"也。

继承提高

我在长达 20 余年的师承学习、特别是三年的师徒相传中，非常注意学习吾师的治学传统、学术思想、临床经验，在全面继承的基础上加以提高。如用导师自拟的"昆海排石汤"加炮穿山甲，治疗附睾炎硬性结节。患者陈某，25 岁，患附睾炎 3 个月，西医主张手术治疗，患者试探性找我诊治。吾自拟"昆海排石汤"加炮穿山甲，5 剂患者痛减，附睾结节变软，20 剂痊愈。吾师治小儿微量元素缺乏所致偏食消瘦，常用健脾消食之参苓白术散和保和丸治之。我承接此意，用小儿喜闻乐见的八宝粥治之，效果更佳，深受欢迎。

在跟师学习时，我特别注意钻研老年病，如冠心病、脑血管意外、糖尿病等。所撰 3 万字的《中医养生之道》列为奉节老年大学教材；所撰《四妙勇安汤在老年病中的运用》载于《中国康复医学杂志》1998 年第 5 期，参加中国老年保健医学研究学术会议并在大会上宣读此论文；所撰《老年呼吸三病饮食疗法十则》被评为四川省中西医结合学术研讨会优秀论文，此文也收录于《实用综合医学》（现代出版社 1998 年版）。此外，我对痛证研究也积累了相当的基础。

在吾师的指导下，三年来我撰写并发表以下论文：①《郑家本治疗小儿高热运用大黄的经验》，载于《安徽中医临床杂志》1998 年第 3 期；②《四妙勇安汤在老年病中的运用》，在中国老年保健医学研究学术会议宣读，并载于《中国康复医学杂志》1998 年第 5 期；③《老年呼吸三病饮食疗法十则》，在四川省中西医结合学术研讨会上被评为优秀论文，并收录于《实用综合医学》（现代出版社 1998 年版）；④《郑家本拟滋水清火止崩汤治疗血崩经验》，载于《中国中医急症》1999 年第 2 期；⑤《芍药甘草汤纵横谈》，在全国方药妙用学术研讨会上进行交流，并发表于《光明中医》1999 年第 5 期；⑥《水蛭妙用》，载入《中华医学论文集 2000 年版》一书，北京科技出版社出版发行。这些论文的撰写与发表，既总结发扬了导师的学术经验，又通过与同行进行学术交流，达到了逐步提高自身学术水平的目的。

根据市组发〔1996〕8 号文件精神，吾师作为享受国务院政府特殊津贴专家，与我结成了培养跨世纪科技人才对子，经双方共同努力，已完成《万县市培养跨世纪科技人才协议书》的全部内容。我作为受培养人，已掌握了培养专家的学术思想和技术专长，专业技术水平基本达到了培养专家的水平，已成为一名合格的"跨世纪科技人才"。

——本文摘自奉节县卫校郑祥本副主任中医师

《培养跨世纪科技人才情况总结》一文

痛泻要方新用

　　痛泻要方又名"白术芍药散"，为《景岳全书》引刘草窗方，方用白术90g，白芍60g，陈皮45g，防风60g，制散或丸，专治肝郁脾虚所致腹痛腹泻。我们叔侄以此方用于肠道多种疾患，效果甚佳，举数案于后。

　　1. 菌群失调　高某，男，18岁，学生。

　　患者因大便次数多，每日3~5次，影响学习而就诊。现症见：腹泻不畅，泄前腹痛，腹无坠胀感，便无黏液，便前腹痛，便后即止，每因考试前加重。多次大便细菌培养均为阴性。舌淡红、苔白，脉濡。追其源，病起于1年前患肺炎，大量使用抗生素，肺炎愈而腹泻至今。诊断：菌群失调所致腹泻。投痛泻要方加味。方药组成：白术30g，白芍30g，防风15g，陈皮10g，甘草3g，荜澄茄10g，藿香10g，苏叶6g。3剂而腹泻止，6剂而愈。

　　按：抗生素滥用已成为当今世界性话题，特别是第三世界国家，抗生素的滥用或不合理使用占抗生素运用的40%~50%，所致后果十分严重，肠道菌群失调即是恶果之一。本例高中学生每遇考试紧张时腹泻次数增多，经多方医治均予以抗生素或苦寒燥湿药，虽解一时之快，然病未除，随时复发。以痛泻要方泻肝补脾、调和肝脾，佐以甘草，取芍药甘草汤缓急止痛之效，加荜澄茄、藿香、苏叶化湿醒脾，以达疏肝健脾、和中止泻之效。

　　2. 肠道易激综合征　霍某，女，40岁，工人。

　　患者腹泻达5年之久，曾多次赴重庆、万州区医院诊治，确诊为"肠道易激综合征"。现症见：消瘦，倦怠，腹泻每日3次以上，有时达10次，常伴腹痛，情绪易激动。大便细菌培养为阴性。舌苔薄白，脉弱。治以培土抑木、健脾止泻法，拟痛泻要方加香砂六君子汤。方药组成：白术15g，白芍12g，陈皮6g，防风6g，明党参10g，茯苓10g，甘草3g，法半夏5g，砂仁6g，广木香5g，炒二芽各10g。5剂。

　　二诊：患者腹泻每日3~4次，痛减，食欲增。原方去法半夏、广木香，加鸡内金8g，山楂10g，进5剂。后改用香砂六君子丸。

　　随访：现患者病情稳定，大便每日1~2次。

　　按：肠道易激综合征是以腹痛、腹泻为主症，遇情绪紧张加剧，反复发作，治疗多予以对症处理。我们在临床中常用痛泻要方为主，抑木扶土，健脾止泻。肠道易激综合征的治疗不可求之极端，补则留邪而腹痛加重，泄则伤脾而泄泻不止。

3. 慢性非特异性溃疡性结肠炎 熊某，男，52 岁，职员。

患者患慢性非特异性溃疡性结肠炎（CUC）7 年，消瘦，长期腹泻，一般每日 4~6 次，发作时每日 10~20 次，腹泻黏液大便，肠痉挛性疼痛，里急后重，便后痛减。重庆某医院诊断为"慢性非特异性溃疡性结肠炎"。现症见：腹泻胀痛、坠胀，伴胁痛易怒，怒则加剧，脉细。此为肝木克脾土。宜扶脾抑肝，用痛泻要方加味。方药组成：焦白术 20g，白芍 20g，陈皮 10g，防风 10g，乌梅 10g，香附 8g，葛根 20g，薏苡仁 20g，甘草 3g，建曲 10g。3 剂。

二诊：患者痛减，大便减至每日 3~4 次。原方加山楂 10g，明党参 12g。再进 15 剂，症状基本消失。

按：慢性非特异性溃疡性结肠炎，因病程长，医家多以"久痢"而投以四神丸、肾气丸治之。本例泻而痛，又伴情绪易怒，实为肝脾不和、木旺土弱，以培土抑木法取得疗效。

4. 婴幼儿腹泻 张某，男，5 个月。

患儿腹泻 3 天，每日 10 余次，尖叫哭闹，大便色青味臭，腹胀纳呆，腹微胀，指纹青色。治以痛泻要方加味。方药组成：焦白术 6g，白芍 10g，防风 3g，陈皮 5g，钩藤 10g，焦山楂 6g，建曲 6g，炒二芽各 6g，甘草 2g，芦根 10g。1 剂。服药后腹泻止、哭闹减，再进 1 剂而愈。

按：小儿"肝常有余，脾常不足"，肝木旺而克脾土是小儿腹泻发热的常见病因，治疗以痛泻要方加焦三仙为主。

小结 秦伯未《谦斋医学讲稿》云："因为肝旺脾弱，故以白芍敛肝，白术健脾；又因消化不良，腹内多胀气，故佐以陈皮理气和中，并利用防风理肝疏脾，能散气滞。肝旺脾弱的腹泻，多系腹内先胀，继而作痛，泻之不多，泻后舒畅，反复发作。"此乃名言。我们在临床上，多借芍药甘草汤之意，白芍配甘草，甘酸敛阴，抑肝扶脾。痛泻要方的主症，除腹痛腹泻之外，情绪不稳定或遇情绪因素加重亦是一个重要的鉴别点。

——本文为郑祥本、郑丽所撰，刊载于《中国中医急症》2001 年增刊

水蛭的临证妙用

东汉著名思想家王充在《论衡》一书中载：楚惠王误吞活水蛭后，水蛭

随大便排出,"久患心腹之疾皆愈"。此案例颇受后世重视。

据现代药理研究,水蛭主要含蛋白质,新鲜水蛭唾液中含有抗凝血物质——水蛭素,水蛭素能阻止抗凝血酶对纤维蛋白原的作用,阻碍血液凝固。此外,水蛭还可分泌一种组胺样物质,可扩张血管而增加出血。临床研究结果表明,水蛭有抑制血小板聚集的作用,可溶解血栓,降低全血比黏度及血浆比黏度,还可以改善微循环状态,防止动脉粥样硬化,降低血脂,并有良好的抗肿瘤作用。

综合前贤论著及当代研究成果,笔者将水蛭广泛应用于临床,效果甚佳。特别是一些疑难杂症,在辨证及辨病的基础上,重用水蛭,或入汤剂,或为散剂,往往立竿见影。兹将心得体会介绍如下:

大凡痛症,无形为气滞,有形为血瘀。凡有增生性病理产物者,如结石、肿瘤、肿块、骨质增生、前列腺肥大等;凡血液运行不畅者,如血管硬化、高脂血症、高黏血症、冠心病等。只要具有瘀血、癥瘕、疼痛等特征者,均可重用水蛭。在内科疾病中,水蛭的用法主要有汤剂和散剂两种。

水蛭汤剂,如《伤寒论》中抵当汤重用水蛭(30个)治太阳蓄血证。笔者将水蛭入汤剂,用于各种疑难顽疾,疗效较好。如泌尿系结石、胆结石,配入昆布、海藻、甘草、桃仁等软坚之品(海藻、甘草按5:1配伍);胰腺炎配四逆散、大黄、虎杖,以通为用,防止粘连;肠粘连,配白芍、甘草;高脂血症,配葛根、丹参、山楂、五味子;颅脑血肿,配通窍活血汤,以白芷代麝香;中风后遗症,配补阳还五汤;风湿病,配入羌活、独活、细辛、蜂房等;前列腺肥大,配四妙勇安汤加琥珀、车前仁;输卵管阻塞,配失笑散加王不留行。

笔者将水蛭入散剂,广泛用于老年病等,疗效较佳。如肺气肿,水蛭、川贝等量研细末,每服3g,日2次,可治痰瘀阻滞,气机不利之肺部缺氧;肺心病,水蛭、三七等量研末,每服2g,日2次,主治瘀血痹阻,胸阳不振之胸部闷痛;冠心病,水蛭、红参、琥珀按1:2:1之比例研细末,每服3g,日2次,主治气虚血瘀之冠状动脉供血不全;脂肪肝,生大黄、水蛭按2:1之比例研细末,每服3g,日3次,治血瘀肝脏之脂肪代谢障碍;高黏血症,山楂、泽泻、水蛭按5:2:1之比例研细末,每服5g,日2次,治血液黏稠,流通缓慢;脑栓塞,蜈蚣、地龙、水蛭等量研细末,每次3g,日2次,治血瘀头颅,清阳受阻;肿瘤,水蛭、蜈蚣、全蝎等量研末,每服3g,日2次,治血瘀积聚之恶性肿瘤。因水蛭气味腥咸,散剂难于吞咽,常采用空心胶囊分装吞服。

破瘀止痛是水蛭的专长所在。《济生方》夺命散以水蛭五钱，大黄、黑丑各二两为散，治内损瘀血、心腹疼痛、二便不通、气绝欲死之证。推而广之，临床上不少痛证在辨证的基础上加水蛭，利用其游窜峻猛之性，推波助澜，使瘀祛痛止。大凡血瘀疼痛，均可以水蛭为主药。头面部疼痛，配通窍活血汤，重用白芷，川芎代麝香；胸部疼痛，配瓜蒌薤白汤；颈部四肢疼痛，配活络效灵丹；腹部脏器疼痛，配四逆散；腰部疼痛，配肾着汤加泽兰。

水蛭的用量，书中皆云 3 ~ 5g，入丸散则 0.3 ~ 0.5g。笔者在临床中多重用水蛭，一般入汤剂 8 ~ 15g，散剂每日 1 ~ 5g。水蛭有小毒，运用时应从小剂量开始，逐步增大。只要辨证准确、使用得当，即使长期大剂量服用，也未发现出血不止等明显的副作用。水蛭毕竟是破血逐瘀之品，运用要以治"蓄血、癥瘕、积聚"为"的"，借水蛭锋利之"矢"，使顽疾去、新血生。凡孕妇、新产妇、少儿、身体羸弱者不可使用。对各种出血、妇女月经过多、血小板减少等症，亦当谨慎使用。

——本文作者为郑祥本，收载于《中华医学论文集》

（北京科学技术出版社 2000 年版）

芍药甘草汤纵横谈

芍药甘草汤出自《伤寒论》，系仲景为伤寒误汗亡阳，阳复后脚挛急而设。白芍益阴和营，炙甘草补中缓急，故其具有柔肝舒筋、缓急止痛之效。其运用范围甚广，仅《伤寒论》中就有 24 首方使用了这一配伍，使用率达 21%。仲景及历代医家十分重视此方的化载运用，国内外同仁研究该药方成果甚丰。

仲景用本方加附子名芍药甘草附子汤，治外感风寒、发汗不解、阴阳俱虚反恶寒者；加黄芪、大枣名黄芪汤，治太阳少阳合病自下利者。笔者认为，四逆散亦是在本方的基础上加柴胡、枳实而成。盖芍药甘草汤治汗后津伤之挛急，四逆散治四肢厥逆、腹中痛，二者同出一辙，仅轻重有别矣。后世运用此方多有发挥，如加黄芩名黄芩芍药汤，治热痢里急后重、腹痛便脓血；加白术名白术芍药汤，治脾湿水泻、身重困乏。《素问病机保命集》载本方加当归、黄连、槟榔片、木香名芍药散，治下利脓血、里急后重。

芍药、甘草这一组合在《传信适用方》中名中岳汤，治湿气脚肿、全身疼痛；在《朱氏集验方》中名去杖汤，治脚弱无力、行步艰难；《岁时广记》

用白芍、甘草，按5：1之量，治脚气肿痛；《单方验方调查资料选编》用赤芍、生甘草，按（5～10）：1之量，治急性乳腺炎……推广运用不一而足。

现代研究表明，芍药甘草汤主要有松弛骨骼肌、解痉镇痛、抗溃疡等作用，适用范围十分广泛。笔者总结前贤之经验，将本方用于急慢性痛证、消化系统疾病和老年病，效果甚佳。

吾师郑家本擅长用此方治急性病症。如治三叉神经痛患者王某，用白芍60g，甘草10g，加刺蒺藜、白芷、葛根、地龙、全蝎，8剂而愈；治胆石症患者杨某，白芍90g，甘草10g，加酒大黄、虎杖、鸡内金等，10剂排除1cm大小结石数枚；治胆道蛔虫症患者陈某，白芍60g，甘草10g，加乌梅、炒川楝、酒大黄等，1剂腹痛大减，3剂排蛔虫30多条；又治肾绞痛患者段某，白芍60g，甘草10g，加木通、延胡索等，服药2小时痛减，数剂而愈。特别是家本先生自创之"昆海排石汤"治疗尿路结石，以本方加昆布、海藻、桃仁、红花等，治泌尿系结石数百例，排石率达85%。

治疗头面部疼痛，特别是血管神经性疼痛，以赤白芍各30g，甘草6g为主，配白芷、川芎、葛根、全蝎、蜈蚣、蜂房等，效果十分理想。治青春期痛经，特别是中学生学习紧张导致的痛经，以赤白芍各30g，炙甘草10g，加失笑散、郁金等，一般使用3～4个月经周期便愈。

消化系统疾病多虚实夹杂，且病程日久，治疗宜攻补兼施、寒热并用、升降勿过，即"治中焦如衡，非平不安"。笔者常以赤白芍各30g，甘草6g为主，治消化道溃疡及其炎症，随寒热虚实之不同而加减变化。寒症去赤芍，加桂枝、良附丸之类；热证加虎杖、白花蛇舌草、柴胡之类；虚症去赤芍，用炙甘草加四君子汤；实证加酒大黄、枳实、槟榔片等。对慢性溃疡病，以赤白芍各100g，白及120g，共为极细末，每次5g，饭前1小时服，日服3次，效果甚为满意。

慢性肠炎、肠道易激综合征，多见便秘、腹泻交替出现，病程长，一般治疗效果不佳，特别是滥用抗生素后，菌群失调所致慢性肠炎。笔者曾治一中学生，近两年大便不成形，一日数次，大便常规及细菌培养均为阴性。追问病史，患者曾在2年前大剂量使用抗生素治疗阑尾炎，尔后每服用抗生素则腹泻加重，诊为菌群失调。拟赤白芍各30g，生甘草6g，陈皮10g，白术、藿香各12g，6剂而愈。对慢性肠炎、肠道易激综合征亦可用芍药甘草汤为主加健脾燥湿理气之品治之。

据芍药甘草汤缓急止痛且性味平和的特点，可将其广泛用于治疗多种老年病，特别是血管平滑肌痉挛导致的组织缺血缺氧所致的症状，治疗多事半功倍，得心应手。如冠心病，重用赤芍 30～60g，炙甘草 6～10g，加丹参、琥珀等；骨质增生，用赤白芍各 30g，炙甘草 6g，加葛根、丹参、水蛭、骨碎补等；前列腺增生，用赤芍 30g，生甘草 6g，加琥珀、车前子、水蛭、桃仁等。对于老年性习惯性便秘，不少患者用果导片、黄连上清丸之类，以图一时之快，然犹如以油救火，便秘日重。笔者以白芍 30～40g，生甘草 10g，加四妙勇安汤治之，多在服药 2～3 剂时顺利解便，且无便后燥结之虑。此方对阴虚、气滞、食阻之便秘，亦应手取效。

有文献报道，以芍药甘草汤治疗不安腿综合征临床效果好，为首选方。笔者受此启发，对老年肌肉颤动、胀痛、酸软麻木之症亦多以芍药甘草汤治之，疗效显著。

仲景所创芍药甘草汤这一基本方，深受后世医家喜爱，且逍遥散、柴胡疏肝散、达原饮、防风通圣散、胶艾汤、八珍汤等数十首名方中都含有这一基本方。该方临床运用范围十分广泛，凡骨骼肌痉挛、肌痛、神经痛及因平滑肌痉挛引起的内脏疼痛等均可使用。经长期临床证实，其缓急止痛的效果十分令人满意，用之得当，常有立竿见影之功。

——本文作者郑祥本，刊载于《光明中医》1999 年第 5 期

跟师心得　悟出真谛

郑家本主任中医师，学识渊博，著作颇丰，医技娴熟，疗效甚佳，有口皆碑。我从郑师学习多年，特别是 1996～1999 年跟师临床学习的这三年里，伴师应诊，跟随左右，耳濡目染，收获颇丰。

郑师出身于中医世家，加之勤奋好学，在长达数十年的医学实践中，始终坚持理论与实践并重、继承与创新并举的治学方法，不仅研读《黄帝内经》《伤寒论》《金匮要略》《医宗金鉴》等医经典籍，而且对《温病条辨》《温疫论》《妇人大全良方》《证治准绳·女科》《济阴纲目》《傅青主女科》《血证论》《幼幼集成》等大量医籍亦深入研读，同时还自费长年订阅全国发行的中医杂志数十种，吸取其最新学术成果。郑师的言传身教、治学经验对我启迪颇大，受益终身。

学术经验　薪火承接

我在三年跟师学习的过程中，完整领会了郑师对一年四季的时令病、常见病、多发病的诊治方法及常规治疗措施，以及他诊治疑难、危重、罕见病

的独特而宝贵的经验；尤其注重探索并悟出郑师疗效高的真谛所在，誓将其发扬光大。现将跟师传承之心得，举例如下：

妇科中的各种炎症是常见的多发病，特别是农村妇女患此病者更为普遍。此类病在中医妇科教材中无成套完整的章节集中介绍，分见于经、带、产诸疾之中，因而其辨证论治的讲解重复而杂乱，不易掌握并运用于临床。郑师根据妇科中各种炎症多见于热毒炽盛的共同病机，选清热解毒、活血止痛之功效的四妙勇安汤加土茯苓、虎杖、酒大黄、白花蛇舌草、重楼、茜草等组成专方。三年跟师所见，用此方治疗各种妇科炎症，如前庭大腺炎、幼女外阴炎、子宫颈炎、老年性阴道炎、急性盆腔炎等两千余例，疗效颇佳。我近年推广运用此方，治疗各种妇科炎症 800 多例，都能立竿见影，深受患者的欢迎。

肺炎喘嗽是儿科多见的急重症，我过去多用西药治疗。跟师后，见郑师对此病采用自拟的纯中药制剂"肺炎合剂"（由青黛、海蛤粉、麻黄、杏仁、石膏、甘草、虎杖、鱼腥草、酒大黄等组成）治疗，发现它具有疗程短、疗效好、花钱少、患儿易接受等优点，由此我深切感悟到中医药对急重症同样疗效极佳的临床经验。我将其推广运用近三年，采用"肺炎合剂"治疗肺炎患者 100 余例，均获得令人满意之效果，不仅治愈了患者，我亦尝到了中医药疗效的"甜头"。

尿路、肝胆结石患者近年来逐年增多，结石病绞痛发作时患者痛苦万分，且易反复发作，严重影响患者的生活和工作。经多年探索，郑师研制独创出"昆海排石汤"并将其广泛用于各种结石病，其疗程短，疗效高，费用低，深受广大患者的好评。在三年跟师诊疗的过程中，我们治愈此类患者 300 余例，他们中不仅有本地患者，而且外地远道慕名而来的患者也不少，这足以说明郑师对结石病的诊治成效得到了患者及社会的肯定。

三年跟师期间，郑师救治危重病患者近百例，大多数已转危为安。如1996 年 8 月 5 日，我随郑师为一位生命垂危的肺性脑病患者出诊。患者魏光蜀，男，70 岁。住某院治疗半月余，疗效不佳，自动出院。刻诊：喘息气微，不省人事，神昏谵语，撮空理线，呼之不应，舌红绛无苔，脉细数。患者家属已做好后事安排。郑师对此胸有成竹，他根据温病热入心包、痰蒙神窍之病机，拟清宫汤合涤痰汤加减，2 剂后患者即神清喘减；调治半月后，患者已能来门诊续诊；连续诊治 3 个月，患者已能恢复修理钟表的工作。类似此类病证的病情描述，过去我只从书本中看过，今见到郑师用纯中药治疗此类病之全过程和经验，无疑使我对今后救治危重病充满了信心和胆量。

此外，郑师治疗冠心病、呼吸道感染、肾炎、肾盂肾炎、胆囊炎、胰腺炎、胃炎、消化道溃疡、肝炎，以及各种痛证、血证、妇科疑难杂症等的临床经验，我均认真领会，反复琢磨，探索其奥秘，悟出其真谛。现今我已基本上全部掌握了这些宝贵经验并用于临床，经反复多次验证，确有良效，我的临床诊疗水平也因此有了很大的提高。

郑师在临床处方用药上不守一派，善用时方，对有特效的古方更是情有独钟，如四逆散、麻杏石甘汤、麻黄附子细辛汤、苓桂术甘汤……使用频率很高；对现代人总结的新方亦非常关注，如四二五合方、二仙汤、升压汤等，一经他临床验证确有疗效，即纳入自己的论治方案之中。他还特别注意总结临床经验，独创了一批疗效肯定、有推广价值的自拟方，如乳痈方、胆道驱蛔汤、昆海排石汤、滋水清火止崩汤……我在学会这些验方后，将之运用于临床，效果甚佳。在动物药的使用上，郑师有独到的见解和心得，如对疑难病、血证、痛证及久病患者，每在辨证论治的基础上处方用药时，选加一味动物药，确有事半功倍的奇效。由此可见，师徒相授，薪火传承，确是继承发扬及提高中医临床水平的最好的方式与方法！

总结提高　发扬推广

在三年的师徒薪火相传中，我认真学习郑师的治学及学术经验，在全面继承的基础上加以提高，抓住其独到之处进行认真整理，提取其精华并用于临床，大大提高了疗效，已总结出数篇论文，公开发表于学术刊物，受到杂志编辑与同行的好评和关注。如：

血崩，系指经血非时暴下不止者，其病情急重，若救治失当，势必危及生命，教材多以血热、血瘀、脾虚、肾虚论治。郑师认为血崩非单纯是血热或肾虚所致，临床所见因虚火致崩者居多，故立"虚火崩漏"学说，并据其理创立"滋水清火止崩汤"，疗效颇佳。我将此方用于临床，治疗功能性子宫出血、人流术后及产后恶露不尽、老年性阴道出血、子宫肌瘤出血患者90余例，无不收效。例如用郑师自拟的"滋水清火止崩汤"加地骨皮、地榆治疗子宫肌瘤出血。患者郭某，女50岁，阴道出血淋沥不尽两月余，经B超检查发现子宫肌瘤多个，拟"滋水清火止崩汤"加地骨皮、地榆，3剂血止。而郑师原拟该方中并无地骨皮、地榆，我多次在郑师的原拟方中加入这两味药，效果更佳，后郑师也多次将这两味药加入该方，确实大大提高了疗效。现郑师已正式将地骨皮、地榆列入"滋水清火止崩汤"之中。因此可以说，现在发表的"滋水清火止崩汤"是我们师生共同的成果。故我将其经验总结整理成论文《郑家本拟滋水清火止崩汤治疗血崩经验》，发表在国家级刊物《中国中医急症》1999 年第 2 期"名医精粹"栏目中。此文受到安浚编辑的好评，出于对此文的重视，他在亲自对文章修改完善的基础上在作者栏增署其名，这无疑对郑师临床经验的推广运用及学术交流增添了力度与效果。

心、胆、肾绞痛，其病势急、疼痛剧、病情重。如今，此类患者多就诊于西医急诊科。郑师根据数十年的临床经验，总结拟出"二散芍甘汤"（芍药、甘草、五灵脂、蒲黄、川楝子、延胡索）治疗各种内脏绞痛，均收到立竿见影的效果。该方中延胡索、川楝子行气止痛，五灵脂、蒲黄活血祛瘀止痛，芍药、甘草缓急止痛，共奏行气祛瘀、活血通络止痛之功能。我据此在临证时再按病位及寒热之不同，加味治疗心、胆、肾绞痛 60 余例，均收到令人满意之效果。我还将此经验总结为论文《郑家本运用二散芍甘治疗心、胆、肾绞痛的经验》，发表于《北京中医》杂志 1998 年第 4 期，并被邀参加全国痛症学术研究会进行学术交流。我受郑师的启迪，悟出其真谛，推广发挥其经验，采用"二散芍甘汤"治疗盆腔瘀血综合征、子宫内膜异位症所致的痛证，均药到痛止，收到令人满意之效果。如患者张某，女，35 岁，痛经十余年，经某院诊为"子宫内膜异位症"，先后经多地多次治疗无效，每次经至即腹痛难忍，患者痛苦万分。我拟"二散芍甘汤"加丹参、川芎、茜草，3 剂患者痛止。嘱其每次月经来潮前 3 天服此方，连续调治 3 个月经周期后，痛经不再发生。已观察 2 年，患者痛经痊愈。

小儿传染病所致高热，其病势急骤，险象丛生，变症多端。对此类病证，郑师在辨证处方之中加用大黄，以急下存阴、救治患者，其意在釜底抽薪，给病邪以出路；因此，缩短了病程，提高了疗效，防止了传变，减轻了经济负担和患儿的痛苦，深受家长赞誉。我按郑师的经验，屡试屡验，无不应手取效，故撰论文《郑家本治疗小儿高热运用大黄的经验》并发表于《安徽中医临床杂志》1998 年第 3 期，将之总结推广，造福于大众。

此外，在郑师的指导下，我还总结发表了《八珍汤双向调治月经病》《郑家本升降散治疗小儿出疹性传染病经验》《补中益气汤治产后病举隅》《二仙汤治妇亦疗男》《滋肾调经法在不孕症中的临床运用》《四逆散在月经病中的临床运用》《活络效灵丹在妇科中临床运用》等学术论文，既总结发扬了老师的学术经验，又通过与同行进行学术交流，达到了逐步提高自身学术水平的目的。

根据《万县市委组织部　万县市人事局关于依靠专家力量培养跨世纪科技人才工作的意见》的文件精神，我被列为跨世纪科技人才培养对象，三年来在郑师的精心传授和自己的勤奋努力下，已圆满完成《万县市培养跨世纪人才协议》所规定的各项任务，既继承了郑师的学术经验，亦总结发扬提高了其学术思想和临床水平。

——本资料摘自于奉节县中医院陈晓霞副主任中医师
《培养跨世纪科技人才情况总结》一文

继承创新家族学术思想
——郑氏五代崩漏治疗经验

崩漏是中医妇科常见病、疑难病之一，西医称"无排卵性功血"者，属崩漏的范畴。余出身郑氏中医世家，高祖郑钦安（曾祖郑仲宾之义父）、曾祖郑仲宾、祖父郑惠伯都是全国著名中医，幼承庭训，师承伯父郑邦本、父亲郑家本，一脉相传。集郑氏五代"崩漏"治疗经验，奉献同仁。

高祖郑钦安（1824—1911），清末著名伤寒学家，著《医理真传》《医法圆通》《伤寒恒论》等专著。对崩漏论述亦精湛，如《医法圆通》曰："崩证一条，有阳虚者，有阴虚者……阳虚者……大剂回阳饮、甘草干姜汤之类，切切不可妄以凉血、止血之品施之。阴虚者……十灰散、凉血汤之类，切切不可妄用辛温，要知此刻邪火动极，俟火一去，即宜甘温甘凉，以守之复之，又不可固执。须知道血下既多，元气即损，转瞬亦即是寒，不可不细心体会。"由此可见，其论理之精，辨证施治之准，归转分析之透。特别是两处"切切不可"之忠告！既警示后学，亦体现其学验俱丰。余宗其法，指导临床，得心应手，受益颇深。

曾祖郑仲宾（1882—1942），幼年习医其义父郑钦安，后毕业于京师大学堂（北大前身），精通医经，德艺双馨，为一代"儒医"，擅长治温病、血证，著《枕中宏宝》，全国名医李重人、郑惠伯、向蛰苏等均出其门下。其对崩漏疗效尤佳，例如载于《四川中医函授》的一则验案：患者肖成清，女，32岁，1927年农历八月初十上午10时许出诊。患者阴道大出血3天，经数医诊治无效，至病家时，家属正忙碌着操办后事。症见：面色如蜡，目光呆滞，语音低微，虽值酷暑，仍身着棉衣，床上除棉絮之外，还加有棕褥，血液浸透至床底，舌淡，脉沉细无力。曾祖沉思片刻，用上等人参一两，鹿茸五钱，并叮嘱人参浓煎频频喂服，鹿茸研极细末，每服一钱。患者家属粗通医道，时值酷暑，不敢服用大补大温之品，故又另邀数医商议，众医称"服此方药，即死无疑"，因而迟迟未服此药。时值午后，患者出血更甚，病情更加危重，故又接曾祖出诊，诊毕曾祖叹息道："此病气随血脱，不用补气塞血之人参，生精养血之鹿茸，命在旦夕，快服药吧！"病家在"死马当成活马医"的情况下，频频喂服浓煎人参汁，并兑服鹿茸粉一钱。服药不过两炷香的时间，阴道出血逐渐减少，患者慢慢睁开眼睛，要求继续服药。一剂药服毕，翌晨阴道出血止。后经曾祖用参桂鹿茸丸、归脾丸、紫河车等以善其后，调治3个月，痊愈康复。该患者直至1978年10月因脑溢血抢救无效病故，享年83岁。余学用此"塞流"之法，无不立竿见影。在20世纪20年代，我国西医药尚未普及，如此大失血的危重病例完全用中医中药治愈的事实，使我们坚定了中医中药能治急症、重症、危症的信心和决心！

祖父郑惠伯（1913—2003），习医于郑仲宾，全国首批老中医药专家学术经验继承指导老师、享受国务院政府特殊津贴专家、主任中医师。其擅治温病、血证、急重症，对崩漏疗效甚佳，如载于《首批国家级名老中医效验秘方精选》中自拟"加味二仙汤"验方。该方由仙茅、仙灵脾、当归、知母、巴戟、黄柏、枸杞、五味子、菟丝子、覆盆子组成，功能滋肾阴、温肾阳、调冲任，主治功能失调性子宫出血。加减：治疗崩漏出血较多、血虚者，加阿胶、艾叶；血热加地榆、槐米、仙鹤草；血瘀加三七、丹参、益母草；气随血脱加红参、龙骨、山茱萸；脾气虚加黄芪、党参、白术；冲任虚甚者加鹿角胶、龟板胶；肾阳虚加附片、鹿茸；肾阴虚去知母、黄柏，加女贞子、旱莲草。另外，可用定坤丹为辅治疗，以补冲任、化瘀血。如治付某，42岁，1988年9月13日初诊，近两年来多次出现崩漏不止。此次阴道出血已两月，崩、漏交替出现，血崩时伴有血块，不能行动，动则血量增多，只能平卧，崩后则淋沥不净，面色无华，心悸，头晕耳鸣，腰膝酸痛，舌嫩淡，脉细无力。西医诊断为"功能失调性子宫出血"，经治效果不佳。此乃肾气虚衰，冲任不固，气血两亏。治当滋肾阴、温肾阳、调冲任、益气血，选加味二仙汤治疗。方药组成：黄芪20g，仙茅、仙灵脾、女贞子、旱莲草、仙鹤草、菟丝子、枸杞各15g，巴戟天、覆盆子、当归各12g，五味子10g。患者服上方3剂，出血量大减。继用上方去仙鹤草，加阿胶、艾叶，并加用定坤丹，续服3剂。三诊时患者阴道出血已完全停止，再服上方3剂以巩固疗效。嘱患者每次月经来潮前一周，服本方3剂，以资巩固。后随访，患者功血未再复发。余习用此经验于临床，疗效极好，左右逢源。

伯父郑邦本（1939—），习医于郑惠伯，主任中医师、享受国务院政府特殊津贴专家，擅治温病、血证、疑难杂症。他善用专方治专病，例如在收录于《方药妙用》一书中的《补中益气汤加味治疗血证》一文所述的治崩经验：对崩漏脾不统血兼肾阳虚者，加仙茅、淫羊藿、巴戟天；兼肾阴虚者，加女贞子、旱莲草、鳖甲胶、龟板胶；兼肾阴阳虚者，加鹿角胶、龟板胶。如治李某，女，14岁，月经淋沥不净两月余，经量时多时少，经色淡、质稀，西医嘱"诊刮"而未从，用止血药无效。他医以逍遥散、四物汤、归脾汤等加减治疗效不佳。现症见：气短懒言，面色无华，恶心欲呕，心悸，失眠，舌淡，脉弱细。此乃素体脾虚，损伤脾气，脾虚气陷，统摄无权，冲任失固，不能制约经血，乃成崩漏。拟补中益气汤去陈皮，当归制成当归炭，加茜草炭、仙鹤草、山药，用药3剂后漏血即止。复诊以上方合五子衍宗丸加减治疗，以善其后，随访两年痊愈。余临床学习此经验，疗效颇佳，执简驭繁，易于推广。

父郑家本（1941—），习医于郑惠伯，主任中医师、重庆市名中医、享受国务院政府特殊津贴专家。其承接家传，擅治温病、妇科病、血证、痛证，对崩漏的诊治亦有所创新，疗效甚佳。他在长期临床中发现，不少崩漏是因"虚火"所致，临床所见阴道出血如注，或淋沥不净，色红质稠，阴道灼热，伴心烦易怒、咽干口苦、手足心热、两颧发赤，舌红绛、苔少，脉细数等证候。辨证为肾阴不足，虚火扰动冲任，其本是阴虚，火热是标，故冠名"虚火崩漏"。他认为：本病是因素体阴虚，先天禀赋不足，或化源不足，脾虚不能运化水谷以生阴血，或房劳过度，生育过多，耗伤阴血，或五志化火，真阴亏耗，或温邪久羁，营阴耗损等不同的原因，导致肾阴虚（肾水不足）；因肾水不足，水不涵木，致肝阴不足，肝阳偏亢，藏血失职，或肾水不足，水不济火，致心火独亢，血热妄行，扰动冲任，冲任不固，致使"虚火崩漏"形成。他以"虚火崩漏"立论，并在此理论指导下，拟滋阴降火为法，创制"滋水清火止崩汤"，其方由生地黄、枣皮、山药、女贞子、旱莲草、牡丹皮、黄柏、知母、白芍、地锦草、地榆、地骨皮、茜草组成，以滋肾水、清虚火、调冲任，"澄源""复旧"两法并用。他用此方加减，治疗功能失调性子宫出血568例，痊愈率91.54%，总有效率94.71%。他于1985年所撰论文《虚火崩漏初探》参与中日青年中医学术交流，并收入《中日青年中医论文选》。其胞弟郑祥本、传人陈晓霞运用该方治疗崩漏，屡试屡验，故撰文《郑家本拟滋水清火止崩汤治疗血崩经验》发表于《中国中医急症》杂志，予以推广运用。摘其验案一则：王某，女，28岁，农民，1995年8月10日初诊。于1年前行人工流产术，术后阴道不规则出血，经多方治疗，效果不佳，8月9日突然阴道大出血。现症见：形体消瘦，面色少华，头晕心悸，潮热颧赤，五心烦热，腰膝酸软，心烦易怒，阴道出血甚多、伴有小血块、色殷红，少腹隐痛，舌红绛少苔，脉涩细数。证属虚火崩漏，拟滋水清火止崩汤加减。方药组成：生地黄、山药、枣皮、地骨皮、地榆各 30g，女贞子、旱莲草各 15g，知母、黄柏、牡丹皮、白芍、茜草各 10g，三七粉 6g（吞服），甘草 3g。2 剂，水煎服。二诊：患者阴道出血减少，已无血块，余症同前，效不更方，再进 3 剂。三诊：患者阴道出血已止，阴虚证候减轻，拟大补阴丸加减，调治月余，并嘱禁食辛、辣之物，慎房事。随访：1997 年 10 月患者顺产一男婴，母子健康。吾父此经验用于临床，收效事半功倍。

余与父亲之传人陈晓霞，积极学习前辈们的宝贵经验，并加以探索创新、临床总结，在《中国中医急症》上发表《自拟益气养阴功血汤治疗功能失调性子宫出血 102 例》一文。该方由黄芪、太子参、山药、仙鹤草、煅龙牡各 30g，炒白术、麦冬、女贞子、旱莲草、乌贼骨、贯仲炭、茜草各 15g，芥穗炭 12g，五味子 6g 组成。血热者加生地黄 30g，牡丹皮 12g；肝郁者加柴胡、香附各 12g；血瘀者加失笑散 20g。当出血止后，青春期患者改服六味地黄丸，育龄期患者、更年期患者改服归脾丸和逍遥丸以调整月经周期。治疗结果：痊愈 85 例，占 85.3%；显效 12 例，占 11.77%；有效 5 例，占 4.9%。我们认为，治疗本病首先应"塞流"，以防气随血脱而出现危候，故选黄芪、太子参、山药、炒白术、仙鹤草补气健脾摄血；麦冬、五味子、女贞子、旱莲草养阴益肾，凉血止血；茜草止血化瘀，与芥穗炭、贯仲炭配伍可增强止血、引经、归经作用；煅龙牡收敛固涩止血。全方具有益气养阴、摄血补肾、固冲止血的作用，集"塞流""澄源""复旧"于一方之中，达祛邪、安内固本之目的。

岐黄之术，一脉相传，既有利于继承创新家族学术思想，又能为中医学宝库增光添彩，我等之辈，应承上启下、倍加努力，为振兴中医奉献毕生！

——本文源于郑丽撰文，该文收录于《中国医学创新发展》

（中医古籍出版社 2008 年版）

郑家本临床经验初探

郑家本主任中医师从事中医临床、教学、科研工作 30 余年，本人对其诊病资料进行收集整理，从中选择数种临床常见、疗效显著、所用方药独特的疾病，进行了初步的归纳、分析和总结。

郑师治咳喘多以麻杏石甘汤为主。咳喘为临床最常见病证，初发之时常表现为咳嗽、吐痰，随着病情的发展，可以出现喘气、痰鸣、坐卧不宁等症状，甚至反复发作，经年不愈。郑师认为，此证多系素有痰疾，肺气不利，痰气交阻，肺失宣降所致。一旦气候变化，受寒受热，调理失当时，容易诱发，特别是婴幼儿、老年体弱素有慢性支气管炎、肺气肿患者更是易发。治疗时以宣降肺气、化痰清肺为主，首选麻杏石甘汤合黛蛤散加减，不论新感、复发，但见咳嗽即投，加减应用，效果明显。兼外感加荆芥、防风、薄荷、苏叶；咳重加百部、紫菀、桔梗、前胡；热重痰黄加重楼、鱼腥草、连翘、黄芩；痰多喘甚加苏子、葶苈子、大枣、鲜竹沥、代赭石；喘甚加沉香、代赭石、磁石、白果；此外，虚人用蛤蚧、肉桂、太子参。

郑师治肝病，从气机着眼，用四逆散加减。他认为，肝胆疾病多以气机不利、疏泄失常为其主要病机。病因多为湿热病毒所致。治疗时以疏肝利胆、调理气机为主，同时清解肝胆湿毒。对肝炎病久、肝硬化所致气、血、水运化失常之证，分别加以散结、活血、利水之法。郑师治疗肝胆及消化系统疾病首选四逆散。常用处方为柴胡、垂盆草、青蒿、枳实各15g，赤白芍、丹参各30g，虎杖、白花蛇舌草各20g，酒大黄6g，土茯苓60g，甘草3g。加减：黄疸者加茵陈、栀子、龙胆草、白茅根；脾虚腹胀食少者加白术、厚朴、广木香、焦三仙；肝硬化气滞血瘀明显者，加鳖甲、延胡索、川楝子、桃仁、青皮、郁金；血瘀水停，腹水明显者，加水蛭、泽兰、地龙、全蝎、白茅根；降转氨酶用五味子、枣皮，重用垂盆草。

郑师治肿块瘿瘤，重视内消，海藻、甘草并用。海藻与甘草相反，伍用二药能产生毒副作用，这在中医理论中已有明确论述。但郑师经过多年的研究探索，并进行多次亲身试验，发现只要用量比例适当，反而能更好地发挥其治疗作用，如用于结石、肿瘤、淋巴结核等疑难重症的治疗，每获良效。处方中常用海藻15g，甘草3g，伍用二药比例为5∶1时，疗效最好。常用消肿散结处方：海藻、枳实、山楂各15g，甘草3g，鳖甲、炮穿山甲各10g，川芎20g，丹参、赤芍、牡蛎各30g。结石常加昆布、琥珀、冬葵、鸡内金、桃仁、红花、滑石、川牛膝、海金沙等；肿瘤结块加白花蛇舌草、半枝莲、皂角刺、蜂房、全蝎、水蛭、蜈蚣、黄药子；乳腺肿块加路路通、丝瓜络、青皮、浙贝、香附、橘核等；淋巴结核加夏枯草、浙贝母、钩藤、白花蛇舌草等。

郑师治皮肤病，以虫类药搜风，配用麻黄连翘赤小豆汤。皮肤病多表现为皮肤瘙痒、斑疹、渗出、皮损、颜色改变等，多由细菌、真菌、病毒感染，或内分泌失调、变态反应等引起。郑师常结合现代皮肤病学和中医理论进行辨病、辨证施治，每获良效。他最常用的处方为仲景之麻黄连翘赤小豆汤加虫类药；常用药物为连翘 20g，赤小豆、地龙、蜂房各 15g，酒大黄、甘草6g，荆芥、蝉蜕、麻黄、防风各 10g，乌梢蛇、紫草、赤芍各 30g。加减：热毒重加羚羊角（或水牛角）、生地黄、玄参、牡丹皮、金银花、龙胆草、重楼；湿毒重加虎杖、土茯苓、苦参、地肤子、蛇床子、龙胆草；风邪重加防风、全蝎、蜈蚣；疼痛较重加全蝎、蜈蚣，并外用紫金锭，用醋调外敷。

以上所述，虽难以全面反映郑家本主任医师精深的理论渊源和广博的医学知识，但因其临床治疗效果显著，今总结出来，可供青年中医学习和借鉴。

本文的写作得到郑家本老师的指导，在此表示感谢！

——本文作者为曾凌文，刊载于《实用中医药杂志》2000 年第 3 期

郑家本治疗小儿高热运用大黄的经验

郑家本主任中医师擅长治疗内、妇、儿科疑难危重症，特别是小儿传染病高热。该病发病急骤，险象丛生，变症多端。郑师在临床中，常以大黄急下存阴，治病留人，取"釜底抽薪"之意，给病邪以出路，效果甚佳。

郑师认为，小儿传染病高热乃因儿童形气未充，肝常有余；多以食、湿、痰、火为因，以实热证候为主，病变有急、重、险的特点；治疗宜在辨证施治的基础上加"去菀陈莝"之品，取"将军"（喻指大黄）攻城野战之特性，过关斩将，通腑泻实，便通热自退。郑师用大黄于小儿传染病高热，一般用量为 3～6g，最大剂量 10g；需急下存阴者生用，有脑膜刺激征者生用，缓下用酒大黄（即熟大黄），虚实夹杂用酒大黄；煎煮常以后下，只煎 5 分钟为宜。

1. 湿温（伤寒）　病案见本书《大黄救人　屡建奇功》一文。

2. 疫毒痢（中毒性痢疾）　高某，女，3 岁半，1976 年 7 月 15 日初诊。患儿高热烦躁，惊厥 3 小时，下痢赤白 1 天。前医已投葛根芩连汤加味 1 剂，效果欠佳，巡回医疗时遇诊。诊时见：患儿发热，体温 41.5℃，烦躁哭闹不休，神昏惊厥，呕吐频频，下痢赤白无度，小便赤少，舌红、苔黄厚，脉滑数，指纹暗紫直达命关。此乃毒邪内闭之疫毒痢。急投清热解毒、泻腑开窍之剂，在前医葛根芩连汤方中加生大黄。方药组成：生大黄、黄连各 6g，葛根、金银花、赤芍、地锦草、马齿苋、僵蚕、地龙各 10g，钩藤 30g，甘草3g，羚羊角 1g（另煎兑服）。水煎，频频喂服。次日再诊：体温降至 37.8℃，

服药 4 小时泻出奇臭粪便数次，烦躁呕吐减轻，惊厥已止，神志清醒，舌红苔黄，脉数。原方生大黄改为酒大黄 4g，再进 3 剂。后用生脉饮合六君子汤调理半月痊愈。

按： 疫毒痢内闭之证，病情急险，失治、误治均危及生命。前医施治重在扬汤止沸，故效果不佳。郑师借原方加生大黄一味，通因通用，抽薪止沸，急下存阴，既可防止外脱，又顷刻间热退惊止而正安。大黄功不可没。

3. 暑温（流行性乙型脑炎）病案详见本书"医案实录"篇。

——本文作者为郑祥本、陈晓霞，刊载于《安徽中医临床杂志》1998 年第 3 期

第八篇

诊余漫笔

🔓 篇首语

　　家本先生临诊之余，将偶得体会漫笔随记，笔耕不辍。关于养生之道，他撰有三文《读内经 谈养生》《睡眠的养生之道》《老年养生三字诀》。在编撰《医中百误歌译注》文稿中圈点勾画，满满的是他千锤百炼修改的字迹，终成"医家误""病家误""旁人误""药中误""煎药误"医中百误歌译注。家本先生常在读报感怀后随思随记，推敲成文，对己对人都有裨益。

读内经　谈养生

　　《素问·上古天真论》载："上古之人，其知道者，法于阴阳，和于术数，食饮有节，起居有常，不妄作劳，故能形与神俱，而尽终其天年，度百岁乃去。"我的感悟是：此语是养生保健、延年益寿的根本和行为准则。想要保持身体的健康，就要遵循一定的行为准则，适应自然环境的变化，在情志、饮食、起居、劳逸等方面要有节制，这样方可避免疾病的发生，达到健康长寿的目的。养生保健十二字诀"养好心，管住嘴，迈开腿，睡好觉"，如今已成为人们养生保健的共识和行动指南。

　　《素问·上古天真论》亦载："恬淡虚无，真气从之；精神内守，病安从来。"从中我感悟道：养生十二字诀中的"养好心"，是管住嘴、迈开腿、睡好觉的前提与保证；心养不好，就难以轻松自然地管住嘴、迈开腿、睡好觉。因此，养生保健，养心第一！

一、心神要静

　　《素问·移精变气论》载："得神者昌，失神者亡。"即指心神要静。中华中医药学会首席健康科普专家马有度教授在《趣谈养生保健》中指出："怡情养生贵恬静。"也就是说：七情六欲，人皆有之，但不要过，过之即病。如何才能不过之呢？只有静心以养神，达到生理和心理的平衡，即《灵枢·本脏》所载"志意者，所以御精神，收魂魄，适寒温，和喜怒者也……志意和则精神专直，魂魄不散，悔怒不起，五脏不受邪矣"，只有做到"内无思想之患"，才能排除七情过之对肌体气血的干扰，从而达到气血终保流畅与平衡之目的。现代研究发现，当人的身心都入静之时，人的脏器、组织、肌肤及心血管、神经等系统，都处于相对的松弛状态，此时人体的气血调和、经脉流畅、脏腑功能活动有序。通过这项研究，可以证明心静养神有调节人体气血运行的作用。笔者认为，气血为生命之本，气血失畅失调、气滞血瘀是衰弱、疾病、病故的重要原因。中医学一贯主张"药养不如食养，食养不如精养，精养不如神养"，"神养"是最好的养心方法，想要健康长寿，请君先要心静养神！

二、心灵要善

心灵要善，即要积善养德之意。古有"养生莫若养性，养性莫若养德"之训。《三字经》第一句即是"人之初，性本善"我的感悟是："养德"即是心地善良，善言善语，善行善施，与人为善，扶弱济困，量力而行，勿以善小而不为，或出人力，或施钱物，助人为乐；在社会上，要遵纪守法，善待众生；在家庭中，要孝敬长辈，关爱配偶，善教子女。总而言之，一切从善出发，永走善路，多办善事，共享善乐，这正与当今国家倡导的"和谐社会"理念有异曲同工之妙。古人曰：仁者康，仁可长寿；德者寿，德可延年。由此可见，积善养德是养生的重要内容。

三、心胸要宽

心胸要宽，是指心胸宽畅之意。人在世上，凡事要看得开，遇事不要斤斤计较，做到荣辱不惊，尽量保持平和之心。遇到顺事、喜事、好事，不大喜过望；遇到逆境、哀事、坏事，不大惊大恐，不大悲大忧。总之，大事小情，悲哀喜事，从容应对，过之释怀。

否则，就会自寻烦恼，五志过极，而伤五脏。如：①喜伤心。《儒林外史》中范进中举的故事，就是喜过伤心的典型例子。②怒伤肝。《三国演义》中"既生瑜，何生亮？"三气周瑜的故事，是怒伤肝的典型例子。生气乃百病之源，现代研究发现："人生气10分钟就会大量消耗'人体精力'，其消耗的精力不亚于参加一次3000米赛跑所消耗的'人体精力'。更为可怕的是，人生气时体内分泌的化学成分变得非常复杂，并且有较强的毒性。另据研究：将含人生气时呼出气体的水溶液注射到大白鼠体内，几分钟后这只大白鼠就死去了。"由此可见，发怒、生气对人体的危害之大。③恐伤肾。民间有句俗语叫"被吓得屁滚尿流"，此语确有其理论依据，在中医学看来，此乃"恐过则气下"，气下则大小便失禁。国外曾报道：美国佛罗里达州发生龙卷风，把一群猪崽卷到了空中。这些猪崽被卷到了千米之外的地方，风过后，人们把幸存的小猪送回猪场。可是从此以后，一件奇怪的事情发生了，这些猪崽没有一只继续长个子，也没有一只发情的猪。这是为什么呢？猪世世代代在陆地上行走，在它们的遗传基因里，从来就没有过在空中飞舞的感觉，龙卷风把它们卷到了高空中，它们都惊恐吓坏了，故都伤了"肾"，中医有"肾主生长"之说，所以这些猪自然没法长个、继续发育了。由此可见，惊恐伤肾。④思伤脾。《红楼梦》里的王熙凤，"机关算尽太聪明，反误了卿卿性命，"她对谁都精明地算计着，最后她的心机重得把自己的健康也算计没了。不难看出，思过伤脾，思虑过度等于慢性自杀。⑤悲伤肺。《红楼梦》中的林黛玉，性情孤僻，多愁善感，稍有不适就暗自哭泣流泪，终伤肺患肺痨而死，此乃悲过伤肺的典型例子。

现代研究表明：心胸狭窄，心理失调、失衡时，体内会发生一系列变化，如交感神经兴奋性增强，导致失眠、血压升高、血清素的活性水平降低，因而引起机体免疫功能紊乱、大脑机能失调、抗病能力下降……故疾病丛生。前苏联著名生理学家巴甫洛夫说："一切顽固而沉重的忧郁和焦虑，足以给疾病打开方便之门。"总之，对待任何事，不管是好事还是坏事，既要拿得起，更要放得下；亦只有放得下，才能心胸宽畅；只有心胸宽畅，才能身心健康。

马有度教授在《趣谈养生保健》中说道："要想预防这众多病症，都必须注意调和七情（喜、怒、忧、思、悲、恐、惊）。经常保持乐观的情怀，保持稳定的情绪，就是养生防病的法宝。我奉劝诸君一定要牢记：若欲防百病，时时调七情。"马教授还说："心地善良，心胸宽广，既可以促进健康，又可以活得快快乐乐。"在此我请问诸君，您何乐而不为呢？

四、心扉要亮

心扉要亮，是指向别人诉说自己的苦衷。马有度教授倡导以"诉"吐"忧"宣泄排忧法。不要积压心事，要把不悦、不快之事及时向亲友或心理医生倾诉，保持心扉敞亮，方能气血畅通，五脏和谐，则百病不生；反之，心事重重，日积月累，忧思成疾，百病丛生。

此外，还要遇事公心，公生明、生廉，心明则路正，廉洁则坦然，眠食俱佳，助健益寿。

做到以上养心四要，就能养好心。《素问·灵兰秘典论》指出："心者，君主之官，神明出焉。"心养好了，定能管住嘴、迈开腿、睡好觉，如此定能达到养生保健之目的。因此说：养生先养心，莫失宝"黄金"，诸君若笃行，福寿康宁人！

——本文系郑家本 2015 年 4 月 28 日在夔蓉老年养生保健协会所做的
养生保健讲座讲演稿

睡眠的养生之道

睡眠是人体的一种主动过程，可以恢复精神和解除疲劳。人生大约有1/3的时间在睡眠中度过，因此说：睡眠的养生之道是值得了解和重视的。

据世界卫生组织调查，全球有27%的人有睡眠障碍，成年人的失眠患病率高达57%，老年人失眠率更高。失眠会造成第二天精神不振、疲乏无力、动作不协调等诸多症状，若长期失眠则会出现记忆力、工作效率下降，注意力不集中，正常生活受到影响等诸多的不良后果。目前，失眠已成为影响现代人健康的一个重要问题，不仅影响人的情绪，甚至影响人的免疫系统。更为重要的是，失眠往往是身体潜在某种疾病的外在表现形式之一。

古往今来，人们一直十分重视睡眠养生。民间早有"不觅仙方觅睡方"的谚语。我国古代医家称睡眠为"养生之要务"，现代医学家称睡眠是"自然康复剂"。莎士比亚曾把睡眠比作是"生命筵席上的滋补品"，鲁迅亦称睡眠是"最好的营养品"。可见古今人们对睡眠的高度重视。

现代医学科技的进步，更加证实了中医学传统睡眠养生的科学性。有研究证实：睡眠过程不仅是神经系统、运动系统的休息状态，还是人体很多系统积极工作的过程。人体的新陈代谢，白天分解大于合成，以耗散为主；夜间合成大于分解，以聚能为主。夜间合成是为人体储备能量，以供白天利用；同时，还要将白天代谢的残余废物加以处理，供大脑皮层细胞得以代偿性补给，使四肢百骸、肌肉、筋脉得以舒张，消除疲劳，此时自我免疫系统、自我康复系统都在进行大量的积极调整、修复。由此可见，充足的睡眠之后，人们便会感到神清气爽、精力充沛、体力倍增，某些小病也会不药而愈。

我们必须明白，睡眠养生有不少学问。首先要养成定时睡眠和定时起床的良好习惯，居室环境要安静，温度要适宜，空气要流通，室内光线不宜太强，最好关灯睡眠。床上用品要适宜，被褥要软柔舒适，经常晾晒，勤拆勤洗。睡眠时心态要平静，切忌忧虑恼怒，要做到恬淡虚无，心神安定。注意睡眠前少吃饮食，晚餐不要吃得太晚、太饱，否则不易入睡，即使入睡也不能熟睡，中医有句名言"胃不和，夜不寐"就是指此而言。睡前不宜饮咖啡、浓茶或含有兴奋剂的药物，以免引起大脑过度兴奋而影响睡眠。睡前可喝牛奶、豆浆，有安神镇静的功效；喝点白开水，达到稀释血液的作用，以防血液滞缓引起阻塞。临睡前避免看刺激性强的影视片、听噪声大的音乐，临睡前不要进行跑步、打球等剧烈活动，以免使交感神经兴奋，脏腑代谢率增强而不易入眠。睡前散步30~60分钟，有利于提高睡眠质量。睡前刷牙、洗脸并用热水泡脚，并按摩涌泉穴，具有疏肝明目、安神入眠之效。睡眠时最好取右侧卧位，这既可使全身骨骼肌肉都充分放松，又可使劳累一天的各个器官得到很好的休息，还可避免右肺和纵隔对心脏的压迫。切忌张口睡眠，以免肺受冷、热空气和灰尘等的刺激，有损健康。蒙头、手压胸前睡眠，既睡不安稳又影响空气的交换而形成缺氧状态，使第二天头昏脑涨，凡此不良习惯，要及时纠正。由于地球轴心为南北，东西向旋转，故睡眠时头朝东与地球旋转方向恰好一致，身体得以放松，使人感到舒适而充分地睡眠。

还要坚持睡"子午觉"，提高休息睡眠的质量。何为"子午觉"呢？就是"子觉"和"午觉"。"子觉"是指子时23时到凌晨1时的两小时，此时是阴阳大会、水火交泰之际，称为"合阴"。这段时间是一天中阴气最重的时候，最能养阴，睡眠效果最好，可达到事半功倍的作用。"午觉"是指午时即中午11时至13时的两小时，这段时间也是阴阳交接之时，称为"合阳"，是一天中阳气最盛之时，此时养阳最好。所以说：午休也是很好的睡眠养生，但午睡不宜过久，以免影响晚间睡眠。特别是老年人，随着能量和体力的减弱和衰退，不仅要保证睡眠时间，更应讲究睡眠质量，有助于提高我们的身体素质。在某种意义上讲，充足甜甜的睡眠是健康长寿的根基所在。因此，敬请诸君笃行睡眠养生之道！

——本文系家本先生的养生讲座讲稿

老年养生三字诀

人变老，是规律，体渐弱，自然理，生老死，无法抵，眨眼间，去乐极。
要长寿，靠自己，活百岁，不稀奇，忌无知，养良习，送几句，望君记。
退休后，要自立，快适应，莫迟疑，心胸宽，淡名利，莫自卑，勿攀比，
左不看，右不比，少问政，忘过去，放架子，从头起，老百姓，其中一。
与同志，讲和气，戒傲慢，俗事弃，不记仇，勿多疑，自足乐，保贵体。
烦恼事，莫要急，沉住气，冷处理；高兴事，忌狂喜，乐极悲，要警惕。
仪表整，勿失礼，与人善，人帮你，随潮流，莫孤僻，与时进，天天喜。
讲卫生，莫忘记，粗布衣，常换洗，勤洗澡，病菌离，季节变，时更衣。
室内洁，无污迹，常开窗，换空气，被褥单，阳光浴，餐厨具，消毒齐。

广交友，觅知己，海内外，谈天地，多交流，重友谊，讲和谐，睦邻里，
亲友间，多联系，常来往，增情谊，避口舌，免嫌疑，相互帮，要尽力。
爱好广，由自己，有条件，旅游去，湖塘畔，可钓鱼，养花草，闲情怡，
勤用脑，开卷益，多撰文，头脑灵，有兴趣，写回忆，有专长，操画笔，
练书法，静心气，爱好广，摄影去，唱小曲，奏乐器，清水边，眼观底；
操微机，玩游戏，网上聊，别痴迷，听小说，电台里，看电视，新闻奇，
不赌博，下盘棋，车马炮，抢军棋，斗地主，下围棋，打几圈，就离席。
生命钟，有规律，要早睡，须早起，中午觉，别忘记，勿贪睡，多休息。
重锻炼，随心欲，顺自然，忌斗力，常坚持，功自启，只要动，就有益；
动中静，散步宜，去跳舞，蹓小溪，静中动，打太极，乒乓球，舞剑戟。
七养诀，请牢记：少言语，养真气；分床睡，养精气；莫嗔怒，养肝气；
少思虑，养心气；薄滋味，养血气；咽津液，养脏气；美饮食，养胃气。
饮食上，切注意：七分饱，清淡米，绿叶菜，甜少许，蛋白高，脂肪低；
麻辣烫，胃不宜，姜葱蒜，少有益，过饥饱，不可取，不偏食，五谷齐；
定时餐，莫抗饥，少饮酒，把烟忌，白开水，淡茶宜，少吃盐，醋不离。
重保健，养身体，保健品，莫贪其，讲科学，迷信弃，歪药摊，不可理。
有了病，莫着急，及时治，去求医；没有病，别大意，重预防，常查体。
常用药，应备齐：藿香液，四季宜；银翘片，感冒驱；黄连素，肠炎愈；
救心丸，备急需；生脉饮，疗心悸；西洋参，补心气；三七粉，防血瘀；
枸杞子，补肝肾；甜黄精，补肺脾；酸枣仁，睡安宁；明天麻，头眩祛。
爱劳动，莫拼力，体力活，需量力，不逞强，勿斗气，稍不适，就休息。
生活上，要自理，行自如，乐无比，不懒惰，找活计，多与少，看自己。
重养性，忘忧虑，配偶佳，甜蜜蜜，缺老伴，应配齐，伴侣贤，相互依；
居室雅，无高低，略积蓄，防万一，潇洒美，日日喜，老来俏，玩童笑；
天伦乐，长寿济，隔辈人，内心喜，掌上珠，口中蜜，少宠爱，重培育；
儿女事，应自立，讲民主，不代替，能帮忙，出点力，帮不上，莫打击。
夕阳红，最靓丽，晚霞美，要珍惜，常年做，须恒力，按其行，长寿计。
总言之，请切记：管住嘴，迈开腿，常舒心，睡安逸，中国梦，寿命益。
话不多，难做齐，说到此，要停笔，对与错，请评议，供参考，奉献您！

——郑家本撰于蓉城浣花溪　癸巳年春分节，刊载于《四川机关事务》
2013 年第 4 期

医中百误歌译注

编者注：郑家本先生早年对清代著名医学家程钟龄所著《医学心悟》中首卷首篇的《医中百误歌》进行今注、语译。经其译注后的《医中百误歌》不仅对初学古体诗歌者有较大帮助，亦对初涉中医临床及中药司药、炮制、煎煮的读者具有较高的参考价值。此文原收载于马有度主编《医中百误歌浅说》（人民卫生出版社 1989 年版）。

医家误

引言

【原文】医中之误有百端，漫说肘后尽金丹，先将医误从头数，指点分明见一斑。

【今注】

医中：泛指与医疗有关的各个方面，涉及医生、患者、旁人、药物及煎药等。

百端：形容差误很多，而且表现各种各样，并不是说刚好 100 种差误，本歌实际上只列举了 41 项。

肘后：古人出门时把常用的书装在囊内，囊带挂在肩上，囊身附在手肘之后，称为肘后。晋代葛洪著有《肘后备急方》，亦常简称为《肘后方》。这里的"肘后"系指常用的药方。

金丹：形容很有效验的药方或治法。

一斑：此喻医误中的一小部分。《晋书·王羲之传》："此即亦管中窥豹，时见一斑。"

【语译】在医疗过程中会出现各样的差误，不要以为医生的处方都是灵丹妙药。这里先将医生容易发生的失误从头说起，一一指出并分析明白，就能了解大概的情形。

辨证难

【原文】医家误，辨证难，三因分证似三山，内因、外因、不内外因，此名三因。三山别出千条脉，病有根源仔细看。治病必求其本，须从起根处看明。

【今注】

医家：医生，如称患者一方为"病家"一样。

三山：此借喻"三因"，非确指哪三座大山。

根源：谓草木之根与水之源。比喻事物根本。此引申为病因。

看（kān 堪）：观察。引申为辨识。

【语译】 医生的失误，在于难于辨识病证。分辨内因、外因、不内外因引起的病证，好似三座大山，而三座大山又派生出千万条支脉，对疾病的根源应当仔细辨识明白。

脉不真

【原文】 医家误，脉不真，浮、沉、迟、数不分清，却到分清浑又变，如热极脉涩细，寒极反鼓指之类。胸中了了指难明。扁鹊云：持脉之道，如临深渊而望浮云。胸中了了，指下难明。

【今注】

真：真实。引申为准确。

浮沉迟数：指各种脉象，或指浮、沉、迟、数四脉为脉象之纲要。

浑（hún 魂）：刘淇《助字辨略》卷一："浑，全也。"俗语有"浑身是劲"。浑身，全身也。

了了：明白，清楚。

【语译】 医生的失误，在于切脉不准确。浮、沉、迟、数没分辨清楚，及至分辨清楚时，脉象又全变样了。心里似乎清楚，手指下却难以分辨明白。

失时宜

【原文】 医家误，失时宜，寒、热、温、凉要相时，时中消息团团转，唯在沉潜观化机。寒暑相推者，时之常；寒暑不齐者，时之变。务在静观而自得之，正非五运六气所能拘也。

【今注】

时宜：因时制宜。

相（xiàng 象）：视，观察。

消息：消，消减；息，增长。

团团转：圆形状行走貌。即指不停地运转。

沉潜：谓深沉思索。

化机：变化的迹象。《素问·离合真邪论》："知机道者不可挂以发，不知机者扣之不发。"王冰注："机者，动之微，言贵知其微也。"

【语译】 医生的失误，在于不能因时制宜。运用寒、热、温、凉的方药，应观察春、夏、秋、冬四季。四季中的消减、增长在不停地运转，只有深沉思索才能观察出变化的迹象。

不明经

【原文】医家误，不明经，十二经中好问因，经中不辩循环理，管教阳证入三阴。六淫之邪，善治三阳，则无传阴之患。

【今注】

好（hào 浩）：容易。

辩：通"辨"。辨别，辨明。

循环：循，循行；环，环绕。顺着环形的轨道旋转，比喻事物周而复始的运动。

【语译】医生的失误，在于不明经络。实际上，从十二经脉中是容易考察出病因的，如果没有辨明经络中循行环绕的规律，就一定会使三阳证传入三阴。

药不中

【原文】医家误，药不中，攻补寒温不对证，实实虚虚误非轻，举手须知严且慎。用药相反，厥祸最大。

【今注】

不中（zhòng 众）：不恰当。文中指药不对证。

攻补寒温：攻伐、滋补、寒凉、温热四种治法。这里是泛指一切治法。

实实虚虚：使实证更实，使虚证更虚。第一个"实"和"虚"字，作使动用法。第二个"实"和"虚"字，用如名词，指病证。

举手：此指医生诊脉及提笔遣方。

【语译】医生的失误，在于用药不当。攻伐、滋补、寒凉、温热没有对证，使实证误补更实，使虚证误攻更虚，错误确实不小，遣方用药应当懂得要严格谨慎。

伐无过

【原文】医家误，伐无过，伐无过，谓攻伐无病处也。药有专司切莫错，引经报使本殊途，投剂差讹事辄复。药味虽不相反，而举用非其经，犹为未合，如芩、连、知、柏，同一苦寒，姜、桂、椒、萸，同一辛热，用各有当，况其他乎。

【今注】

专司：专，独有；司，主管。引申为独特功效。

引经报使：引经，谓使药导入某经。引，导也。报使，谓协助主（君）药达于病所。报，复也，亦往反也，亦入也。使，役也。

本：本来，原来。

殊途：不同道路。引申为所归之经络。

事：指疾病。使动用法，意即"使病情……"

辄：就。

复：重复。引申为加重。

【语译】医生的失误，常在于攻伐人体无病之处。药物各有独特功效，切记不能用错，引经报使的道路，本来就各不相同，处方用药一旦差错，就会使病情加重。

药不称

【原文】医家误，药不称，重病药轻轻反重，轻重不均皆误人，此道微乎危亦甚。药虽对症，而轻重之间，与病不相称，犹难骤效。

【今注】

称（chèn 衬）：相称，适当。

轻轻：前者言药剂轻，后者言病情轻。

均：适当。

此道：指这种轻重倒置的用药方法。

【语译】医生的失误，在于用药量的轻重与病情的轻重不相对称。重病用量轻，轻病却用量反重，用药轻重不适当，都会贻误患者。用药轻重看来微不足道，实际上造成的危害则是很大的。

药过剂

【原文】医家误，药过剂，疗寒未已热又至，疗热未已寒更生，劝君举笔须留意。药虽与病相称，而用之过当，则仍不称矣，可见医贵三折肱也。

【今注】

过剂：过，超过；剂，药剂单位名称，如副、帖。

至：来到。引申为出现。

更：又。

君：对人尊称。此处指医生。

举笔：此处指遣方用药。

【语译】医生的失误，在于用药超过病情所需剂量、帖数。以致治疗的寒证未愈而热证又出现，治疗的热证未愈而寒证又发生。奉劝医生遣方用药必须注意、留心。

失标本

【原文】医家误，失标本，缓急得宜方是稳，先病为本后为标，纤悉几微要中肯。病症错乱，当分标本，相其缓急而施治法。

【今注】

纤悉几微：纤，细小；悉，详尽了解；几（jī机），隐蔽；微，细微。

中肯：恰当，正中要害。

【语译】 医生的失误，常因未能明辨标本。只有把缓则治本、急则治标的原则运用得当，施治才能稳妥。对于先病是本、后病是标等有关标本的问题，必须深入细致地详尽了解，才能诊断准确，抓住要害。

舍正路

【原文】 医家误，舍正路，治病不识求其属，壮水益火究根源，太仆之言须诵读。王太仆云：热之不热，是无火也；寒之不寒，是无水也。无水者，壮水之主以制阳光；无火者，益火之源以消阴翳。此谓求其属也。

【今注】

舍：放弃，舍弃。

路：道路，途径。

识：知道，懂得。

求其属：推求疾病的本质究属于阳，或属于阴。

根源：此指病因。

太仆：官名，据载王冰曾任太仆令，故后人称其为"王太仆"。

【语译】 医生的失误，在于放弃了正确的治疗途径。治疗疾病不懂得推求疾病本质的属性。滋阴壮水、扶阳益火就是探求根源的治法，王太仆的论述必须背诵熟读。

昧阴阳

【原文】 医家误，昧阴阳，阴阳极处没抓拿，亢则害兮承乃制，灵兰秘旨最神良。亢则害其物，承乃制其极，此五行四时迭相为制之理。

【今注】

昧：不明白。

抓拿：主张，办法。

亢则害：亢，过盛；害，危害。亢盛就产生危害。

承乃制：承，抵御；制，克制。抵御才能克制。

灵兰秘旨：灵兰，灵台兰室之简称，古代皇帝藏书之处；秘旨，秘密的旨意。高世栻曰："帝以岐伯之言，藏灵兰之室，为秘室之典章。"此指《黄帝内经》。

神良：神妙精辟。

【语译】医生的失误，在于不明白阴阳消长的变化规律。当阴阳消长处于极点时就没主张了。亢盛就产生危害，只有抵御才能克制其危害。《黄帝内经》所讲的道理是极其神妙精辟的。

昧寒热

【原文】医家误，昧寒热，显然寒热易分别，寒中有热热中寒，须得长沙真秘诀。长沙用药，寒因热用，热因寒用，或先寒后热，或先热后寒，或寒热并举，精妙入神，良法具在，熟读精思，自然会通。然时移世易，读仲景书，按仲景法，不必拘泥仲景方，而通变用药，尤为得当。

【今注】

长沙：地名，今湖南省境内。相传张仲景曾任长沙太守。此处长沙代指张仲景的《伤寒杂病论》。

秘诀：秘密诀窍。

【语译】医生的失误，在于不明白复杂的寒证和热证。明显的寒、热证候自然容易区分辨别；而寒证之中夹有热，或热证之中夹有寒的寒热错杂证，就必须掌握《伤寒杂病论》的真实秘诀才能辨别清楚。

昧虚实

【原文】医家误，昧虚实，显然虚实何难治，虚中有实实中虚，用药东垣有次第。《脾胃论》《内外伤辨》，补中、枳术等方，开万世无穷之利。

【今注】

虚：不足，与实相对。这里泛指一切虚证，即正气虚弱，邪气不盛的证候。

实：有余，与虚相对。这里泛指一切实证，即正气未衰，邪气亢盛的证候。

东垣：名李杲，字明之，晚号东垣老人，金元四大家之一。生于金世宗大定二十年（1180），卒于元宪宗元年（1251）。东垣的学术思想注重脾胃，在治法上善于调补脾胃，故后世称为"补土派"。

次第：次序。此处引申为缓急、先后、轻重等。

【语译】医生的失误，在于不明白复杂的虚证和实证。对明显的虚证或实证的治疗有什么困难呢？困难的是虚证中夹有实证，或实证中夹有虚证的复杂证候。对这些虚实错杂证，李东垣是按虚实的轻重缓急进行治疗的。

药姑息

【原文】医家误，药姑息，证属外邪须克治，痞满燥实病坚牢，茶果汤丸何所济。

【今注】

姑息：无原则地宽容、迁就。药姑息，就是不分病情，一概主张用平淡轻缓的药来治疗。

克治：指用攻伐祛邪的方法治疗疾病。克，攻伐；治，治疗。

痞满燥实：非单指阳明腑实证。这里泛指一切邪气郁结的病证。

坚牢：坚实、牢固。这里指邪盛病重的痼疾。

茶果汤丸：泛指一切清淡平缓的方药。

济：扶助、补益。这里指方药的作用或疗效。

【语译】医生的失误，在于一概使用平淡轻缓的药物，结果姑息养患。对于外邪引起的表证，必须以解表祛邪法来治疗；对于痞满燥实邪盛病重的里实痼疾，必须用攻下法来治疗。如果只用茶果汤丸一类清淡平缓的方药，能起什么作用呢？

药轻试

【原文】医家误，药轻试，攻病不知顾元气，病若祛时元气伤，似此何劳君算计。轻剂误事，峻剂偾事，二者交讥。

【今注】

轻：轻率。

试：试用，使用。

若：若是，如果。

似：类似。

算计：算，筹谋；计，计议。算计，即思考。在这里作治疗解。

【语译】医生的失误，在于轻率使用峻烈攻伐药物。使用峻烈攻伐药物却不知道照顾元气，疾病好像祛除了，元气却受到损伤，像这样又何必烦劳您去治疗呢！

不知几

【原文】医家误，不知几，脉动症变只几希，病在未形先着力，明察秋毫乃得之。病至思治，末也，见微知著，弥患于未萌，是为上工。

【今注】

几（jī机）：《说文》："几，微也。"段玉裁注："小之又小则曰微。"此指病情的隐伏或预兆。

只几希：只，仅意；几希，很少，微小。只几希，犹言仅差无几。

着力：用力，尽力。

秋毫：比喻极细微的事物。

【语译】医生的失误，在于不知道疾病将至的预兆。脉象的变动，病证的变化是极隐微的。疾病在还未完全表露出来之前，就要尽力防治，要做到这一点，只有明察秋毫才能够及时得到控制。

鲜定见

【原文】医家误，鲜定见，见理真时莫改变，恍似乘舟破浪涛，把舵良工却不眩。病轻药应易也，定见定守，历险阻而不移，起人于垂危之际，足征学识。

【今注】

鲜（xiǎn 险）：少，不多。

定见：一定的见解、主张。

见：这里作觉得。

理真：犹言道理正确，此指治法恰当。

恍似：似乎，仿佛。

【语译】医生的失误，在于缺少一定的见解。当你觉得治法正确就不要改变，这仿佛乘船冲破惊涛骇浪一样，掌舵的高明驾长却不会头晕目眩。

强识病

【原文】医家误，强识病，病不识时莫强认，谦躬退位让贤能，务俾他人全性命。不知为不知，亦良医也。

【今注】

强（qiǎng 抢）：勉强。

躬：自身。

贤能：贤良而有才能的人。

俾：使。

【语译】医生的失误，在于勉强去辨识疾病。对疾病的病机还不能掌握时就不要勉强去辨认疾病，自己应该谦虚地退避，让贤良有才能的医生诊治，这样一定会使患者保全生命。

在刀针

【原文】医家误，在刀针，针有时宜并浅深，脓熟不针则内溃，未熟早针则气泄不成脓；脓浅针深则伤好肉，脓深针浅则毒不出而内败。百毒总应先艾灸，隔蒜灸法，胜于刀针，《外科正宗》云：不痛灸至痛，痛灸不疼时。头面之上用神灯。头面不宜灸，宜用神灯照法。《外科正宗》云：内服蟾酥丸一服，外将神火照三枝，此法不止施于头面，而头面为更要。

【今注】

刀针：刀法和针灸，系两种外治方法。

时宜：当时的需要。

神灯：神灯照法。即按证用药，将药研为细末，以棉纸滚药搓捻、油浸，用时燃点烟熏患处。

【语译】医生的失误，在于对刀法、针灸不熟悉。针刺要切合当时的需要，并且要掌握进针的浅深度。一切无名肿毒，初期都应首先用隔蒜艾灸，在头面以上的则用神灯照法。

薄愚蒙

【原文】医家误，薄愚蒙，先王矜恤是孤穷，病笃必施真救济，好生之念合苍穹。当尽心力，施良药以济之。

【今注】

薄：即轻视。

愚蒙：愚昧无学。旧时多指穷苦劳动人民。

矜恤：怜惜。引申为同情救济。

孤穷：孤独穷困的人。

笃：沉重。

施：给予。

好（hào 浩）生：爱惜生灵。

苍穹（qióng 穷）：苍天。亦作"穹苍"。

【语译】医生的错误，在于对穷困的患者冷淡，先王同情救济的是孤独穷困的人民，病情严重，一定给予真诚的救济，爱惜生灵是符合苍天之意的。

不克己

【原文】医家误，不克己，见人开口便不喜，岂知刍荛有一能，何况同人说道理。

【今注】

克己：克制自己（言行和私欲），使之合乎某种规范。

开口：张口，意为议论。

刍（chú 除）荛（ráo 饶）：割草曰"刍"，打柴曰"荛"。刍荛即指割草打柴的人。《诗·大雅·板》："先民有言，询于刍荛。"毛传："刍荛，薪采者。"此引申为草野之人。

同人：旧时称志趣相同或共同做事的人为同人，亦作"同仁"。

【语译】医生的失误，在于不能克制自己的言行。听见别人议论就不高兴，哪里知道割草、砍柴的人也有一技之能，更何况同行的人论说道理呢！

病家误

引言

【原文】医家误未已，病家误方兴，与君还细数，请君为我听。

【今注】

未：没有。

已：完。

方：开始。

兴：发生。

【语译】医生的失误还没有妥善处理完，患者的差错又开始发生了。我给你详细说出来。

早失计

【原文】病家误，早失计，初时抱恙不介意，人日虚兮病日增，纵有良工也费气。病须早治。

【今注】

失计：失算，失策。此指耽误了治疗时机。

介意：放在心上。

恙：疾病。

纵：即使。

良工：高明的医生。

【语译】患者的失误，在于患病初期耽误了治疗时机。开始患病时不放在心上，以致身体一天一天的虚弱，病情也一天一天的加重。这时即使有高明的医生来治疗，也要花费很大的气力了。

不直说

【原文】病家误，不直说，讳疾试医工与拙，所伤所作只君知，纵有名家猜不出。大苏云：我有疾必尽告医者，然后诊脉，虽中医亦可治疗，我但求愈疾耳，岂以困医为事哉。

【今注】

讳疾：隐瞒病情。

工与拙：工，高超，精明；拙，平庸，低下。

大苏：三苏之一，此为苏轼（1037—1101），字子瞻，号东坡居士，北宋眉山（今四川眉山市）人，杰出的文学家。撰有《求医诊脉说》（《东坡全集》卷七十）。

中医：中等水平的医生。

【语译】患者的失误，在于不坦率地向医生诉说病情，反而隐瞒自己的疾病来检验医生诊断水平的高低。疾病如何染上的，如何发作的，只有患者最清楚，即使有名望的医生不通过问诊也是猜测不出来的。

性躁急

【原文】病家误，性躁急，病有回机药须吃，药既相宜病自除，朝夕更医也不必。既效不可屡更。

【今注】

回机：回，回转；机，事物变化的迹象。这里指病情好转的征兆。

朝夕：早晨，晚上。这里指频繁。

【语译】患者的失误，在于性情急躁。当疾病有了好转时，必须继续服药，药既然对证，疾病自然会消除，频繁地更换医生是没有必要的。

不相势

【原文】病家误，不相势，病势沉沉急变计。若再蹉跎时日深，恐怕回春无妙剂。不效则当速更。

【今注】

相（xiàng 向）势：观察病情变化。

沉沉：形容沉重、深沉。

计：计划。

蹉跎：时间白白的过去。

回春：冬去春来，草木重生。喻医术高明，起死回生。

【语译】患者的失误，在于不能观察病势的变化。当病势深沉时，应当赶快改变治疗计划。倘若再耽误时间，病势就会一天天危重，到那时恐怕医术再高明的医生也没有灵验的方药了。

在服药

【原文】病家误，在服药，服药之中有窍妙，或冷或热要分明，食后食前皆有道。

【今注】

窍：诀窍。

妙：奥妙。

道：原则。

【语译】患者的失误，在于服药方法不当。服药也有诀窍和奥妙，有的药要冷服，有的药要热服，一定要分别清楚；在进食后服药，或在进食前服药，都有一定的原则。

最善怒

【原文】病家误，最善怒，气逆冲胸仍不悟，岂知肝木克脾元，愿君养性须回护。

【今注】

善：容易。

怒：生气，恼怒。

悟：醒悟。

克：克伐，引申为伤害。

回护：犹"保护"。

【语译】患者的失误，在于最容易恼怒。气逆在胸中却仍不醒悟，哪里知道肝木太过就要伤害脾土，亏损元气。希望您修身养性，让精气得到保护。

苦忧思

【原文】病家误，苦忧思，忧思抑郁欲何之？常将不如己者比，知得雄来且守雌。

【今注】

苦：形容词活用作动词，言被忧思所苦。

忧思：忧愁，思虑。

且：暂且。

守雌：指以柔道自守，不与人争。《老子》二十八章："知其雄，守其雌，为天下谿（xī 西）。"雌，雌伏，比喻退藏。汉河上公注："雄以喻尊，雌以喻卑。"

【语译】患者的失误，在于被忧愁思虑所苦。忧愁思虑，情志抑郁，想追求些什么呢？要经常跟不如自己的人相比较，虽深知什么是雄强，却要安守雌弱。

好多言

【原文】病家误，好多言，多言伤心最难痊，劝君默口存神坐，好将真气养真元。

【今注】

好（hào 浩）：喜爱。

存神：保养精神。

将：拿，用。

真气：正气。

真元：元气。

【语译】患者的失误，在于喜欢多说话。说话过多，耗伤正气，极难恢复健康。奉劝您不声不响地静坐保养精神，以便用正气充养元气。

染风寒

【原文】病家误，染风寒，风寒散去又复还，譬如城郭未完固，那堪盗贼更摧残。

【今注】

风寒：原指风寒病邪，此泛指六淫外邪。

染：感染。

完：坚固。《孟子·离娄上》："城郭不完，兵甲不多。"

那堪：哪里经得起。《广韵》："堪，任也，胜也。"

更：再。

【语译】患者的失误，在于感受风寒。当风寒刚被驱散除去，接着又重复感染。这就好比内外城墙还不坚固，怎么经得起盗贼再来残害呢？

不戒口

【原文】病家误，不戒口，口腹伤人处处有，食饮相宜中气和，鼓腹含哺天地久。

【今注】

戒：谨慎。

口腹：指饮食。

处处：常常。

鼓腹含哺：鼓腹，凸起肚子；含哺，含食物。形容饱食嬉游，逍遥自得。《庄子·马蹄》："含哺而熙，鼓腹而游。"谓袒胸挺腹而漫游，含食物而嬉笑。

【语译】患者的失误，在于饮食不谨慎。饮食伤害人体健康是常有的事，只有饮食适量，中焦脾胃之气才和顺。如能挺腹而漫游，含食而嬉笑，就可望跟天地一样长久。

不戒慎

【原文】病家误，不戒慎，闺房衽席不知命，命有颠危可若何，愿将好色人为镜。

【今注】

戒：警惕。

闺房衽（rèn 任）席：内室卧席。隐指房事。

颠危：颠，自高陨坠；危，危险。颠危，极度危险。

好（hào 浩）色：贪恋女色。

镜：照，借鉴。《墨子·非攻》："君子不镜于水而镜于人。"

【语译】 患者的失误，在于房事不谨慎。房事过度，不知爱惜自己的生命，一旦生命处于极度危险的时候，又怎么办呢？希望贪恋女色的人作为借鉴。

救绝气

【原文】 病家误，救绝气，病人昏眩时以手闭口而救之也。救气闭口莫闭鼻，若连鼻子一齐扪，譬如入井复下石。鼻主呼吸，闭紧则呼吸绝，世人多蹈此弊，故切言之。

【今注】

绝气：即将断绝之气。

扪（mèn 闷）：严密地封闭起来。

【语译】 患者的失误，在于抢救气将竭时的方法不对。抢救绝气，应使患者闭上口，但切莫堵塞鼻子，倘若连同鼻子也一齐扪着，就好像有人落入井中，再往井下扔石头一样。

旁人误

引言

【原文】 两者有误误未歇，又恐旁人误重迭，还须屈指与君陈，好把旁人观一切。

【今注】

歇：息，平息之意。

重（chóng 虫）迭：重复。

屈指：弯着手指头计算数目。引申为"一一"。

【语译】 医生、患者都有失误的地方，他们的失误还没有完结，而恐怕旁人又在失误。所以还需一一跟您陈述，以便把旁人的一切失误都看清楚。

代惊惶

【原文】 旁人误，代惊惶，不知理路乱忙忙，用药之时偏作主，平时可是学岐黄？

【今注】

理：治疗；医理。

路：道路，达到或实现某种目标的途径。

偏：坚持；偏要。

岐黄：岐伯及黄帝，相传为医家之祖。后习以为中医学术的代称。

【语译】旁边人的错误，在于替代患者的惊惶。不知道治疗的正确途径，却胡乱地慌忙，当遣方用药时又偏要乱作主张。试问这种人平时可是认真地学习过中医经典著作吗？

引邪路

【原文】旁人误，引邪路，妄把师巫当仙佛，有病之家易着魔，到底昏迷永不悟。

【今注】

路：道路。这里指治疗的路子。

妄：乱，错。

师巫：以装神弄鬼，替人祈祷求神骗取财物的人。

当（dàng 荡）：当作。

着魔：指被师巫迷惑。

昏迷：昏聩糊涂。

【语译】旁人的错误，在于指引病家走不正当的治疗路子，乱把装神弄鬼骗取财物的师巫当作神仙、活佛。有的病家求医心切，容易被师巫迷惑，这种人到尽头还是昏聩糊涂，永不醒悟。

药中误

引言

【原文】更有大误药中寻，与君细说好留神。

【今注】

更（gèng）：更加。

好：以便。

留神：注意，留心。

【语译】更有大的失误，可以从药物方面寻找出来，我愿同您仔细述说，以便引起注意。

药不真

【原文】 药中误，药不真，药材真致力方深，有名无实何能效，徒使医家枉用心。郡邑大镇易于觅药，若荒僻处须加细辨。

【今注】

致力：致，达到；力，药力，此处指药物疗效。致力即达到的药力。

深：深邃。引申为良好的治疗效果。

何：怎么。

徒：空。

使：让。

枉：白白地。

用心：使用心力。

【语译】 药物方面出现的失误，在于药材不真（伪品）。药材真才能达到治疗效果，有名无实的伪品怎么能达到治疗效果呢？这不是让医生白白地使用心力吗！

失炮制

【原文】 药中误，失炮制，炮制不工非善剂，市中之药未蒸炒，劝君审度才堪试。洗、炙、蒸、煮，去心、皮、壳、油、尖，一一皆不可苟。

【今注】

失：过失；错误。

工：精细。

审度（duó 夺）：审，详细，周密；度，揣测，考虑。此处作仔细调查解。

堪：可以；能够。

【语译】 药物方面出现的失误，在于药物炮制的差错。炮制不精细，不是好的治疗药物，而市面上出售的药物很多都没有炮制。奉劝医生对药物炮制要仔细调查，弄清情况后才可以使用。

丑人参

【原文】 药中误，丑人参，或用粗枝枯小参，蒸过取汤兼灌锡，方中用下却无功。参以原枝干结为美，蒸过取汤则参无宝色，锡条可当人参否。

【今注】

丑：此指质量低劣。

却：但。

功：功效，疗效。

【语译】药物方面出现的失误，在于使用质量低劣的人参。有的配方用粗制的枝条干瘪的小人参；更有甚者，将蒸过取了参汤的参，再灌入锡（增加重量与光泽）。这样，处方中虽然配用了人参，但没有一点疗效。

秤不均

【原文】药中误，秤不均，贱药多兮贵药轻，君臣佐使交相失，偾事由来最恼人。

【今注】

秤（chēng 撑）：通"称"。

均：均匀。

兮（xī 西）：古汉语助词，《说文》："兮，语所稽也。"相当现代汉语的"啊"。

偾（fèn 奋）事：犹言败事。《礼记·大学》："此谓一言偾事，一人定国。"郑玄注："偾，犹覆败也。"

由来：从来，自来。《尔雅·释诂上》："由，身也。"《史记·三三世家》："自古至今，所由来远矣。"

【语译】司药中的错误，在于把药物的剂量秤不准确。将价格低廉的药物多秤，价格昂贵的药少秤，使君臣佐使的配方原则丧失，干这样的坏事，从来就是最使人恼恨的。

煎药误

引言

【原文】仍有药中误，好向水中寻，劝君煎药务得人。

【今注】

好：杨树达《词诠》卷三："好，表态副词，以平和之态对人时用之，即今言'好好地'。"

得人：用人得当。

【语译】还有药物方面的失误，要好好地从煎药的水中去寻找原因，奉劝您煎药时一定要用人得当。

水不洁

【原文】煎药误，水不洁，油汤入药必呕哕曰入声，呕哕之时病转增，任是名医审不决。

【今注】

哕（yuě）：呕逆，干呕。

审：详查，细究。

决：决定，断定。

【语译】煎药中的失误，在于水不清洁。油汤进入药中，必然引起呕哕。呕哕之时病反加，任凭名医详查也不能断决（呕，哕的原因）。

水频添

【原文】煎药误，水频添，药炉沸起又加些，气轻力减何能效，枉怪医家主见偏。

【今注】

气轻：气味减轻。气味，即药物的四气五味。此指药性。

何：怎么。

枉怪：冤枉责怪。

主见：定见，意为诊断法则。

【语译】煎药的失误，在于频繁地添水。每当火炉上的药汁沸腾时，又加进一些水，致使药性减轻，效力降低，怎么能有疗效呢？患者反而错误地责怪医生诊疗法则不正确。

结　语

【原文】此系医中百种误，说与君家记得熟，记得熟时病易瘳，与君共享大春秋。

【今注】

说：介绍。

君家：这里统指医生、患者及药剂人员。

时：即，就。

瘳（chōu 抽）：病愈。

大春秋：犹言"大年""高年""长寿"。春秋，借指"年"。

【语译】这些都是医疗过程中的众多差误，介绍给大家，熟记在心。熟记在心避免差误，疾病就容易痊愈，跟大家共享健康长寿的欢乐。

——郑家本撰于戊辰年清明节　川东夔门梅溪河畔卫校寓所

继承是首要任务　中西医可结合但别凑合

笔者阅读了马有度教授发表在《中国中医药报》上的文章《中医进化生机勃勃》，以及近期数位同仁之高见，受益颇深。

中华优秀文化孕育之中医学，被世人视为国宝。既是国宝，我们不仅要继承好，还要发扬好，更应呵护好！给中医学增光添彩，造福于全人类！

一、发展中医继承是首要任务

中医继承与创新，继承始终是根本、是基础、是关键，这是决不能动摇的。中医不继承，则是无源之水、无根之木；中医不继承，何以能创新。因此，作为中医人首先要熟读经典，将前辈遗留的深厚中医理论、宝贵的临床经验完整地继承下来。历代名中医无一例外，他们都是继承中医的榜样。当前中医不是乏人，而是乏术，因而难以满足广大群众对中医药的需求，其根本原因是继承不够。所以，发展中医应以继承为首任。

中医的生命力不仅仅是有显著的疗效，而且还要有与时俱进的能力与方法，这从数千年的中医发展史中得到了印证。如温病学的创立与发展，就是与时俱进的典范。要使中医保持旺盛的活力，就要在继承的基础上努力发扬、创新。

例如中国中医科学院屠呦呦研究员，她继承《肘后备急方》中"青蒿一握，以水二升渍，绞取汁，尽服之"治疗疟疾的宝贵经验，创新发明青蒿素治疗疟疾，挽救全球百万人的生命，获得拉斯克奖（编者注：2015 年 10 月 5 日屠呦呦获得诺贝尔科学奖。她在获奖感言中说道："青蒿素的发现是中国传统医药给人类的一份礼物，是中医药走向世界的一个荣誉"）。这更加充分地证明了"中医药学是一个伟大的宝库"，给出了一个中医药如何继承和创新的有力范例，亦展示出中医药学的科学价值，同时振奋了广大中医药工作者继承创新的热情与精神。

二、发展中医要与现代科技结合

中医的发展，符合现代社会对中医的需求。时代在进步，科学在发展，中医也应与时俱进，应与其他学科（包括西医学）互相学习、互相影响、互相渗透，共同进步。

因此，借助于现代科学技术与方法发展与创新中医是必要的，应吸收现代科技、现代检测手段为我所用。如《伤寒论》177 条："伤寒，脉结代，心动悸，炙甘草汤主之。""脉结代，心动悸"为仲景诊脉所得，时隔两千年的今天，验之临床，用当今的听诊器、心电图、心电彩超也可查有此脉证，临床若与脉诊互参，不仅诊断更为精确，而且有利于中西医结合。例如中医辨证论治抗击"非典"的成功经验，中医治疗艾滋病的显著疗效等，均保持了中医特色，又发挥了中医药的优势。这正如马有度教授所说："中医进化，生机勃勃。"

三、中医现代化不等于西化

中医与西医具有完全不同的理论体系。传统中医为经验医学，而西医则是实验医学。西医理论是建立在近现代科学基础之上的，理论非常具体实在。中医理论是运用阴阳、五行学说确立的，对疾病的认识是根据《灵枢·本脏》"视其外应，以知其内藏，则知所病矣"，以人体的外在表现为观察对象，不通过解剖得来的。因此中医对于人体内部的细微结构只能用经络，精、气、血、津液……来形容和描述。

正如已故名老中医任应秋先生所说："西医所称的病，大多数是取决于病原体，或者就某种特殊病变的病灶而命名，或者就生理上的某种变化而命名。总之，西医的病名，必须取决于物理诊断或实验诊断，是比较具体的。中医的病，或因病的性质而命名，或由突出的症状而命名，或从病机的所在而命名，虽然比较抽象，但它却往往能以整体观出发，局限性比较少。"所以说：中医和西医关于病的概念是不同的，故治疗方式方法及药理药性也是截然不同的。

当前，有不少中医同道，挂中医牌，切脉诊病，却用西药治病，美其名曰"中西医结合"，若长此下去，对中医、中西医结合十分不利。

四、中西医临床应相互补充

在此，笔者想谈谈我们父女俩是如何进行中西医结合诊疗的。我们有家传的中医，因而对中医药的疗效信心十足。为了让女儿（郑丽）接好中医的班，故先入华西医科大学就读，毕业工作后又在职读中医药大学3年，然后再跟笔者学习3年。跟师学习期间，对每位病员患者都进行中、西医双重诊断，由女儿对患者先进行西医诊断，诊断出属西医的什么病，然后笔者再用望闻问切四诊，诊断出属中医的什么病、证，治疗则完全用中药，不用西药，即便是疑难重症，也只用中药，疗效令人满意。

在临床中有很多用西医诊断方法无法下诊断的患者，如患者仅有背心冷或仅有脘腹胀满，又无其他体征者，经超声、心电、化验也无异，但在中医经典中都能找到诊治方法。如《金匮》"心下有留饮，其人背寒冷如手大……

苓桂术甘汤主之""腹不满，其人言我满，血瘀也"，分别用苓桂术甘汤加味、少腹逐瘀汤加减，均获显著疗效。

由于尝到了中医药疗效的甜头，故女儿学中医的决心倍增，掌握中、西医两套诊疗方法，临床时择优而用，受到患者的好评。因而我们更加坚定了信中医、学中医、行中医、爱中医、护中医的信心与决心。

当前，某些中医教学、中医医疗、中医科研、中医管理方面存在"西化"问题。所以，我们要特别注意，中医发展的基本原则绝不能改变，绝不能以"科学"为借口，从根本上改变中医的基本原则，而去建立所谓的"新中医"。中医要进化但不要西化，中西医可结合，但不要凑合。

——本文作者为郑家本、郑丽，刊载于《中国中医药报》2012年4月12日第3版

和叶帅《攻关》一首

读《光明日报》1977年9月2日发表的叶剑英元帅《攻关》："攻城不怕坚，攻书莫畏难。科学有险阻，苦战能过关。"五言诗有感。此诗激励我辈继承发扬中医药事业近40年。特和叶帅《攻关》五言诗一首，以示弘扬中医药事业之信心与决心！

感悟中医

弘岐黄志坚，

继承发扬难。

经典能破阻，

创新勇闯关。

——郑家本于蓉城浣花溪　乙未年立秋节

五言藏头诗一首

值成都中医药大学创建60年暨马有度教授悬壶济世50年、80大寿之际，感悟中医，献五言藏头打油诗一首。

祝花甲校庆，

贺半百悬壶。

有岐黄经典，

度千载辉煌。
八纲立辨证，
十全添治方。
大枣补脾胃，
寿桃请君尝。

——郑家本于蓉城浣花溪　乙未年立秋节